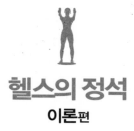

헬스의 정석

이론편

헬스의 정석

이론편

THE ESSENCE OF HEALTH

수피 지음

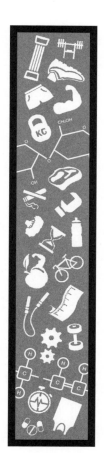

한문화

지난 5년간
뭐가 달라졌을까?

《헬스의 정석》이론편이 처음 출간된 지 5년이 되었습니다. 지금 초판을 다시 보니, 당시 상정했던 피트니스계의 분위기나 독자층이 많이 달라졌다는 것을 실감합니다.

초판이 나온 당시만 해도 너무 이론적(?)이라거나, 취미로 운동하는 일반인이 보기에는 어렵지 않냐는 평도 있었습니다. 그런데 당시엔 트레이너나 알았음직한 이론의 상당 부분이 이젠 운동 좀 한다는 사람에게는 상식이 되었죠. 지식이 활발하게 공유되면서 지금은 타고난 예쁜 몸 하나만 믿고 준비 없이 나선 일부 트레이너들이 쇠질 좀 했다는 일반인 수준도 못 쫓아가 문제가 되는 세상입니다.

물론 초판 머리말에서 당부했던 '질문 전 검색부터'는 운동을 막 시작하는 분들에게는 여전히 유효합니다. 하지만 일단 경험을 쌓은 분들의 관심과 지식은 그때보다 훨씬 깊고 다양해졌습니다. 운동에 관심을 둔 연령대도 높아져 40대 이후 중장년층이 많아졌고, 단순히 근육 만들기를 넘어 건강이나 영양에 대한 관심도 높아졌죠.《헬스의 정석》독자들이나 블로그 방문자들은 지금의 저를 있게 한 가장 큰 자산인데요, 그분들의 질문이나 견해만 봐도 우리나라의 피트니스 문화가 몇 단계는 높아졌다는 느낌을 받습니다.

사실 운동 자체보다는 이론이 더 빠르게 발전합니다. 제가 운동을 시작한지 올해로 25년이 조금 넘었는데, 5년차 때 했던 기본 스쿼트나 데드리프트는 20년이 지난 지금과 크게 다르지 않았습니다. 그 두 종목을 대치할 엄청나게 좋은 운동 종목이 혜성처럼 등장한 것도 아닙니다.　그렇지만 이론은 그때보다 깊이가 깊어졌고, 폭도 넓어졌습니다. 같은 스쿼트와 데드리프트도 그때와는 다른 중량과 횟수 구성으로, 혹은 다른 기구와 변형으로도 하게 되었습니다. 경험과 직관으로 '대충' 알았던 것들을 이제 과학적인 접근으로 설명하고, 바쁜 세상에 맞춰 효율을 중시하고 있기 때문이죠.

　물론 지난 5년간의 유행과 피트니스 업계의 이런저런 이슈도 한 몫을 했습니다. 그 와중에 새로이 알아야 할 지식도 늘었고, 당시엔 꼭 지적해야 했을 만큼 '나름 굳건했던' 엉터리 속설들도 이젠 틀린 것이 당연시되어 굳이 언급할 이유가 없어진 것도 있습니다.

　그래서 이번 개정판에서는 지난 5년간 등장한 이론 중에서 현실 운동과 식단에 반영할 수 있는 최신 내용을 위주로 업데이트했습니다.

　1부 '운동과 몸' 편에서는 주로 근육과 호르몬, 신진대사에 관해 새롭게 밝혀진 내용들을 담았습니다. 운동에 있어서는 최근 주목을 받았거나 대중화된 종목과 운동법을 추가하고, 보강했습니다.

2부 '영양과 체중 관리' 편에서는 탄수화물과 단백질, 지방의 3대 영양소에 관해 최근 업데이트되고 이슈가 된 내용들을 위주로 담았습니다. 초판이 나온 이후 지난 5년간 학계는 물론 대중적으로 가장 많은 논쟁과 이슈가 있었고, 일부는 아직도 진행형인 부분입니다.

실전 식단도 그간의 식생활 변화에 맞춰 개편했습니다. 스포츠 보충제에 있어서도 유행의 변화와 새로운 연구 결과를 반영해서 최근 부각된 성분을 추가했고, 사회적 이슈가 된 아나볼릭 스테로이드 등 불법 약물에 대한 내용도 보강했습니다.

이론편의 초판은 이제 막 대중적인 눈높이와 맞춰진 셈인지도 모릅니다. 그런데도 이 시점에서 개정판을 준비한 건 초판 때도 그랬듯이 독자들을 앞서가게 하고 싶어서입니다.《헬스의 정석》은 독자들을 앞서가게 하려고 쓴 책이지 따라가게 하려고 쓴 책이 아닙니다. 논문은 가장 앞서가지만 상당수는 검증이 덜 되었고, 해외에서 검증이 되어도 우리나라에서 대중화가 되기까지는 또다시 몇 년이 걸립니다. 내가 아는 것을 대중도 다 안다면 누군가는 이미 앞서면서도 검증된 방법으로 몸을 만들고 있을 겁니다.

그런 의미에서 조심스런 접근이 필요했습니다. 너무 앞서가면 검증이 안 된 내용을 떠들게 되고, 이미 대중화된 내용은 책의 목적과 맞지 않습니다. 10년을 가지고 있어도 '엉터리'라든지 '구닥다리'라며 쓰레기통에 처박을 일이 없으려면 5년, 10년 후 대중화될 내용을 다루어야 합니다. 그게 이 책이 추구하는 목표입니다.

　이제 탈고를 했고, 독자들의 평가를 기다리려 합니다. 이번에도 어렵다거나 낯설다고 느끼는 분이 계실지 모르겠지만, 몇 년 후에는 개정판의 내용들이 또다시 대중화되고 상식이 되기를 기대합니다.

2019년 9월

수피

최고의 진리는 상식,
더 이상 남의 경험에 기대지 말자!

온라인 네트워크가 일상이 되면서 이젠 운동이나 다이어트도 모니터 앞에 앉아 인터넷 검색으로 시작하는 세상이 되었습니다. 온라인 커뮤니티에서 자료를 찾고, 질문하고, 심지어 다쳤을 때도 병원보다 온라인상에 질문을 먼저 하는 난감한 경우까지도 봅니다.

2006년 말에 블로그를 개설해서 8년 가까이 운영해오며 항상 절감하는 사실이 있습니다. 8년 전에 올라오던 질문이나 2014년 버전의 질문이나 거의 변한 게 없다는 점이죠. 웬만한 헬스, 다이어트 커뮤니티에는 '질문 전 검색부터'라는 문구가 대문에 걸려 있습니다. 질문 10개 중 9개는 한두 명도 아니고 수많은 사람들이 이전에도 묻고 또 물었던 내용이기 때문이죠. 뒤집어 생각하면 다이어트나 운동을 시작한 사람들이 궁금해 하는 내용이 대개는 거기서 거기라는 말입니다.

시중에는 식단이나 운동을 '어떻게' 하는지 설명하는 자료들이 이미 넘치게 많습니다. 바벨 컬이 뭔지, 케틀벨 스윙을 어떻게 하는지 같은 건 쉽게 찾을 수 있습니다. 저자에 따른 색깔 차이가 있다는 건 논외로 하고요. 심지어 몇 주 만에 살을 빼 준다거나 몸짱을 만들어 줄 테니 묻지도 따지지도 말고 시키는 대로만 하라는 책도 많습니다. 가능한지는 접어두고라도 최소한 뭘 어떻게 할지에 대해서는 명확하게 제시하고 있죠.

그런데 실상 가장 궁금해 하는 것은 바벨 컬을 하는 법도 아니고, 케틀벨 스윙에서 팔을 어디까지 들어야 하는지도 아닙니다. 진짜 궁금해 하는 것은 '어떻게'보다는 '왜'입니다. 초보자는 바벨을 10회씩 들라고 하던데 1회도 아니고 100회도 아닌, 왜 하필 10회인지? 알배긴 허벅지로 오늘 운동을 나가야 할지 말아야 할지? 무얼 안 먹어야 운동을 더 잘할지? 이처럼 지극히 현실적인 고민들 말이죠.

　사실 '하루 30분씩 뛰라'는 식으로 말하기는 쉽습니다. 관심 없는 다수를 상대하는 대중매체의 건강정보는 대개 머리, 꽁지 다 떼고 결론만 전달하죠. 하지만 운동이나 다이어트에 정말 마음을 먹었다면 왜 30분인지, 왜 뛰는지 정도는 알아야 합니다. 이쯤에서 운동생리학이니 해부학이니 하는 두통 생기는 용어들이 떠오르기 쉽지만 보통의 운동을 이해하는 데는 고등학교 수준의 과학 지식과 상식이면 충분합니다. 문제는 그 정보를 내 몸과 연결해서 응용하는 데 애를 먹는다는 것이죠.

　제 블로그가 호응을 얻었던 것도 몸의 원리와 운동, 다이어트 시 맞닥뜨리는 현실적인 궁금증을 상식선에서 설명하기 때문이 아니었나 싶습니다. 이 책은 몇 주 만에 몸짱이 되는 눈 돌아가는 운동법이나 한 달에 10kg을 빼주는 신통방통한 다이어트 법을 설명하지 않습니다. 그보다는 근육이 만들어지고, 체지방이 빠지는 원리를 설명하며 위의 말들이 왜 허무맹랑한지를 설명하는 책이 될 겁니다.

제가 '왜'에 주목한 건 수많은 정보들 속에서 옥석을 가려내는 기본 정도는 갖췄으면 하는 바람 때문입니다. 지금은 정보를 찾는 능력보다는 필요한 정보만 골라내는 능력이 더 필요한 때입니다. 피트니스 분야도 과거에 비해 관점이 넓어지면서 수많은 정보가 쏟아집니다. 사회 체육의 범주가 다양해지면서 실전 경기력을 중시하는 사람도 생겨났고, 크로스핏이나 파워리프팅 같은 하드코어 운동으로 몸을 극한까지 몰아붙이는 것을 즐기는 사람들도 생겨났습니다. 물론 한편에는 오직 살을 뺄_{혹은 찌울} 수 있다면 건강도 기꺼이 희생하는 사람들도 여전히 있습니다.

이렇게 사람들의 목적이 전보다 다양해지다보니 운동이나 식단에 대해서도 누구에게나 딱 들어맞는 공통의 답이 나오지는 않습니다. 온라인에서 정보를 접하는 초심자들이 주의해야 할 건 수많은 사람의 의견이 뒤섞여 있는 온라인이라는 채널의 특성입니다.

사람들은 자신의 경험을 위주로 모든 것을 해석합니다. 어떤 글은 살 빼기에 목숨을 건 사람이 썼을 수 있습니다. 또 어떤 글은 '살이 찌건 말건 스쿼트 200kg이 목표'인 사람이 썼을 수도 있고요. 그래서 온라인상의 정보는 쓴 사람의 관점을 모르기 때문에 덥석 믿고 받아들이기가 어렵습니다. 특히나 초심자일수록 특정한 룰, 남의 경험담, 속설 같은 것에 집착하기 쉽다보니 온통 제각각인 말들 사이에서 혼란에 빠지곤 하죠. 도리어 경력자들은 원리를 이해하기 때문에 다양한 관점과 접근에 너그럽습니다.

그렇다면 남의 경험담보다는 객관적인 정보와 원리를 바탕으로 방향을 잡는 게 정답입니다. 이 '객관적인' 정보는 대체 어디서 어떻게 얻을 수 있을까요? 모든 사람이 이론서를 통독할 수는 없는 노릇이니까요. 현실적으로 일반인이 접하는 운동, 다이어트 정보는 대부분 TV나 잡지 같은 대중매체를 통한 것입니다. 그런데 이 정보의 상당수는 편집자의 의도가 더해지거나 '머리 꽁지 다 잘려나가고' 결론만 남은 선정적인 가십 수준의 기사에 불과합니다. 심지어 상업성을 몰래 감추고 있는 왜곡된 칼럼들이 새로운 속설을 탄생시키기까지 합니다. 대중매체의 건강 정보를 무조건 신뢰하기 어려운 이유가 여기에 있습니다.

제 결론은 간단합니다. 이 역시 제 경험임을 전제로 합니다. 운동과 건강에서 정확성이 가장 높은 최고의 진리는 '상식'입니다. 상식을 벗어나는 정보나 이론은 왜곡되었을 가능성이 높고, 상식을 벗어나는 경험담은 보편적으로 적용할 수 없는 그 사람만의 경험담일 가능성이 높습니다. 상식을 벗어난 건강법, 운동법, 특정 식품을 과도하게 띄운다면 그건 여러분의 주머니를 노리는 잠깐 동안의 유행일 공산이 큽니다.

몸과 운동에 관한 이론은 이미 90% 이상이 상식의 범주가 되었습니다. 나머지 10% 이하는 일반인이 관심을 둘 필요 없는 선수나 전문가의 영역입니다. 그나마 옳다 그르다 논란의 한복판에 있는 경우도 많고요. 새롭고 놀라운 것은 항상 사람들을 혹하게 하지만 여러분이 노벨상을 노리는 학자가 아니라면, 그것도 세상에 하나뿐인 내 몸이 걸려 있다면, 불명확하고 새로운 것보다는 결과가 보장된 확실한 길을 택하는 것이 당연합니다.

따지고 보면 제일 단순하고, 상식적이고, 우직하게 하는 분들이 몸 만들기든 다이어트든 끝에 가서 성공합니다. 비법을 찾고, 혹하는 기사를 볼 때마다 귀가 팔랑거리고, 책 구석에나 나옴직한 이론이나 최신 논문을 뒤지는 분들이 많지만 그런 분들은 이미 절반은 실패에 발을 들여놓은 것이나 마찬가지입니다. 이 책의 제목을 어딘지 케케묵은 것으로 느껴질 수도 있는 '정석'이라고 한 이유입니다.

책 제목이 《헬스의 정석》이라고 해서 헬스장에서 바벨을 드는 운동만 다루지는 않습니다. 바벨을 드는 것이나 축구나 철인 3종 경기나 몸을 단련한다는 틀 자체는 똑같기 때문입니다. 이 책에서는 몸, 우리가 운동이라고 말하는 동작 그 자체, 몸을 만드는 재료가 되는 영양에 대해서 다룹니다. 여기에 '근육 만드는 약'이라는 오해와 환상을 동시에 불러일으키는 스포츠 보충제에 대해서도 다룹니다.

이 책이 나오기까지 시간이 꽤 오래 걸렸습니다. 올 봄에 전자책으로 먼저 출간되었는데 예상보다 좋은 반응과 격려를 받았습니다. 단행본이 아니라 아쉽다는 분들도 많았는데 다행히 이번에 한문화멀티미디어의 도움으로 단행본이 출간되면서 전자책에서 미흡했던 부분을 일부 보완했습니다.

이 책이 그간 제 블로그와 전자책에 관심을 가져주신 분들에게 보답이 되기를 바랍니다. 끝으로 전자책 출판 당시부터 물심양면 도움을 준 NSCA-CPT 김민우 김순생 트레이너에게 감사의 뜻을 전합니다.

2014년이 끝을 향해 달리는 어느 날
수피

CONTENTS

02 영양과 체중 관리

Chapter 04 3대 영양소 + α

Chapter 05 영양 섭취 실전

01 다이어트 방정식 336

Chapter 06 스포츠 보충제

운동과

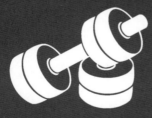

몸

01

내 몸의 큰 설계도

사전에서 '운동'이라는 단어를 찾아보면 '몸을 단련한다, 건강을 위해 몸을 움직인다'라고 정의합니다. 운동에 대한 이야기는 기본적으로 몸에 대한 이야기일 수밖에 없습니다. 묻지도 따지지도 않고 시키는 대로만 운동할 생각이 아니라면 몸에 대한 기본적인 메커니즘 정도는 알고 있어야 합니다. 그래야 왜 이런 방식으로 운동해야 하는지는 이해할 수 있으니까요. 그렇다고 중·고등학교 시절에 머리를 싸매게 만들었던 생물 과목을 다시 들춰볼 필요까지는 없습니다. 머리말에도 적었듯이, 운동에 관련된 대부분은 이미 상식의 영역입니다. 복잡한 내용은 의사나 전문가들의 몫으로 남겨두고 이 책에서는 직접 운동을 하는 입장에서 가장 중요한 4가지, '근육, 골격, 신경과 호르몬, 에너지 대사, 심폐능력'에 대해 중점적으로 짚어보겠습니다.

큰 근육, 작은 근육, 신기한 근육

운동을 하는 사람에게 '왜' 운동을 하느냐고 물으면 '살을 빼려고, 강해지려고, 건강하려고…' 등등 수많은 대답을 합니다. 그런데 살을 빼려는 사람이든, 체중을 늘리려는 사람이든 상관없이 누구에게나 공통의 목적으로 붙는 게 있습니다. 바로 '근육'을 기르는 것입니다. 대부분의 사람의 뇌리에는 '운동=근육'이라는 명제가 박혀 있습니다. 그래서 근육, 더 정확히는 근육이 움직이고, 생겨나고, 때로는 줄어드는 원리를 제일 먼저 짚어보려고 합니다.

이 책에서 말하는 근육은 꼭 보디빌더처럼 겉보기에 우람한 근육만을 말하지는 않습니다. 마라토너의 지구력 심폐 기능, 구기 종목 선수의 민첩함 근신경과 순발력도 근본적으로는 근육의 문제입니다. 어느 근육을 발달시키느냐, 혹은 근육의 어떤 요소를 발달시키느냐가 관건이죠.

기본적인 근육의 분류

겉에서 보이고 만져지는 근육은 몸을 이루는 전체 근육 중 극히 일부일 뿐입니다. 여기서는 몸 전체의 근육을 크게 개괄해 보고, 그 뒤에 사람들이 좀 더 많은 관심을 갖는 근육 쪽으로 관점을 옮겨보려 합니다.

우리 몸의 근육은 기본적으로 내장근, 심근, 골격근으로 나뉩니다.

내장근, 심근

심장, 간, 허파 같은 내장기관을 이루는 근육입니다. 겉으로는 보이지 않아도 생존과 기초체력 차원에서는 가장 중요한 근육입니다. 당연히 몸에서도 최우선 순위입니다. 이 부분은 운동을 통해 간접적으로 발달 하기는 해도 직접 단련하지는 않습니다.

골격근

직접적으로 몸을 움직이는 근육입니다. 체중의 40~50% 정도를 차지 하며, 겉에서 만져지는 근육이 대부분 골격근에 속합니다. 골격근이라 부르는 것은 이 범주의 근육 대부분이 뼈에 붙어 있어서입니다. 힘이 나 미용 차원에서는 중요하지만 몸의 입장에선 골격근이 약간 부족하 다고 해서 생존을 좌우하지는 않기 때문에 근육을 중시하는 분들께는 안타깝지만 내장근보다 낮은 순위입니다. 또한 골격근은 운동기관이면서 동시에 단백질을 보관하는 창고이기도 합니다.

골격근은 크기와 위치에 따라 다음과 같이 나눌 수 있습니다.

주요 대근육군

- **하체 근육군** : 대퇴사두근, 햄스트링, 둔근, 종아리근
- **등 근육군** : 승모근, 광배근, 척추기립근 등
- **가슴 근육군** : 대흉근, 소흉근, 전거근 등

주요 소근육군

- **복근 및 코어** : 복근, 요방형근, 다열근, 장요근, 척추기립근 등

- **어깨 근육군** : 삼각근, 승모근 등
- **팔 근육군** : 상완이두근, 상완삼두근 등

※ **참고** : 주류 학계에서는 한글화한 근육명이 쓰이지만 트레이닝 현장에서는 아직 한자 근육명이 주로 쓰이기에 이 책에서는 알아듣기 쉽게 현장을 기준으로 사용합니다.

시험 볼 것도 아닌데 처음부터 머리 아프게 자잘한 근육 이름까지 달달 다 외울 필요는 없습니다. 어차피 운동을 하면서 스스로 필요하면 하나둘 머릿속에 자리를 잡을 테니까요. 하지만 위에 적힌 큰 근육 이름 정도는 알아두는 것이 이후 자료를 접할 때도 도움이 될 듯합니다.

주동근, 보조근, 길항근

기준에 따라 다르지만 우리 몸에는 최소 200개 이상의 뼈와 600개 이상의 근육이 있습니다. 우리 몸은 특정 동작에 한 개의 근육만 동원하지는 않습니다. 아주 작은 동작도 여러 근육들이 동시에 움직인 결과인 것이죠. 그래서 어떤 동작을 하든지 주도하는 근육 주동근과 보조하는 근육 보조근이 있습니다. 운동을 통해 단순히 근육의 힘과 크기만 자라는 게 아니고 여러 근육을 조화롭게 제어하는 법 협응력도 훈련이 되는 것이죠.

주동근
주동근은 주된 힘을 내는 근육입니다. 주동근은 하나일 때도 있고, 여

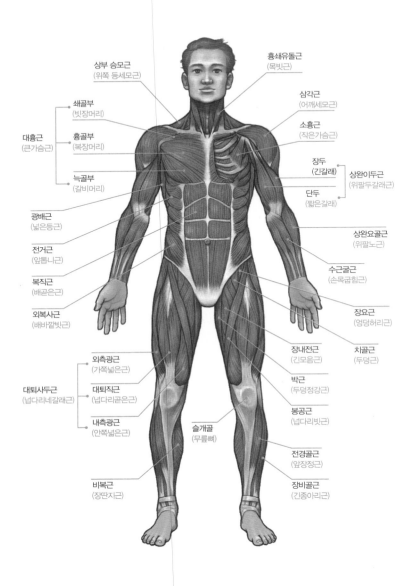

상부 승모근
(위쪽 등세모근)

흉쇄유돌근
(목빗근)

삼각근
(어깨세모근)

소흉근
(작은가슴근)

쇄골부
(빗장머리)

대흉근
(큰가슴근)

흉골부
(복장머리)

늑골부
(갈비머리)

장두
(긴갈래)

상완이두근
(위팔두갈래근)

단두
(짧은갈래)

광배근
(넓은등근)

상완요골근
(위팔노근)

전거근
(앞톱니근)

수근굴근
(손목굽힘근)

복직근
(배곧은근)

장요근
(엉덩허리근)

외복사근
(배바깥빗근)

장내전근
(긴모음근)

치골근
(두덩근)

외측광근
(가쪽넓은근)

박근
(두덩정강근)

대퇴사두근
(넙다리네갈래근)

대퇴직근
(넙다리곧은근)

봉공근
(넙다리빗근)

내측광근
(안쪽넓은근)

슬개골
(무릎뼈)

전경골근
(앞정강근)

비복근
(장딴지근)

장비골근
(긴종아리근)

*트레이닝 현장을 기준으로 한자 근육명을 기본으로 사용합니다. 괄호는 주류 학계에서 한글화한 근육명입니다.

전신 근육도 (앞)

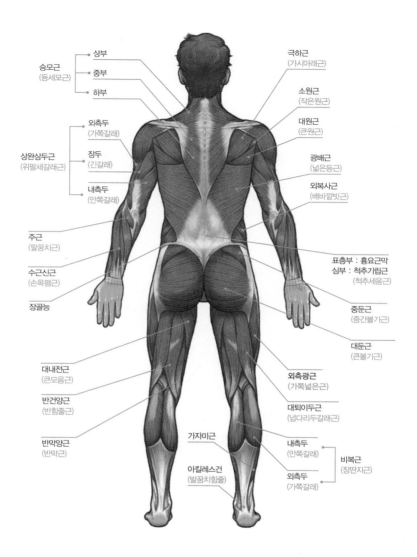

승모근
(등세모근)
┌ 상부
├ 중부
└ 하부

극하근
(가시아래근)

소원근
(작은원근)

대원근
(큰원근)

상완삼두근
(위팔세갈래근)
┌ 외측두
│ (가쪽갈래)
├ 장두
│ (긴갈래)
└ 내측두
　(안쪽갈래)

광배근
(넓은등근)

외복사근
(배바깥빗근)

주근
(팔꿈치근)

수근신근
(손목폄근)

장골능

표층부 : 흉요근막
심부 : 척추기립근
　　　(척추세움근)

중둔근
(중간볼기근)

대둔근
(큰볼기근)

대내전근
(큰모음근)

반건양근
(반힘줄근)

반막양근
(반막근)

외측광근
(가쪽넓은근)

대퇴이두근
(넙다리두갈래근)

가자미근

아킬레스건
(발꿈치힘줄)

내측두
(안쪽갈래)

외측두
(가쪽갈래)

비복근
(장딴지근)

* 하체운동에서 중요시하는 햄스트링(술굴곡근)은 반건양근, 반막양근, 대퇴이두근을 말합니다.

전신 근육도 (뒤)

러 개일 때도 있습니다. 예를 들면 벤치프레스bench press에서는 대흉근이 주동근이고, 스쿼트에선 대퇴직근, 내·외측광근, 중간광근이 모두 주동근으로 동원됩니다.보통은 이 4개 근육을 합쳐 간단히 대퇴사두라고 합니다.

전통적인 보디빌딩 트레이닝에서는 정자세와 주동근에 집중할 것을 강조합니다. 심지어 초보자와 중·고수를 나누는 기준을 집중력으로 보기도 하죠. 높은 중량을 써도 주동근에 집중하지 못하면 자극이 여러 근육으로 분산되고, 결국 개별 근육 단위에서는 성장에 필요한 자극의 기준치를 넘지 못해 목적한 운동 효과를 얻지 못하기 때문입니다.

보조근

보조근은 주동근의 움직임을 보조하는 근육들을 통칭합니다. 일부에서는 보조근과 협력근을 나누기도 하지만 이 책에서는 함께 사용합니다. 보조근은 주동근에 힘을 보태는 근육일 수도 있고, 주동근의 움직임이 정해진 범위를 벗어나지 않도록 제어하거나 관절을 보호하는 근육일 수도 있습니다. 예를 들어 벤치프레스에서 어깨 근육과 전거근, 소흉근은 바벨이 위아래로 흔들리지 않게 합니다. 회전근개는 어깨 관절이 빠지지 않게 붙들어줍니다.

대체로 중량이 낮을 때는 보조근이 크게 관여하지 않아도 주동근에 집중하기가 쉽습니다. 그래서 초보 때는 되도록이면 낮은 중량으로 정자세를 지키면서 주동근에 집중하는 법부터 익힙니다. 이후 중량이 높아지면 주동근만으로 모든 힘을 내기가 어려우므로 보조근까지 총동원하여 중량을 받칩니다.

보디빌딩 트레이닝에서는 보조근 관여를 최소화하는 훈련이 일반적입니다. 그런데 현실에서는 보조근의 개입을 완전히 막는 것은 불가능한 데다가 우리 몸엔 수백 개의 골격근이 있는데 고작 몇 종목의 근력 운동으로 각각을 따로 단련한다는 것도 어불성설입니다. 그래서 실질적으로는 운동 강도를 조금씩 올려가며 주동근과 보조근, 궁극적으로는 전신을 발달시킵니다.

최근에는 겉으로 보이는 근육 크기보다는 힘, 순발력 같은 기능적인 면을 기르려는 분들도 많습니다. 그래서 역도, 파워리프팅에서는 근력을, 크로스핏의 와드WOD : 일일 운동 프로그램, Workout Of the Day는 주로 협응력과 순발력, 근지구력에 주력합니다. 이런 종목에서는 보조근의 역할에도 무게를 크게 둡니다. 대신 자극의 분산이라는 약점을 높은 강도나 높은 반복 횟수로 보완합니다.

길항근

길항근은 주동근과 반대 방향으로 기능하는 근육입니다. 크게 보면 보조근의 하나로 볼 수도 있지만 보통 길항근이라는 별도의 명칭으로 부릅니다. 주동근과 길항근은 항상 쌍으로 움직입니다. 예를 들면 다음과 같습니다.

- 팔을 접는 이두근 vs 팔을 펴는 삼두근
- 팔을 앞으로 미는 흉근 vs 팔을 뒤로 당기는 등 근육
- 다리를 펴는 대퇴사두 vs 다리를 굽히는 햄스트링
- 손을 손바닥 쪽으로 당기는 굴근 vs 손등 쪽으로 당기는 신근

주동근인 대퇴사두가 100kg 스쿼트를 하며 용을 쓰고 있을 때는 길항근인 햄스트링도 주동근이 동작 범위를 벗어나거나 과도하게 수축해

관절을 망가뜨리지 않도록 반대 방향에서 제어합니다. 심지어 뒤에 나올 '예비신장41쪽 참조' 기능을 통해 주동근에 힘을 보태기도 합니다.

대근육과 소근육

근육은 크기에 따라 대근육과 소근육으로 나뉩니다. 근력운동을 막 시작한 분들이 가장 흔히 저지르는 실수는 팔이나 복근처럼 상대적으로 작은 근육에 집중한다는 것입니다. 흔히 근육운동 하면 제일 먼저 떠올리는 이미지가 바벨이나 덤벨로 팔운동을 하는 모습이지만, 사실 이것은 대단히 잘못된 선입견입니다.

비중으로 따져 봤을 때 가장 중요한 부위는 하체와 등, 가슴입니다. 특히 하체 근육은 전체 골격근의 절반 가까이 차지합니다. 조금만 생각해봐도 알 수 있듯이 하체는 뼈를 빼면 거의 근육입니다. 그 나머지인 상체에서는 부피 대부분을 내장이 차지하기 때문에 골격근의 비중이 확 낮아집니다. 상체 중에서는 눈에 잘 띄지 않는 등 근육군이 가장 큰 비중을 차지하고, 가슴 근육군은 대근육군 중에서 비중이 가장 낮습니다. 다만 눈에 딱 띄는 정면에 위치해 있어 미용상 관심을 많이 받을 뿐입니다.

일반인에게도 대근육이 중요한 이유는 몸의 윤곽을 만들고, 에너지대사의 중심적인 역할을 수행하기 때문입니다.

근육량의 대부분은 대근육

미용적인 문제는 건너뛰더라도, 요즘은 운동에 대해 잘 모르는 분들도 '근육량이 많아야 건강하고 살도 덜 찐다'는 것 정도는 알고 있습니다. 이때 말하는 근육량의 대부분은 하체와 등, 가슴에 있는 대근육입니다. 팔의 근육량은 다리의 3분의 1밖에 안 되고, 몸통의 절반에도 못미칩니다. 게다가 팔의 전완근이나 이두근, 복근 같은 소근육은 지근섬유의 비중이 커서 웬만한 운동으로는 부피가 잘 커지지도 않습니다.

그나마 빨리 크는 부위가 삼두근인데, 삼두근만 발달한 팔은 부피는 굵을지 몰라도 앞뒤 균형감이 없어 보기에 안 좋고, 다시 언급하겠지만 도리어 중요한 다른 운동을 방해할 수도 있습니다.

결론적으로 팔운동을 뼈빠지게 하고, 복근을 죽어라 단련해봤자 하체나 등을 단련해서 늘어나는 근육량과는 비교할 수가 없습니다. 대근육은 높은 중량을 다루기 때문에 같은 시간 운동해도 더 많은 에너지를 소모해서 다이어트에도 유리합니다. 굳이 외모를 위해 운동하는 게 아니더라도 대근육 운동은 같은 투자로 훨씬 큰 효과를 볼 수 있습니다.

탄탄한 하체 근육

하체는 골격근의 절반을 차지하며 몸을 든든히 지지하는 기둥입니다. 강한 하체는 고강도 운동을 소화할 때 필수이고, 다른 부위의 근력운동도 더 잘 수행하게 하므로 하체가 부실하면 다른 부분에서의 근육 성장이나 체지방 관리도 더뎌지기 쉽습니다.

건강 차원에서도 하체의 엄청난 근육량은 과도한 열량이 들어왔을 때 바로 혈당이나 체지방에 영향을 주지 않도록 글리코겐glycogen 형태로 중간에서 완충하는 버퍼 역할까지 합니다. 그래서 허리둘레와 체질량지수 BMI가 동일하다면 허벅지가 굵을수록 당뇨에 걸릴 확률이 낮다는 연구 결과도 있습니다. 예전에는 딸을 시집보낼 때 사윗감 허벅지 굵기부터 봤다는 믿거나 말거나 하는 이야기도 있습니다.

라인을 잡아주는 등 근육

등 근육은 상체의 큰 윤곽을 만듭니다. 이른바 '패션 근육'이라 해서 복근 운동에 올인하는 젊은 분들이나, 주야장천 벤치프레스만 하는 어르신들에게는 등 근육 발달이 아쉬울 때가 많습니다. 다른 부분이 아무리 좋아도 등 근육이 덜 발달하면 11자 드럼통 몸매에 복근 혹은 흉근만 볼록 도드라집니다. 2% 부족한 정도가 아니라 그 30배쯤은 어색한 몸매가 되는 것이죠.

등 근육이 중요한 이유는 어깨를 넓게 펴주고, 겨드랑이에서 허리까지 V자를 그리며 역삼각형을 만들어주기 때문입니다. 그래서 등이 발달한 사람은 셔츠를 입고 있어도 당당한 어깨선과 옆 라인이 살아납니다.

미용의 문제 말고 기능적으로도 등은 척추를 지지하는 핵심 역할을 합니다. 인간이 이족보행으로 진화하면서 등 근육은 상체를 지지하는 중요한 기능을 하게 된 것이죠. 무거운 물체를 들 때 힘을 내는 부분이 바로 등이고, 허리가 굽거나 디스크 같은 문제를 예방하는 것도 등 운동_{등 운동은 '당기는 운동'으로 팔의 이두근을 함께 단련}입니다. 그런 의미에서 현대인에게도 여전히 중요한 근육이라고 할 수 있습니다.

화룡점정, 가슴 근육

개인적으로 등 근육을 도화지, 가슴 근육을 그림에 비유하곤 합니다. 가슴 부위의 근육은 대흉근, 소흉근, 전거근 등이 있지만 이 중 가장 두드러진 근육은 정면을 떡하니 차지하고 있는 대흉근입니다. 옷을 벗었을 때 제일 먼저 눈에 들어오다 보니 많은 분들이 미용 차원에서 중시합니다. 흉근도 나름 큰 근육이고 상체의 이미지를 일부 결정하지만,

등 근육이 1차로 멋진 배경을 만들어주지 않으면 어색한 피사체가 되고 맙니다.

대흉근은 다른 대근육군인 하체나 등 근육보다는 부피 성장이 잘 된다고 체감하는 분들이 많습니다. 그런 만큼 가슴 근육은 그 자체보다는 배경을 이루는 등 근육과의 균형 차원에서 보는 것이 좋습니다. 등 근육에 비해 가슴 근육이 과도하게 발달하면 미적인 문제와 함께 어깨가 앞으로 움츠러드는 원인이 되기도 하니까요.

기능 면에서 흉근은 등이나 하체에 비해 상대적으로 중요성이 낮습니다. 원래 흉근은 네발짐승의 앞발을 지지하거나 조류의 날개를 움직이는 역할을 합니다. 그런데 인간은 이족보행으로 진화하면서 흉근이 큰 힘을 낼 필요가 없어진 것이죠. 심지어 복싱 같은 일부 종목에서는 흉근이 과하게 커지면 경기력에 악영향을 미친다고 보기도 합니다. 대신 미는 동작이 많은 미식축구나 레슬링 같은 종목에서는 여전히 중요도가 높습니다.

몸의 균형과 소근육

소근육은 대근육을 보조하거나 대근육이 못 하는 정밀한 동작을 수행합니다. 때로는 여러 소근육이 합쳐져 대근육과 유사한 역할을 하는 근육 무리를 만들기도 합니다.

작은 근육의 대표주자는 팔과 종아리 근육입니다. 같은 동작도 팔만 사용해서는 거의 힘을 내지 못합니다. 가만히 서서 팔만 휘둘러 공을 던지면 얼마 날아가지 못하지만 하체와 허리, 어깨를 모두 써서 큰 동작으로 던지면 훨씬 멀리 날아갑니다.

운동 차원에서 소근육은 대근육을 단련하는 과정에서 일정 수준까지는 함께 단련되기 때문에 초심자 단계176쪽 참조에서는 굳이 따로 운동할 필요가 없습니다. 가슴 운동인 벤치프레스를 하면 삼두근과 어깨가 함께 단련되고, 등 운동인 바벨 로우barbell row와 턱걸이를 하면 이두근도 함께 단련됩니다. 복근도 크런치crunch나 싯업situp, 윗몸일으키기처럼 잘 알려진 운동이 따로 있지만 스쿼트나 데드리프트, 전력달리기 같은 전신운동에서 허리를 강하게 사용하는 것으로도 일정 수준 단련됩니다.

팔만 굵은 남자의 비애

운동을 하는 입장에서 볼 때, 근육이 없는 몸보다 보기 안 좋은 것이 불균형한 몸입니다. 소근육만 단련하는 것이 그저 시간낭비로 끝나면 그나마 다행인데 실제로는 불균형이라는 문제를 남깁니다. 불균형은 팔만 굵다는 식의 미용 차원의 문제로 끝나지 않습니다. 소근육만 먼저 발달하면 소근육에 연결된 대근육 운동에 집중하기가 힘들어집니다. 이유는 간단합니다. 같은 동작을 하는 데 여러 근육 중에서 하나를 선택한다면 몸은 에너지를 덜 쓰는 쪽을 선택하기 때문입니다. 몸이 근육을 선택하는 순서는 다음과 같습니다.

① **평소 많이 쓰던 소근육** : 에너지가 제일 적게 든다.

② **이미 발달한 근육, 발달이 덜한 소근육** : 만들어 놓은 건 써먹어야 하기 때문이다. 하지만 덜 발달한 근육을 굳이 써야 한다면 에너지 덜 쓰는 소근육을 먼저 불러낸다.

③ **발달이 덜한 대근육** : 우리 몸은 에너지를 절약하기 위해 가능한 한 대근육은, 그것도 잘 발달도 안 된 대근육은 웬만해서는 덜 쓰려고 든다.

운동으로 몸을 만들고 싶어 하는 분들이 원하는 순서와는 정반대니 속 터질 노릇입니다. 사실 현대인들도 일상에서 팔 같은 소근육은 자주 사용하기 때문에 어느 정도 단련되어 있습니다. 그런데 삼두근만 발달했다면 가슴, 어깨 운동을 할 때 툭하면 나서고, 이두근만 발달한 분들은 등 운동에서 이두근이 주로 사용되어 정작 등에 집중하기 어렵습니다. 이럴 때는 의식적으로 대근육에 집중하는 별도의 훈련이 필요한데, 이게 말이 쉽지 초심자에겐 간단한 일이 아닙니다. 그나마 다행인 건 발달이 덜한 부분은 작은 자극으로도 빨리 발달한다는 점입니다.

그래서 이전의 잘못된 운동으로 이미 균형이 무너진 분보다는 차라리 아예 운동을 안 했던 분들이 발전 가능성이나 균형 차원에서 유리한 측면이 있습니다.

쉬어가기

쓰러진 선수에게 칙~ 뿌리는 것의 정체는?

경기를 보다 보면 다친 선수에게 팀 닥터가 후다닥 달려와 스프레이를 칙~ 하고 뿌립니다. 이걸 스프레이 파스라고 잘못 알고 계신 분들이 많아 헬스장이나 운동 클럽에서도 파스를 들고 다니며 뿌리는 분들을 종종 봅니다.

실내에서 파스냄새를 풍기는 것부터 초대형 민폐라는 건 차치하더라도 운동 상해에 파스를 뿌려서는 절대 안 됩니다. 파스는 혈관을 확장시키는 약물이기 때문에 내출혈로 멍이 들고 부은 곳에 파스를 뿌리는 건 피나는 상처에 소금을 뿌리는 것과 마찬가지입니다.

경기장에서 응급처치로 뿌리는 건 파스가 아니고 '아이스 스프레이'입니다. 상처 부위를 냉각해서 혈관을 수축시켜 붓기나 멍을 최소화하는 응급 얼음마사지입니다. 후끈거리는 근육을 일시적으로 진정시키기도 합니다. 운동 외에도 일상에서 삐거나 부은 곳에 사용할 수 있습니다. 의약품이 아니기 때문에 운동용품 가게나 온라인에서도 싼값에 구입할 수 있습니다.

근육의 구성

개별 근육을 최소 단위까지 나눠보면 다음과 같습니다.

개별 근육 〉 근섬유 〉 근원섬유 〉 근원세사 (액틴, 미오신)

골격근을 이루는 핵심 단위는 세포와 비슷한 개념의 근섬유muscle fiber 입니다. 근섬유의 모양은 일반적인 조직세포와는 많이 다르지만 같은 세포소기관을 가지고 있고, 자체적으로 수축·이완·회복·에너지대사까지 할 수 있는 독립적인 최소 단위입니다.

근섬유, 움직임의 최소 단위

근섬유는 근섬유막이라는 원형질막으로 둘러싸여 있습니다. 근섬유막 안쪽을 뜯어보면 액틴과 미오신 다발인 근원섬유가 제일 먼저 눈에 들어오는데, 바로 이 부분이 근육의 수축을 담당하는 핵심입니다. 이 근원섬유 주변을 근육세포질망이라는 보조 조직이 그물처럼 감싸고 있습니다.

근육 수축을 돕는 보조 조직으로는 신경의 전기신호를 근원섬유에 전달하는 가로세관, 에너지를 내는 미토콘드리아, 세포핵, 근섬유가 손상되었을 때 복구를 돕는 위성세포 등이 분포하고 있습니다. 즉 각각의 근섬유는 독자적으로 움직일 수 있는 완벽한 체계를 갖추고 있는 것이죠.

근섬유의 굵기는 머리카락 정도지만 선천적으로 약간씩 차이는 있습니다. 성별에 따라서는 남성이 여성보다 근섬유 자체가 굵은 경향이 있지만, 같은 근육 단면적에서 근력 차이는 거의 없고 근력운동을 했을 때 성장하는 비율도 거의 같습니다.

그렇다면 여성의 근육이 남성보다 크기도 작고 성장도 더딘 것처럼 보이는 이유는 뭘까요? 이는 '시작점'과 '생물학적인 한계치'가 다르기 때문입니다. 남성이 100의 근육으로 시작해 10씩 성장하고 150에서

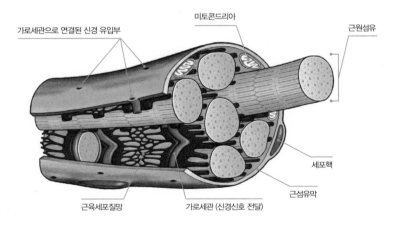

근섬유 구조

더 이상 성장을 거부한다면, 여성은 70의 근육으로 시작해서 7씩 성장하고 100에서 생물학적인 한계를 만납니다. 남성이든 여성이든 근육이 성장하는 메커니즘 자체는 동일합니다.

미토콘드리아, 에너지 발전소

근섬유에서 근원섬유 외에 가장 중요한 조직이라면 에너지 ATP를 공급하는 발전소인 미토콘드리아입니다. 기생체인 미토콘드리아는 생명의 진화 단계에서 중요한 존재로, 처음부터 세포의 일부는 아니었습니다. 원래는 독립생활을 하는 산소호흡 박테리아였는데 진화의 어느 시점에서 진핵세포의 일부로 들어와 공생한 것으로 추정합니다.

미토콘드리아는 산소를 잘 태우는 특기를 십분 발휘해 탄수화물, 지방을 산소와 함께 태워 고에너지 분자인 ATP로 바꿔주는 일을 전담하게 되었습니다. 한편 진핵세포는 외부 환경에 무기력한 미토콘드리아에 서식처와 보호를 제공하니 서로 윈-윈하게 된 셈입니다. 원래 독립 생명체였던 만큼 미토콘드리아는 자체 DNA$_{mDNA}$로 스스로 번식하고 단백질과 효소도 만들어냅니다. 미토콘드리아는 난자를 통해 모계 유전자로만 전달됩니다. 난자와 정자가 수정할 때 원칙적으로 정자의 머리에 있는 세포핵만 난자 속으로 들어오기 때문에 부계 미토콘드리아는 2세에게 전해지지 않습니다. 그래서 mDNA는 모계혈통을 확인하는 수단으로 자주 사용됩니다. 미토콘드리아는 세포 전체 용적의 10% 이상을 차지하므로 내 몸의 10분의 1이 내가 아닌 박테리아인 셈입니다. 덤으로 대장에 공생하는 박테리아도 1~2kg이 넘습니다. 미토콘드리아는 세포 하나에 무려 1천 개 이상 들어 있고, 에너지 소모가 많은 기관일수록 수가 많습니다. 거기에 운동, 특히 달리기 같은 지구성 운동을 하면 추가로 번식하며 크기도 커집니다. 다른 생명체의 부속물로 전락했지만 번식 차원에서는 대단히 성공한 생명체일지도 모르겠습니다.

이렇게 미토콘드리아가 발달한 사람들은 에너지를 내는 능력, 특히 탄수화물보다는 지방을 연소하는 능력이 발달합니다. 미토콘드리아의 발달은 근섬유 자체의 발달과 함께 운동 능력에 가장 핵심적인 요소입니다.

근육이 힘을 내는 방법

근육은 전기 자극을 받아 수축합니다. 즉 근육은 당기기만 할 뿐 밀어내는 힘을 못 냅니다. 근섬유를 이루는 근원섬유는 미오신myosin이라는 단백질섬유다발 사이사이에 액틴actin이라는 가는 단백질섬유가 촘촘히 끼어 있는 구조로 되어 있습니다. 평상시에는 이 둘이 분리되어 있다가 전기 자극을 주면 칼슘이온이 방출되면서 액틴과 미오신이 순간적으로 이어져 수축을 시작합니다.

예비부하

근육이 완전한 이완 상태에서 이렇게 연결되기까지는 다소 시간이 걸립니다. 간단히 말해 힘을 완전히 쭉 뺀 상태에서는 순간에 최대 근력을 발휘하지 못한다는 뜻입니다. 그런데 본격적인 수축 전에 약간의 힘이 가해지면 이런 수축이 훨씬 강하고 빠르게 일어납니다. 이를 '예비부하'라고 합니다. 예를 들어, 벤치프레스를 할 때도 순간에 으샤~ 하며 미는 것이 아니라 일단 봉을 쥔 후 살짝 밀어 근육에 가벼운 긴장을 준 후에 다시 힘을 주면 최대의 힘을 낼 수 있습니다. 역도선수도 바벨을 쥐고 온몸을 살짝 긴장시킨 후에야 비로소 최대로 힘을 냅니다.

이런 예비부하 때문에 트레이닝 시에도 동작을 반복하는 중간에 팔을 축 늘어뜨리거나, 힘을 완전히 빼서는 안 됩니다.

수축과 이완

근육은 최대 이완 상태에서 시작해 수축할수록 힘이 점점 강해져서 중간쯤에서 최고의 강도를 보이고, 그 단계를 넘어서 완전 수축에 가까워지면 다시 힘이 약해집니다. 물건을 직접 들 때 근육에 들어가는 힘을 나타내는 근육의 수축력 강도는 다음 그래프처럼 종鐘 모양을 그립니다.

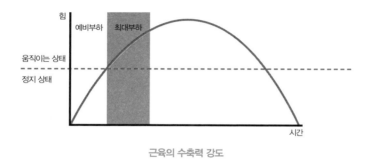

근육의 수축력 강도

물체를 들어 올릴 때 근육의 움직임은 첫 수축력을 내는 예비부하로 시작합니다. 짧은 순간이지만 이때는 정지해 있으려는 관성이 더 크게 작용해 물체는 움직이지 않습니다. 그 뒤, 근육이 본격적으로 수축해 관성을 이기고 중량을 들어 올리는데, 이렇게 초반 가속을 붙일 때 근육에 가장 큰 부하가 걸립니다. 초반 가속이 끝나고 정점에서 정지할 때까지는 이미 붙은 가속이 줄어드는 과정으로, 근육에 걸리는 부하도 도리어 줄어듭니다.

수축 후, 힘을 빼면 칼슘이온이 근육에 다시 흡수되면서 겹쳐졌던 액틴과 미오신이 빠이빠이 해서 근육이 이완됩니다.

예비신장

뭔가 낯설고 심오한 단어처럼 들리지만 사실 별것 아닙니다. 튕기기, 흔히 쓰는 말로 치팅cheating입니다. 근육을 수축시키기 전에 길항근을 써서 주동근을 최대한 당기면 늘어난 고무줄처럼 원래 상태로 돌아가려는 힘이 생깁니다. 새총을 당겼다 놓는 것처럼 근육에 힘을 저축했다가 이후 정말로 근육이 수축하면 두 힘이 합쳐지면서 실제 근력보다 더 큰 힘을 냅니다. 이것을 예비신장이라고 합니다. 예를 들면, 다음과 같습니다.

- 다리를 웅크려 허벅지 근육을 최대한 늘렸다가 점프할 때
- 주먹을 뒤로 뺐다가 펀치를 날릴 때
- 허리를 앞뒤로 튕겨주면서 등 근육을 최대한 늘렸다가 반동을 되사용하여 턱걸이 할 때
- 벤치프레스를 내려놓는 마지막 순간에 조금 빨리 떨어뜨렸다가 반동으로 튕겨줄 때

그런데 이런 예비신장을 과하게 쓰면 목적했던 근육이 아닌 길항근이나 엉뚱한 주변 근육이 더 강한 자극으로 운동이 되기도 합니다. 나쁘게 볼 수 있지만 한편으로는 제한된 근육을 최대한 효율적으로 쓰는 기술 중 하나입니다. 그래서 실전적인 면을 중시하는 일반 경기 종목이나 크로스핏, 파워리프팅 등에서는 다양한 근육을 단련하고 협응력

을 기르기 위해 예비신장을 의도적으로 이용하기도 합니다. 특히 탄력을 중시하는 플라이오매트릭스점프운동에서는 핵심적인 기술입니다.

그러나 근육에 효율적인 자극을 주는 것을 중시하는 보디빌딩 관점의 근력운동에서는 '덤벨댄스'라고 해서 휘둘러대듯 덤벨을 들거나, 허리를 퉁퉁 튕겨 바벨을 드는 등의 치팅을 원칙적으로 금합니다. 정자세로 못 드는 중량을 억지로 드는 것이므로 반동을 관절이 고스란히 받아 부상 위험도 높습니다. 중량만 높을 뿐 중량만큼 근육 자극으로 연결되지도 않아 결국 비효율적인 운동이 되는 것이죠.

근육 성장과 역치 올리기

열심히 운동하고 잘 먹으면 근육은 자랍니다. 그렇다고 아무 운동에서나 근육이 자라지는 않습니다. 사람을 포함한 모든 동물은 힘이나 지구력이 더 필요한 상황에서 그에 적응하기 위해 몸을 바꿉니다. 즉 운동은 우리 몸에 '지금보다 더 강한 몸이 필요해!'라는 신호를 보내는 것입니다.

그렇다면 그 신호는 최소한 현재 몸 상태 수준을 넘어야 합니다. 매일 같은 무게로 같은 반복 횟수, 같은 시간 운동을 해서는 일정한 수준을 넘길 수 없으니 몸도 제자리입니다. 매일 같은 짐을 나르는 인부의 몸이 몇 년 지나도 달라지지 않는 것처럼 말이죠. 근육이나 체력을 기르고 싶으면 중량이든, 시간이든, 집중력이든 포괄적인 의미에서의 '운동 강도'가 일정 기준, 소위 역치를 넘어서야 합니다.

그런데 문제가 있습니다. 이 역치는 심리에도 적용됩니다. 내가 힘들다고 의식해온 운동 강도에서는 근육이 100% 힘을 내고 있지 않은데도 습관처럼 힘들다고 느낍니다. 1년 동안 변함없이 80kg 벤치프레스를 1세트당 10회씩 총 4세트를 매일 '힘들게' 해왔던 사람은 1년이 지난 후에 80kg을 들어도 여전히 '힘들다'고 느낍니다.

그런데 생물학적인 한계치까지 다다른 게 아닌 한, 횟수든 중량이든 충분히 늘릴 준비가 되어 있을 것입니다. 왜냐하면 우리 몸은 비상시를 대비해 항상 여분의 능력을 남겨두기 때문입니다. 인간의 경우 개인차는 있지만 평상시엔 최대 근력의 70%까지 낼 수 있습니다. 운동을 통한 체력 향상은 이런 여분을 이용해 조금씩 자신의 최대치를 높이고, 다시 몸을 적응시키는 과정을 반복하는 것입니다.

여기서 운동 강도는 중량만 뜻하지는 않습니다. 근력운동에서 강도를 결정하는 3요소는 중량, 반복 횟수, 휴식시간입니다. 몸이 현재 강도에 적응했다고 판단되면 '중량을 올리거나, 반복 횟수를 늘리거나, 중간 휴식시간을 줄이거나' 셋 중 하나를 통해 강도를 높일 수 있습니다. 제 생각에 전통적인 개념의 근력운동이라면 여기에 '집중력'이라는 요소를 더하고 싶습니다. 불량한 자세로 들고 치팅을 쓰면 몸 자체의 발달이 없이도 위의 세 가지 수치는 충분히 높일 수 있으니까요.

근육에서 대체 뭐가 커진 걸까?

몸의 거의 모든 조직이 그렇듯, 근육도 새로운 조직이 만들어지는 동시에 오래되고 낡은 조직은 자연 파괴됩니다. 생성되는 양이 더 많으면 근육이 늘고, 반대의 경우는 근육이 줄어듭니다. 양쪽의 균형에 따라 총량이 결정됩니다. 그렇다면 근육이 커졌다는 건 무슨 의미일까요? 일반적으로 생명체의 성장은 세포가 분열을 해서 이루어지니 근육도 근섬유가 분열을 해서 커진 걸까요?

통설에 따르면 포유동물은 출생할 때 근섬유나 그 원형을 갖고 태어나며 이후로는 더 이상 분열하지 않습니다. 근섬유 개수와 각각의 특성은 출생과 함께 결정되어 변하지 않는다는 것이죠. 그런데 최근에는 근섬유 개수도 늘 수 있다는 연구 결과도 나오고 있습니다. 하지만 그렇다 해도 아무 때나 느는 건 아닙니다. 매우 혹독한 근력운동을 하거나 근육이 손상을 입는 등 특수한 상황에서만, 그것도 제한된 사람에게서만 약간의 변동이 생기는 정도입니다. 즉 통상적인 근육 성장은 근섬유 개수가 늘어난 게 아니라는 얘깁니다.

운동을 하면 근육의 하부 단위인 근원세사가 미세한 손상을 입습니다. 이때 일종의 줄기세포인 근육 위성세포가 근육 수리공 역할을 맡아 근원세사의 손상 부위와 융합해 복구를 진행하는데, 이 단계에서 손상된 것보다 초과 회복이 됩니다. 한편 근원세사의 복구와 함께 근육세포질망과 미토콘드리아도 늘어나고, 근육 내 모세혈관과 신경조직까지 촘촘해지며 근육이 전반적으로 비대해집니다. 이렇게 기존 근섬유, 더 크게는 근육이 굵어집니다.

한편 근섬유와 융합한 위성세포는 새로운 근육 세포핵이 됩니다. 그래서 하나의 근섬유에도 세포핵은 여러 개가 있습니다. 새 세포핵은 근섬유 성장을 가속하는 중요한 역할을 하는데, 이후 운동을 중단해서 근육이 위축돼도 떨어져나가지 않고 그대로 남습니다. 그래서 한 번이라도 운동을 통해 근육을 키웠던 사람은 한동안 운동을 쉬어 근육을 잃더라도 일단 운동을 재개하면 전혀 경험이 없던 사람보다 훨씬 빨리 근육을 이전 상태로 회복합니다. 새로운 근섬유가 거의 생기지 않는다는 건 한 번 큰 손상을 입은 근육은 완전한 복구가 불가능하다는 의미이기도 합니다. 그래서 최근에는 줄기세포를 이용한 근세포 복제에 대한 연구도 진행 중입니다.

근섬유 외에도 외부를 감싸는 근막, 근육의 양 끝을 뼈와 이어주는 건과 인대 등 결합조직이 있습니다. 결합조직은 단단한 단백질 섬유조직으로 근섬유의 힘을 뼈에 전달합니다. 결합조직도 운동으로 강한 수축과 이완을 반복하면 조직의 밀도가 증가하면서 더 강하고 단단해집니다. 다만 성장과 회복에는 근섬유보다 2배 이상 오래 걸립니다. 이 때문에 파워리프팅 경기처럼 결합조직에 큰 부담이 실리는 극단적인 고중량 운동 후에는 보통 5일 이상의 휴식이 필요합니다.

지근과 속근

근섬유는 크게 보아 지근섬유^{적색근, 1형}와 속근섬유^{백색근, 2형}로 나뉩니다. 근섬유 자체는 사실상 태어나면서 갖게 되는 것이라 개인의 근섬유 특성 역시 태어날 때 결정됩니다. 물론 특정한 근육이 특정한 근섬유만으로 만들어지는 것은 아닙니다. 근육은 각자의 특성에 따라 이 두 가지 섬유가 여러 색실을 함께 꼰 실타래처럼 적절한 비율로 섞여 만들어집니다.

지근과 속근 사이의 두드러진 차이는 수축 속도와 연료입니다. 이 둘을 적색근과 백색근이라고 부르는 이유는 산소를 옮기는 붉은 색소인 미오글로빈myoglobin의 함량 때문입니다.

　지근, 즉 1형 근섬유는 미오글로빈이 많고 산소를 태워 천천히 에너지를 내는 능력이 좋지만 산소 없이 빠르게 힘을 내는 ATP나 크레아틴creatine 대사능력은 떨어집니다. ^{97~104쪽 참조} 한마디로 지구력이 강한 대신 파워는 떨어집니다. 그래서 한 번에 큰 힘을 내는 근육보다는 버티거나 안정성을 잡아주는 종아리의 가자미근, 복근, 전완근 등에 많이 존재합니다. 섬유 굵기도 가늘어서 지근이 많은 근육은 운동을 해도 부피가 잘 커지지 않습니다.

	지근 1형(Type I)	속근 2a형(Type IIa), 2x형(Type IIx)
수축 속도	느리다	빠르다
파워	약하다	강하다
미토콘드리아	많다	적다
글리코겐	적다	많다
크레아틴	적다	많다
ATP 분해효소	적다	많다
혈관	발달	덜 발달
미오글로빈	많다	적다
지구력	높다	낮다
주 에너지대사	유산소성	무산소성
에너지 효율	높다	낮다
근섬유 굵기	가늘다	굵다
운동 시 변화	미토콘드리아가 늘지만 부피 성장은 느리다	부피 위주 성장, 속근 사이에는 비교적 활발하게 형태 변화가 일어난다
역할	장시간 느린 운동	단시간 빠른 운동

지근과 속근의 특성

　속근, 즉 2형 근섬유는 그 반대입니다. ATP와 크레아틴을 이용해 강하고 빠르게 수축하지만 산소를 잘 못 태우고 지구력도 떨어집니다. 근섬유 자체가 굵고, 근력운동을 통해 더 많이 굵어집니다. 동물의 속근은 크게 2a형과 2x$_{2b}$형이 있는데, 인간의 속근은 대부분 2a형으로 지근 성향도 일부 띤 속근입니다. 순수한 속근인 2x는 2a보다 3~5배까지 강하지만 인간에게는 드물고 사자나 치타 등 일부 육식동물에서는 속근의 대부분을 차지합니다. 인간의 지구력이 마라톤을 버틸 만큼 강한 반면, 사자는 사냥을 하고 나면 나머지 시간을 쉬면서 보내야 하는 것도 이 때문입니다.

지근과 속근 자체는 태어날 때 결정됩니다. 하지만 고강도 근력운동을 많이 하면 속근의 굵기가 지근보다 더 빠르게 굵어지면서 전체 근육 단면적에서 속근이 차지하는 비중이 높아집니다.

과거에는 몸 전체의 근섬유에서 지근과 속근이 대략 반반이라고 여겼는데, 최근 발전된 유전자 검사를 통해 확인해보니 실제로는 '타고난' 지근보다 '타고난' 속근의 비중이 훨씬 높았습니다. 그런데 기능적으로는 대부분의 사람에게서 반반이 맞습니다. 이는 2a형 속근이 운동이나 생활 패턴에 따라 전형적인 속근이 되기도 하고, 지근과 비슷해지기도 하는 하이브리드형 속근이기 때문입니다. 그래서 이젠 근섬유를 과거처럼 지근과 속근의 이분법으로 나누는 대신 '속근 성향 vs 지근 성향'의 스펙트럼으로 보기도 합니다.

속근의 이런 유동성 덕분에 후천적으로도 지근 성향과 속근 성향을 어느 정도 바꿀 수 있습니다. 단시간의 고강도 근력운동, 탄수화물 위주의 식단, 충분한 휴식은 속근 성향을 강화합니다. 반면 장시간의 저강도 유산소운동이나 지방이 많은 식단, 스트레스와 피로는 지근 성향을 강화합니다.

어느 근육을 먼저 쓸까?

우리 몸은 가능한 한 에너지를 최소한만 쓰도록 설계되어 있습니다. 근육을 움직일 때도 몸은 에너지를 절약하기 위해 필요한 만큼의 근섬유만 동원합니다. 근육이 수축하는 강도는 근섬유 스스로 조절하는 게 아니라 몇 개의 근섬유에 '수축하라'고 명령하느냐에 따라 달라집니다. 그래서 일상의 동작에서는 효율 높은 지근섬유가 우선 사용되고 속근은 거의 동원되지 않습니다.

속근은 순간적으로 강한 힘이 필요할 때나 지근이 피로해졌을 때 비로소 움직이기 시작합니다. 예를 들어 걷기에는 주로 지근이 사용되며, 가벼운 달리기에는 지근과 2a형 속근이, 전력달리기에는 지근과 2a·2x형 속근이 모두 동원됩니다. 한마디로 지근은 어느 상황에서나 동원되고, 속근은 상황에 따라 다릅니다.

시간적으로 보자면, 지근이 피로해지면 중간 성격인 2a속근을 쓰고, 마지막에는 2x속근까지 동원합니다. 하지만 속근은 쉽게 피로해져 오래 움직이지 못합니다. 속근까지 동원했다는 건 말 그대로 갈 데까지 갔다는 뜻입니다. 이렇게 에너지를 절약하는 메커니즘이 없이 모든 동작에서 모든 근섬유를 다 동원한다면 우리는 일상에서 엄청난 피로를 느낄 것입니다.

그래서 마라톤처럼 지구성 운동을 한다면 지근이 중요하지만 몸의 외형이나 힘을 키우고 싶다면 속근을 발달시켜야 합니다. 그런데 웬만해서는 나서지 않는 게으름뱅이 속근을 자극하는 게 보통 일은 아닙니다. 최소한 다음 두 가지 중 하나는 해야 가능한 일입니다.

- **속근이 바로 나서야 할 만큼 강도가 높은 운동 :** 역도, 파워리프팅, 전통적인 근력운동
- **지근에게 백기를 들게 하고 '속근 당장 나와!' 할 만큼 근육을 달달 볶는 운동 :** 서킷 트레이닝, 인터벌 트레이닝, 크로스핏 등

물론 둘 다 하면 가장 좋습니다. 슬렁슬렁하는 애매한 운동으로는 백날 지나도 몸이 거의 변하지 않는 이유를 아시겠죠? 세상에 공짜가 어디 있나요.

근력운동으로 근육이 성장하는 원리에 관해 최근 학계에서는 논란이 뜨겁습니다. 근육이 발달한다는 건 크게 힘과 부피, 근지구력의 발달로 볼 수 있습니다.

이 중 힘이 강해지는 원리는 근육 자체의 기계적인 수축력과 신경 자극의 강도라는 데 의견이 일치합니다. 여러 번 들기보다는 최대한 무겁게 들수록 힘이 세집니다. 반대로 근지구력은 근육의 에너지가 고갈되어 더는 못 들 만큼 많은 횟수를 운동해야 발달합니다.

남는 문제는 근육의 부피입니다. 근 부피는 보디빌더나 멋진 몸매를 만들고픈 일반인에게 특히 관심사죠. 근력운동에서 근육에 가해지는 자극은 크게 무게, 횟수, 근육의 미세파열_{지연성 근육통}, 피로물질로 구분합니다. 이 중 가장 핵심은 무엇일까요?

과거에는 근육에 작은 파열이 생기고, 그걸 회복하는 과정에서 부피가 커진다고만 해석했습니다. 하지만 최근 각각을 별도로 연구한 결과, 미세파열만으로는 부피가 거의 성장하지 않으며, 젖산 등의 피로물질도 근성장에 기여하는 정도는 낮다고 밝혀졌습니다. 둘 다 근성장 과정에서 거치는 증상일 뿐 그 자체가 근성장을 일으키는 주된 원동력은 아닙니다.

결론부터 말하면 압도적으로 중요한 요소는 중량이었습니다. 횟수는 중량에 이어 두 번째를 차지했습니다. 이 둘이 거의 대부분을 결정하는데, 문제는 중량이 높아질수록 횟수가 줄어든다는 딜레마입니다. 결국 이 둘을 절충하면, 횟수를 과도하게 해치지 않는 선에서 가능한 무겁게 든다는 결론이 나옵니다.

모두를 종합해 근력운동의 방법을 단순화하면 다음과 같습니다.

방법 1. 힘 기르기

힘을 기르는 게 주된 목표라면 4∼5회 이내에서 거의 지칠 지경이 될 만큼의 무거운 무게로 운동하는 게 유리합니다.

방법 2. 부피 키우기

6∼12회 정도로 들면 한계에 부딪치는 중량으로 운동하는 게 유리합니다. 방법1보다 많은 횟수를 운동할 수 있으면서도 중량도 비교적 높은 수준을 유지할 수 있습니다.

방법 3. 근지구력 기르기

12회 이상의 반복은 근지구력의 영역입니다. 근 부피나 근력 발달에서는 불리할 수 있습니다. 일반인의 운동에서는 크게 필요치 않습니다.

중요한 건 이 셋을 흑백논리로 판단해서는 안 된다는 점입니다. 당장은 근 부피 위주로 운동한다고 해도 힘이 강해져야 이후에 더 높은 중량의 바벨과 덤벨로 운동할 수 있는 바탕이 되고, 당장은 힘을 기르려고 운동한다 해도 부피가 큰 근육일수록 근력이 발달할 수 있는 잠재력이 큽니다. 그래서 현장에서는 힘을 기르는 운동과 근 부피를 기르는 운동을 병행하도록 운동 프로그램을 구성합니다.

근육의 변화 과정

근육 혹은 근섬유는 운동 단계나 나이에 따라 조금씩 변화를 겪습니다. 그런 면에서 일생에 걸친 근육의 변화 중 중요한 단계를 짚어보겠습니다.

초보자의 근력 발달이 빠른 이유

아무런 운동을 안 했지만 벤치프레스 80kg을 드는 A씨가 있습니다. 그리고 원래는 60kg을 들었는데 한 달간 운동해서 80kg을 들게 된 B씨가 있습니다. 이 둘에게 다시 한 달간 벤치프레스를 시키면 누구의 발달이 더 빠를까요? 아마 많은 분들이 경험으로 답을 아실 겁니다.

우리 몸은 무거운 것을 들어야 하는 상황에서도 근섬유 전체를 다 사용하지 않습니다. 근섬유 각각에는 스위치 역할을 하는 신경이 연결되어 있는데 근섬유 일부는 그 스위치가 꺼져 있습니다. 비상시를 위한 준비인 거죠.

평소 운동, 혹은 노동을 전혀 안 하던 사람이 느닷없이 격한 신체활동을 하면 잠자던 근육이 급속히 발달합니다. 초기에는 주로 근신경이 발달하고, 미토콘드리아가 늘어나며 힘이 먼저 세어지고, 부피는 그 이후 커지기 시작합니다. 80쪽 참조 그래서 벤치프레스 40kg도 못 들던 약골 총각이 몇 달 만에 60kg을 들고, 평소 볼펜밖에 쥐어 본 일 없는 알바생도 한 달이면 시멘트포대를 지고 건설현장을 날아다닙니다.

하지만 초보 때 몇 달간의 이런 빠른 성장이 영원히 지속되리라고 믿었다가는 큰 실망을 겪게 됩니다. 왜일까요?

첫 정체기의 시작

초보자로 시작해 처음 몇 달의 단물을 다 빼먹었습니다. 그런데 일단 그렇게 1차 성장으로 근섬유가 다 깨어난 후에는요? 운동 강도가 1차

성장만으로 충분히 감당할 수 있는 수준이라면 근육은 더 이상 성장하지 않습니다. 몸은 필요한 만큼 이상의 근육을 만들지 않습니다. 우리 생각에는 멋지고 섹시한 근육이지만 일단 스위치가 켜진 근육은 아무 일 안 하는 평상시에도 에너지를 잡아먹으니 몸의 입장에서는 밉상이 따로 없습니다.

심지어 운동을 좀 더 강하게 해봐도 몸은 한동안 근육을 늘리기보다는 기존 근육의 성능을 키우는 쪽으로 감당하려고 안간힘을 쓸 겁니다. 하지만 그것으로도 감당이 어렵다면 그제야 새 근육을 만들기 시작합니다. 기존 근섬유 내에 새 근원세사를 만들고, 새로운 근육세포질도 만들어야 합니다. 이 사이에는 근육이 성장을 멈추거나 매우 느리게 성장하는 것처럼 보입니다. 즉, 일정 단계를 넘어서면서 첫 정체기를 겪는 것이죠. 이 정체기를 넘어서면 다시 급속한 발달이 이루어집니다. 결국 정체기를 넘어서는 방법은 운동 내용을 바꾸거나 좀 더 강한 운동뿐입니다.

근육의 부피 증가 말고도 체지방 감소나 다른 신체능력의 발달도 정비례로 일정하게 발달하지 않고 '변화기-정체기'를 거듭 반복하는 계단식 변화를 거칩니다.

근육은 늙지 않는다, 다만 사라질 뿐이다?

운동을 통해 켜진 근육 스위치가 다시 꺼질 수도 있을까요? 물론입니다. 운동을 안 하면, 혹은 병이나 사고로 움직임이 없다면 근육은 급속히 위축됩니다. 영양 섭취가 불량해도 근섬유는 위축되어 스스로 꺼져버립니다. 그렇다고 근육의 구조 전체가 무너지지는 않습니다. 위성세포가 만든 세포핵도 남아 있기 때문에 일단 만들어진 근육은 운동을 재개하면 빠르게 원래 상태를 회복합니다. 흔한 말로 '근육은 이전을 기억'하는 것이죠.

또 다른 소멸 요인으로 노화가 있습니다. 근섬유는 어릴 때 만들어진 개수에서 거의 늘지 않는 대신 노화로 사멸하지도 않습니다. 일부에서는 '근육은 노화가 없다'라고 극단적으로 표현하지만 그건 눈에 보이는 근섬유 개수에만 해당하는 말입니다. 실제로는 호르몬 같은 외적인 변화로 근섬유의 핵심조직인 근원세사가 감소하고, 스위치가 꺼지는 근섬유가 늘고, 미토콘드리아도 줄어듭니다. 운동을 하지 않으면 근육 부피가 줄고, 같은 부피를 유지한다고 해도 기능 면에서는 떨어지는 것입니다. 여기에 신경의 둔화, 에너지를 공급하는 심혈관계의 노화, 지지조직인 골격·건·인대 등의 퇴화로 전반적인 신체능력도 한계에 부딪칩니다.

그렇다고 해도 다른 기관에 비해 근육의 노화가 느린 것은 분명 사실입니다. 나이가 든 후에도 적절한 근력운동을 해주면 급격한 근 손실을 피하는 것은 물론 상당한 신체 능력도 유지할 수 있는 이유입니다. 이전에 운동을 거의 안 했던 분이라면 중년, 노년 이후라도 근력과 근 부피 향상까지 가능합니다.

헬스장 민폐

헬스장은 여러 명이 같은 공간에서 개인운동을 하는 공간입니다. 그런 만큼 서로 서로 선을 지키는 에티켓이 필요합니다. 알려줘도 안 듣는 구제불능의 진상은 어쩔 수 없다 해도 어떤 때는 잘못인지도 몰라 실수를 저지르기도 합니다. 헬스장에서 지켜야 할 최소한의 에티켓을 소개합니다.

- **기구 독점하지 않기 :** 헬스장의 기구는 혼자만의 것이 아닙니다. 질질 끌지 말고 집중력 있게 운동한 후 필요한 사람에게 넘겨주는 게 본인 운동에도 좋고 예의도 지키는 길입니다.
- **운동하고 난 자리, 땀은 닦기 :** 남이 남긴 땀자국을 닦는 게 유쾌한 사람 아무도 없습니다. 직접 닦고 갑시다.
- **다른 사람 빤히 쳐다보지 않기 :** 볼 게 없으면 차라리 거울을 보세요. 남이 자신을 쳐다보는 걸 좋아하는 사람은 없습니다.
- **먼저 묻기 전엔 참견하지 않기 :** 헬스장에 오는 분들은 대개 혼자 조용히 운동하는 편을 선호합니다. 내 운동을 방해하거나 사고 날 상황이 아니면 참견하지 않는 게 좋습니다.
- 원판이나 덤벨은 필요한 만큼만 가져가고, 사용한 후엔 직접 정돈합니다.
- 기구를 발로 다루지 마세요. 누군가에겐 손과 얼굴이 닿을 기구입니다.
- 병이 있으면 쉬세요. 애꿏은 남에게까지 병을 옮깁니다.
- 단체복을 이용한다면 속옷은 입는 게 좋습니다.
- 아무리 담배를 사랑해도 헬스장에선 삼갑시다. 운동 중에는 유독물질을 2배 이상 잘 빨아들입니다. 옆 사람도요.

02

뼈대 있는 사람 되기

뼈는 근육 다음으로 우리 몸에서 물리적으로 큰 비중을 차지하고 있습니다. 뼈는 칼슘, 인 등의 무기질과 함께 단백질로 이루어져 있기 때문에 뼈 건강을 위해서는 무기질 외에도 적절한 단백질 섭취가 필요합니다. 뼈는 몸을 지지하는 동시에 신진대사에 필요한 무기질 보관창고이기도 합니다. 그래서 필요한 때는 무기질을 빼갔다가 충분할 때는 다시 그만큼 채워 넣습니다. 이 균형이 무너질 때 골다공증 같은 문제가 생기는 것이죠.

근육이 운동을 통해 커지는 것과는 달리 골격은 바꿀 여지가 많지 않습니다. 운동을 통해 골밀도를 높일 수 있고, 청소년기 이전의 운동으로 굵기와 길이, 관절 형태가 조금 달라질 수는 있지만 기본적으로 체형과 골격 자체는 선천적인 요소가 더 강합니다.

운동을 통해 골격을 크게 바꿀 수는 없지만 체형의 약점을 보정하거나 시각적인 이미지를 개선할 수는 있습니다. 물론 잘못된 운동은 약점을 더 부각시킬 수도 있고요.

뼈보다 관절

인간의 뼈는 중량 대비로 치면 강철보다 강합니다. 반복된 충격으로 발생한 피로골절 같은 아주 특별한 경우가 아니면 뼈 자체는 웬만한 중량운동, 유산소운동을 거뜬히 버텨냅니다. 뼈는 많이 사용할수록 강해지기 때문에 육상선수는 하체 뼈가 더 강하고, 테니스 선수는 팔뼈가 더 강합니다. 심지어 부러져도 잘 맞춰주기만 하면 스스로 회복합니다.

어느 기계나 연결 부위가 제일 쉽게 고장이 나듯, 뼈보다는 뼈를 이어주는 관절이 약점입니다. 관절도 운동을 통해 어느 정도 강화할 수 있지만 과도한 중량이나 잘못된 자세, 집중력 부족으로 벌어지는 인간적인 실수까지 모두 감당할 만큼 강해지지는 않습니다. 그래서 언제든 부상을 입을 위험이 있는 것이죠.

영양실조와 함께 비만은 골격을 해치는 주범입니다. 같은 키라면 체중 60kg 남자와 체중 100kg 남자의 골격은 약간의 골밀도 차이를 빼면 오십보백보입니다. 하지만 같은 뼈로 후자는 체중이 40kg인 청소년 한 명을 24시간 업고 다니는 셈이니 장기적으로 관절이 온전할 수가 없습니다.

연골

흔히 물렁뼈라고 하는 연골cartilage은 뼈가 맞닿는 부분에서 마찰을 줄여주는 윤활 조직입니다. 물, 콜라겐, 당단백 등으로 이루어져 있죠.

운동으로 생기는 연골 부상은 과도한 사용에 따른 마모, 갑작스러운 외력에 의한 파열, 위치 이탈 등이 있습니다. 가장 흔한 연골 손상으로는 무릎관절 사이에 있는 반월상연골판초승달 모양의 연골 손상과 척추 연골판이 터지거나 제 위치에서 빠져나가 생기는 소위 디스크추간판 탈출증가 있습니다.

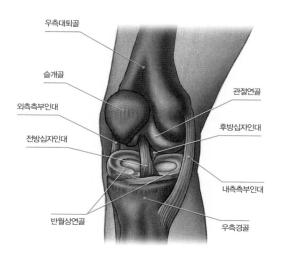

우측대퇴골

슬개골

외측측부인대

전방십자인대

관절연골

후방십자인대

내측측부인대

반월상연골

우측경골

오른쪽 무릎 관절 (앞)

연골에는 혈관이 없어 직접 영양을 공급받지는 못합니다. 그래서 과거에는 성장이 끝난 연골은 닳거나 외력에 의해 손상되면 영영 회복되지 않는 것으로 여겼습니다. 실제로 아직까지도 연골을 완전히 재생하는 것은 불가능합니다. 줄기세포 치료법 같은 첨단의 연골 치료술도 일부를 회복시킬 뿐입니다.

인대

인대 ligaments 는 뼈와 뼈를 잇는 조직입니다. 관절 형태를 유지하고, 정해진 방향으로 일정한 범위에서만 움직이게 해 관절과 근육을 보호합니다. 콜라겐 같은 섬유성 단백질로 이루어져 나일론보다 2배나 강합니다.

　운동 중에 가장 자주 부상을 입는 곳이 바로 인대입니다. 흔히 '삐끗했다'고 표현하는 건 대부분 인대의 문제입니다. 특히 체중을 받치는 발목과 무릎, 어깨의 인대 손상이 제일 잦습니다. 살짝 삐끗한 정도의 가벼운 손상은 휴식만 취해도 대개 회복되지만 통증이 심하거나, 붓거나, 무릎의 십자인대처럼 중요한 인대에 부상을 입었다면 최대한 빨리 외과치료를 받아야 합니다. 제때 치료하지 않으면 영구적인 손상으로 남기도 하니까요.

인대에 부상을 입은 상태에서 억지로 운동을 하는 것은 인대 자체의 회복이 더뎌지는 것으로 끝나지 않습니다. 관절 형태를 유지하는 인대가 손상을 입으면 주변 인대와 안쪽에 있는 연골도 덩달아 손상됩니다. 한마디로 나사가 헐거워진 기계를 계속 쓰는 것과 마찬가지입니다. 초기에는 나사만 조이면 되는 간단한 문제였는데 방치하면 나사 홈이 닳아 완전히 못 쓰게 되는 꼴이죠. 인대의 일시적인 부상도 역시 영구적인 손상으로 악화되곤 합니다. 그러니 인대에 손상을 입었을 때는 반드시 병원을 찾거나 충분히 쉬어줘야 합니다.

건

건tendon 은 뼈와 근육을 잇는 힘줄을 말합니다. 대부분의 골격근은 끝부분이 건으로 되어 있습니다. 잘 알려진 아킬레스건은 종아리 근육과 뒤꿈치 뼈를 잇는 힘줄입니다. 건은 성질이 인대와 유사해서 심한 손상을 입으면 외과적인 치료를 해줘야 합니다. 초기에 치료를 제대로 해주지 않으면 영구적인 손상으로 남습니다.

관절 부상 vs 근육 부상

관절은 뼈와 연골, 인대, 건과 근육이 만나는 접점입니다. 그래서 취약점이기도 하죠. 모든 기계가 그렇듯 강한 힘이 가해지면 가장 약한 것부터 망가집니다. 비슷한 사고가 나도 누구는 근육이 파열되고, 누구는 인대가 늘어나거나 건이 손상됩니다. 약한 부위가 손상되어 다른 부위가 부상을 면하기도 하지만 충격이 과하면 동시에 다칠 수도 있습니다.

건과 인대의 손상은 근육 파열근육 염좌과 혼동하기 쉽습니다. 근육 파열은 근섬유가 끊기거나 크게 손상되는 것으로, 운동 도중에 갑작스러운 통증과 함께 멍이 들거나 열이 나면서 붓는 게 특징입니다. 근육 파열이 왔을 때는 냉찜질을 하거나 압박붕대를 감아주면 도움이 됩니다. 일부만 손상되었다면 휴식만 취해도 며칠 만에 회복하지만 통증과 손상이 심하면 스스로 회복하기 어렵기 때문에 병원에서 상태를 확인하는 게 좋습니다. 때로는 근접합 수술이 필요한 경우도 있습니다.

근육 파열이 위험한 건 골화骨化성 근염으로 악화되는 경우가 잦기 때문입니다. 파열 부위에 칼슘이 침착하여 딱딱하게 굳어버리는 증상이죠. 그래서 처음 근육 파열이 왔을 때 제대로 처치를 안 하면 평생을 괴롭히는 만성질환이 되기도 합니다. 운동으로 흔히 파열되는 근육은 허벅지 뒤쪽 햄스트링과 종아리 근육이고, 고중량 데드리프트나 바벨로우로 이두근이 파열되기도 합니다.

특히 햄스트링 파열은 악역 중의 악역입니다. 코리안특급 박찬호 선수도 메이저리그 시절 겪은 햄스트링 파열이 만성질환으로 이어져 선수생명까지 갉아먹은 경우입니다.

햄스트링은 허벅지 앞쪽 대퇴사두근과 짝이 되어 제어하는 길항근인데, 대퇴사두는 인체에서도 가장 큰 힘을 내는 괴물입니다. 둘은 길항근이기 때문에 동시에 수축하면 안 됩니다. 그런데 테니스를 칠 때 급격하게 방향을 전환하거나 점프, 전력달리기 같은 격한 동작을 할 때 일종의 신경 신호 오류로 양쪽이 동시에 수축하는 일이 일어나기도 합니다. 이를 롬바르드 파라독스 Lombard's paradox 라고 하는데, 이때 대퇴사두에 비해 상대적으로 약한 햄스트링이 힘 대결에서 패하면서 손상을 입는 일이 많습니다.

햄스트링이 치명적인 손상을 피하려면 대퇴사두 대비 최소 70%의 근력은 갖춰야 합니다. 그런데도 많은 분들이 대퇴사두를 집중 훈련하는 일이 많아 실제로는 50%밖에 되지 않는다는 연구 결과도 있습니다. 햄스트링에 유독 자주 부상을 입는다면 불균형 때문일 수 있으니 유연성과 햄스트링 단련에 주력하는 게 좋습니다.

한편 잘 발달한 근육은 관절에 가해지는 충격이나 외력을 줄여 손상을 덜어줍니다. 퇴행성관절염, 건이나 인대 손상, 디스크 등으로 관절이 온전치 못하다 해도 관절 주변 근육이 잘 발달했다면 관절에 주는 악영향을 어느 정도까지 차단할 수 있습니다.

쉬어가기

어설픈 재활운동과 레그익스텐션

무릎은 체중을 모두 받치는 강한 관절이지만 일단 부상을 입으면 그만큼 치명적입니다. 무릎관절의 재활도 다른 관절처럼 주변 근육을 강화하는 것이 관건입니다. 이런 무릎 주변 운동 중 레그익스텐션은 자리에 앉아 무릎 아래만 올리기 때문에 직접적으로 체중이 가해지지 않습니다. 그렇다보니 레그익스텐션이 만능 무류 재활운동인 것처럼 잘못 알려져 있습니다.

무릎 부상 중 가장 흔한 건 퇴행성관절염, 반월상연골판 손상, 십자인대(무릎관절을 안쪽에서 X자로 잡아주는 인대) 손상입니다. 이 중 퇴행성관절염은 비만이나 고령자가 많고, 운동을 통해서는 반월상연골판이나 십자인대 손상이 많습니다. 잘못된 걸음걸이에 따른 장경인대, 내측인대, 슬개인대 손상도 종종 볼 수 있습니다. 그런데 인대나 건, 연골은 하나가 손상되면 주변 다른 부분도 연쇄적으로 손상되기 때문에 실제로는 여러 문제가 복합된 경우가 많습니다.

이런 부상을 입었을 때는 레그익스텐션을 함부로 해서는 안 됩니다. 레그익스텐션, 레그 컬처럼 몸을 고정한 상태에서 말단 부분만 움직이는 운동을 개방사슬운동(OKC, Open Kinetic Chain)이라고 합니다. 관절을 직접 누르는 하중이 없어 연골에는 부담이 적지만 움직임이 특정 관절에 집중되어 인대에는 큰 부담을 줍니다. 인대나 건 재활에서는 마지막 단계에서나 할 수 있는 것이죠.

오히려 스쿼트, 레그 프레스, 푸쉬 업처럼 손발을 지면에 고정하고 다른 여러 관절이 동시에 움직이는 폐쇄사슬운동(CKC, Closed Kinetic Chain)은 관절에 압박을 줘 연골에는 부담을 줄 수 있지만 움직임을 여러 관절에서 동시에 흡수해 인대에는 부담이 적습니다. 이런 이유로 건과 인대 재활에서는 이런 폐쇄사슬운동을 우선하여 실시하는 경우도 많습니다.

여기서는 레그익스텐션을 예로 들었지만 비슷한 사례는 많습니다. 중요한 건, 재활은 각 질환에 따라 개별 처방이 필요한 전문 영역이라는 점입니다. 운동 중 부상을 입은 분들은 하루하루 살이 찌거나 체형이 망가지는 것 같은 강박관념에 억지로 운동을 하거나 온라인에서 정보를 얻어 혼자서 재활운동을 하다가 상태를 악화시키곤 합니다.

그러니 전문가의 지도를 받을 게 아니라면 다 나을 때까지 그냥 푹 쉬세요. 어설픈 재활은 몸을 더 망가뜨립니다. 앞에서도 언급했지만 운동을 꾸준히 해왔던 몸은 일시적으로 중단하더라도 다시 운동을 시작하면 금세 회복되니까요.

체형과 유전자 신의 축복

사람들이 운동을 하는 이유는 많습니다. 건강해지고 싶어서, 힘이 세지고 싶어서, 살을 빼거나 반대로 찌우고 싶어서 합니다. 그래서 사람들은 먹기 싫은 것을 먹고, 먹고 싶은 것을 참고, 무거운 바벨을 들고, 힘들게 달리고, 때로는 실내에서 지겨운 트레드밀 위를 걷기도 합니다.

어떤 목적으로 운동을 하건 막 시작한 무렵에는 '무조건 열심히' 하면 됩니다. 식생활과 일과를 개선하고 운동을 겸하면 몸은 평균치에 수렴합니다. 약골이라면 기초체력부터 늘어날 테고, 비만이라면 지방부터 줄어들 테고, 심하게 마른 분들은 근육과 체중부터 붙을 겁니다.

그런데 문제는 평균치를 달성한 이후입니다. 힘과 체력만 원한다면 그저 열심히 운동하면 되지만 미용을 목적으로 운동한다면 아주 현실적인 벽에 부딪치게 됩니다. 가장 큰 문제는 선천적인 몸의 비례이고, 두 번째는 그간의 생활습관 때문에 이미 체형이 변형되었을 수 있다는 점입니다.

평균치를 넘어 몸을 보기 좋게 조각하는 단계로 접어든 후에 '근육이라 이름이 붙은 건 무조건 다 크면 좋다'는 식으로 접근했다가는 자칫 체형의 약점을 더 부각시킬 수도 있습니다. 분명 근육질인데 멋지다고 하기는 뭔가 부족하다는 것은 바로 이런 이유들이 복합되어서입니다.

기능보다는 미용을 목적으로 운동하는 분들을 위해 몇 가지 참고할 사항을 정리해 보겠습니다. 어떤 분들에게는 이 내용이 불편할 수도 있겠지만 사람마다 운동의 목적이 다르다는 관점에서 이해하시면 좋겠습니다.

절대치와 상대치

개가 후각의 동물이라면 인간은 시각의 동물입니다. 그런데도 어느 물건이든 아주 가까이 가지 않는 한 크기의 절대치를 정확히 알기가 어렵습니다. 인간은 본능적으로 주변의 익숙한 기물과 비교해 크기를 어림하는데 이를 역이용해 마술이나 쇼 등에서는 착시를 유발하는 기법을 자주 사용합니다.

　사람이 다른 사람을 판단할 때도 절대적인 크기보다는 상대적인 크기와 비례를 인식합니다. 거인들이 즐비한 NBA농구에선 키 180cm대의 가드가 어린아이처럼 보이곤 합니다. 내 몸의 신체적인 콤플렉스도 특정 부위가 정말 작거나 커서라기보다는 인접한 부분에 대비해 너무 크거나 작아서인 경우가 대부분입니다.

- 머리가 크면 어깨가 좁고 키가 작아 보인다.
- 어깨가 좁으면 전반적으로 몸이 작아 보인다.
- 종아리가 가늘면 허벅지가 굵어 보인다.
- 손목이 가늘면 굵은 팔이 도드라진다.
- 허리가 가늘면 어깨가 넓어 보인다.
- 엉덩이가 상하로 짧으면(힙업) 다리가 길어 보인다.

그런데 실제로는 이 모든 요소들이 복합적으로 작용하기 때문에 어느 한 가지 비례만으로 결정되지는 않습니다. 예를 들어 골반바지라고 하는 로라이즈 팬츠 lowrise pants는 엉덩이와 허리를 짧아보이게 해서 하체만 떼어 보면 다리가 길고 늘씬해 보입니다. 그런데 전신으로 보면 허리 높이가 낮아져 도리어 하체가 짧아 보입니다. 결국 하체만 찍은 사진에 나온 로라이즈 모델의 길고 늘씬한 다리가 내가 입어 전신거울 앞에 섰을 때는 엉뚱하게도 숏다리로 나타나는 것이죠.

상체는 말랐는데 하체만 뚱뚱한 이유

하체만 유독 굵어 보이는 건 대개 둘 중 하나입니다. 이전에 아주 심하게 뚱뚱했던 분들이 살을 뺀 후 굵은 하체만 남았거나, 다른 부분이 너무 말라 하체만 시각적으로 굵어 보이는 겁니다. 이상적인 허벅지 둘레에 관한 기준은 여러 가지지만 일반적인 기준은 가장 굵은 지점을 기준으로 '키×0.3'입니다. 수치상 굵기가 분명 정상인데 하체만 굵어 보인다면 하체의 문제가 아니니 상체부터 키우는 게 우선입니다.

뚱뚱했던 것도 아니고, 상체는 멀쩡한데 정말 하체만 굵다면요? 그땐 그저 하체의 체지방 문제입니다. 체중과 체지방률을 정상치로 만든 후에도 여전히 하체만 굵을 수 있는데, 이는 유독 늦게 빠지는 하체 피하지방의 속성 때문입니다. 단순히 빠지는 시차의 문제일 뿐이니 정상 체중과 체지방을 계속 유지하면서 1~2년 이상 운동을 지속하면 대부분 비례가 맞춰집니다.

체지방, 부종 등으로 라인 없는 밋밋한 하체, 엉덩이가 처진 하체는 근육이 발달해 각이 잡힌 하체보다 같은 굵기라도 더 굵어 보입니다. 그래서 하체운동으로 다리가 날씬해졌다고 생각했다가 막상 굵기에선 변함이 없다는 사실에 당황하기도 합니다. 하체 근육의 각이 잡혔다면 헐렁한 바지보다는 하체 라인에 딱 맞는 바지를 입어야 이런 늘씬한 느낌이 살아납니다.

키와 얼짱 각도

인간은 다리가 길고 몸의 라인이 V자를 이룰수록 키가 크다고 느낍니다. 다리가 길면 대체로 키가 크다는 사실이 각인되어 있어서이기도 하지만 원근감이 착시를 유발하기 때문입니다.

예를 들어 카메라가 위에서 내려다보도록 얼굴을 찍으면 턱이 원근감으로 좁아져 V자로 갸름해 보이고, 이목구비도 그림자가 지고 선명해져 소위 얼짱 각도가 됩니다. 신체도 위에서 내려다보면 빛과 원근의 효과로 근육에 그림자가 져 실제보다 선명해 보이고, 평범한 몸매도 역삼각형처럼 보입니다.

체형이 V자를 이루기 위해선 어깨-허리-엉덩이-허벅지-종아리로 이어지는 라인이 점점 좁아져야 합니다. 상체는 평퍼짐하게 입을지언정 바지는 붙게 입어야 날씬하고 키가 커 보입니다. 물론 현실에서 뚱뚱한 분들은 심리적인 위축감에 혹은 맞는 바지가 없어 평퍼짐한 바지를 더 많이 입긴 합니다만. 한편 다리가 길수록, 허벅지보다 종아리가 길수록 크고 날씬해 보입니다. 여성들이 하이힐을 신는 것도 종아리가 길어 보이기 위해서입니다. 하지만 다리 길이나 허벅지-종아리의 비례는 타고나는 것이라 현실에서 극복하기는 어렵다는 게 문제죠.

이때 운동으로 V자를 만들기 위해서는 등과 어깨 근육을 키워주는 것이 첫 번째입니다. 여기에 체지방을 줄여 얼굴을 작게 하고 허리를 가늘게 하는 것도 중요합니다. 등과 어깨만 키우고 허리 살이 두둑하면 등빨 좋다는 말만 듣게 됩니다. 한편 하체에선 평퍼짐하게 처진 힙을 단련해 올려붙이면 하체가 길어 보여 키가 더 커 보입니다.

허벅지 굵기와 키

여기서 논란의 여지가 있는 건 허벅지 굵기입니다. 키가 작은 데다 허벅지까지 굵으면 더 작아 보인다는 이유로 하체운동을 하지 않는 분이 있습니다. 반면에 키가 160cm대여도 크고 당당해 보이는 세계적인 보디빌더들의 예를 들어 허벅지를 키우면 도리어 왜소한 몸이 커 보인다는 의견도 있습니다.

정말 허벅지 때문에 작아 보일까요? 일단 여성은 하체운동으로 키가 작아 보일 우려는 거의 없습니다. 모든 근육은 발달하는 데 한계가 있는데, 여성은 그 한계치가 낮습니다. 비만으로 몸 전체가 커지지 않는 한 허벅지만 우람하게 굵어지지는 않습니다. 그 누구보다 엄청난 하체운동을 소화하는 여성 육상선수들의 허벅지는 탄탄하고 날렵합니다. 이전에 심하게 뚱뚱했던 적이 없는 여성이 허벅지만 굵다면 본인이 뭐라 생각하든 분명 지방입니다.

문제는 남성인데 강한 하체운동, 특히 높은 강도로 근력운동을 하면 분명 하체 근육이 눈에 띄게 발달합니다. 다이어트와 동시에 근력운동을 한다면 대개 근육 발달보다 체지방 감소가 빨라 한동안은 허벅지가 가늘어집니다. 그렇지만 체지방은 줄지 않고 근성장만 지속된다면 허벅지가 본격적으로 굵어지기 시작합니다.

다행히 허벅지 근육도 처음에나 잘 발달하지 일정 수준 이상은 쉽게 굵어지지 않습니다. 보디빌더들의 굵은 허벅지는 피나는 노력으로 그 한계치를 넘어선 결과라 일반인이 쉽게 범접하기는 어렵죠. 여기서 문제는 이 '일정 수준'이 시각적으로 보이는 내 키에 악영향을 끼칠 수 있느냐 아니냐 하는 것입니다.

하체는 상체처럼 내장 위를 덮은 얄팍한 근육이 아닌 말 그대로 덩어리 근육입니다. 근육이 같은 부피로 성장해도 키가 작으면 길이 비례 때문에 더 많이 굵어진 것처럼 보입니다. 키 큰 사람의 허벅지 둘레가 1인치 늘어나는 건 무시할 만하지만, 키가 작은 사람이 1인치 늘어나는 건 쉽게 도드라집니다. 이런 이유로 키가 작은 것이 보디빌딩에서는 강점이 되지만 늘씬해 보이는 면에선 분명 핸디캡이 됩니다.

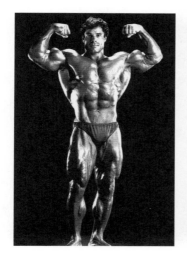 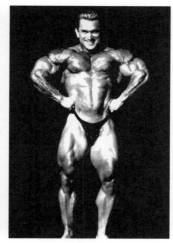

프랑코 콜럼부   리 프리스트

첫 번째 사진의 프랑코 콜럼부Franco Columbu, 신장 164cm나 두 번째 사진의 리 프리스트Lee Priest, 신장 163cm처럼 키가 작고 허벅지가 굵은데도 실제보다 커 보이는 세계적인 보디빌더들에게는 몇 가지 특징이 있습니다. 키에 비해 머리가 작거나, 팔다리가 길거나, 최소한 종아리라도 길다는 점입니다. 이런 서구적 체형을 타고났다면 키가 작든 크든 하체운동을 종류에 상관없이 열심히 해도 무방합니다. 도리어 근육을 적극적으로 키우면 작은 몸도 남자답고 당당해 보일 수 있습니다.

그런데 머리 크고 팔다리 짧은 전형적인 한국인 체형에 키가 작은 분이 허벅지 정면에 위치한 대퇴사두 위주로 고강도 하체운동이나 고립운동단일관절운동에 주력하면 키가 작아 보일 수 있습니다. 이때는 하체 전반을 사용하는 기능성 운동에 큰 비중을 두는 게 좋습니다. 전력 달리기, 점프, 스플릿 스쿼트split squat, 워킹런지처럼 탄력과 근지구력을 우선하는 운동이 도움이 됩니다. 운동 경력이 쌓이면 인터벌 트레이닝이나 서킷 트레이닝도 도움이 됩니다.

앞에서도 얘기했듯이 엉덩이가 올라붙고 근육의 선이 잡힌 다리는 밋밋한 다리보다 더 길고 날씬해 보입니다. 키가 작을수록 허벅지를 옆으로 퍼져 보이게 하는 대퇴사두보다는 뒤쪽으로 발달시키는 힙과 햄스트링 운동의 비중을 높이는 게 좋겠죠?

어깨가 좁아 슬픈 남자들

남성에게 어깨는 키 다음으로 고민거리가 아닐까 합니다. 2016년 한국인 인체치수조사에 따르면, 평균 신장 174cm인 20대 한국 남성의 평균 어깨 폭은 약 40cm입니다. 평균 신장 161cm인 여성의 어깨 폭은 36cm입니다. 그에 비해 남성 수영선수는 평균 신장 178cm에 평균 어깨너비 46cm입니다.

'수치가 왜 이리 작아?'라고 생각하는 분도 있을 겁니다. 공식자료에서 어깨너비를 재는 기준은 어깨의 실제 폭이 아니라 어깨뼈의 가장 넓은 돌출 지점 간격이기 때문입니다. 어깨의 실제 폭은 이 간격에 근육 두께와 지방층이 양쪽으로 더해집니다. 실제 폭을 기준으로 삼지 않는 이유는 비만 등의 이유로 살이 붙으면 수치가 왜곡되기 때문입니다.

멀쩡한 어깨가 좁아 보이는 이유

- **머리 형태** : 수치상 문제가 없는데도 어깨가 좁아 보이는 가장 흔한 원인은 머리 형태입니다. 서구인처럼 얼굴 폭이 좁고 머리가 위나 뒤로 길면 어깨가 넓어 보입니다. 하지만 얼굴이 넓적하고 이마에서 뒤통수까지의 길이가 짧은 단두형은 어깨가 상대적으로 좁아 보입니다. 이 특징은 유전적인 요소라 가장 극복하기 어렵습니다.

- **목의 굵기** : 머리가 작아도 목이 굵으면 어깨가 좁아 보입니다. 일부 격투종목 선수처럼 목 근육이 아주 잘 발달했다면 실제 어깨는 매우 넓은데도 비례 때문에 실제보다 좁아보이곤 합니다. 또한 심한 비만으로 목에 지방이 붙어도 마찬가지입니다. 목 근육의 발달은 경기력을 위해 어쩔 수 없다지만 그나마 지방은 살을 빼면 해결됩니다.

- **쇄골의 각도** : 목 아래쪽에 드러나는 쇄골의 각도도 어깨 폭에 영향을 끼칩니다. 쇄골이 V자를 이루어 어깨 양쪽이 솟아올라간 상견(上肩)과 쇄골이 일(一)자에 가까워 어깨가 처진 하견(下肩)이 있습니다. 대부분의 사람들은 완만한 각도의 상견이지만 이 각도가 심하게 기울면 마치 어깨를 움츠린 것처럼 좁아 보이기 쉽습니다. 한편 하견으로 어깨선이 ∧모양이 되어도 어깨의 각이 죽어서 좁아 보이기 쉽습니다. 하견 때문에 어깨가 처진 것을 애꿎은 승모근이 과하게 발달해서라고 오해하는 경우도 많지만 보디빌더 수준으로 승모근을 키운 게 아니라면 타고난 어깨 탓입니다.

- **비대한 가슴과 팔** : 상체의 다른 부분에 비해 가슴과 팔(특히 삼두근)이 너무 비대하면 어깨에서 팔로 꺾여 내려가는 각이 완만해져 어깨가 좁아 보입니다. 마치 하견과 비슷한 모양이 됩니다.

운동으로 좁은 어깨를 해소하는 방법

어깨너비를 키우는 운동으로 흔히 생각하는 건 어깨의 삼각근이지만 근본적으로는 삼각근을 붙들고 있는 골격의 문제입니다. 어깨너비는 쇄골 끝에 매달린 양 견갑골 _{날개뼈} 사이 간격에서 주로 결정됩니다. 여기서 쇄골의 길이는 어깨가 넓거나 좁거나 큰 차이가 없습니다. 그런데 가슴이 오그라져 쇄골이 앞으로 모아지거나, 쇄골과 견갑골이 맞물리는 각도가 잘못되면 어깨가 좁아집니다. 어깨를 넓히는 운동의 우선순위는 다음과 같습니다.

① 쇄골과 견갑골을 뒤에서 잡아주는 등 근육을 발달시키는 게 기본입니다. 등 운동 중에서도 특히 어깨 뒤쪽을 많이 사용하는 턱걸이나 풀 다운이 큰 도움이 됩니다.

② 삼각근에는 일반적으로 프레스 운동이 벌크(부피)를 키우는 데 유리합니다. 하견, 즉 처진 어깨 때문에 어깨가 좁아 보인다면 래터럴 레이즈 _(lateral raise : 덤벨을 양옆으로 어깨 높이만큼 올렸다가 내리는 동작) 같은 삼각근 고립 운동으로 하견의 각도를 완만해 보이게 만들 수 있습니다. 케이블이나 머신을 이용한 래터럴 레이즈도 시각적인 어깨 모양을 잡는 데 도움이 됩니다.

③ 흉근과 삼두근이 등과 어깨의 발달을 너무 추월해서는 안 됩니다. 등은 도화지고 가슴은 도화지에 그린 그림이니까요. 도화지에 비해 그림이 너무 크면 도화지가 작아 보일 수밖에 없습니다. 흉근은 속근섬유가 많아 안 그래도 부피 발달이 빠른 편입니다. 균형이 맞지 않게 키운 흉근은 눈에는 확 띨지 몰라도 등과 어깨를 움츠러들고 좁아보이게 해 짜리몽땅한 느낌을 줍니다.

수영선수들의 어깨가 유독 넓어 보이는 것 역시 실제 넓기도 하지만 최상의 경기력과 물의 저항을 피하기 위해 가슴과 팔의 벌크를 제한해서이기도 합니다.

등 운동과 역삼각형

등 운동을 열심히 해도 역삼각형이 안 나온다는 분들이 있습니다. 가장 간단한 해결책이 되겠군요. 허리가 굵으니 살을 빼세요.

어깨뽕도 유전자 신의 축복

어깨뽕은 역삼각형의 윤곽을 살리고 남자를 섹시하게 만드는 요소 중 하나입니다. 심각하게 뚱뚱한 분이 아닌 다음에야 팔을 들거나 어깨에 힘을 주면 약간씩은 다 불룩해집니다.

문제는 팔을 늘어뜨렸을 때입니다. 옆으로 불룩한 어깨는 1차적으로 삼각근의 문제이지만 딱히 운동도 안 했는데 어깨가 불룩한 사람이 있는 반면, 몇 년을 운동했어도 그저 밋밋한 사람이 있습니다. 이걸 보면 삼각근 운동만으로는 분명 한계가 있습니다. 삼각근, 특히 측면삼각근은 부피가 쉽게 자라지 않는 근육입니다.

도드라진 어깨는 상당부분 선천적 요인입니다. 가장 큰 요인은 삼각근의 길이, 즉 팔뼈에 부착된 부위 때문입니다. 팔뼈 윗부분에 짤막하게 붙은 삼각근은 벌크가 있고 둥근 반면, 길게 늘어진 삼각근은 밋밋하고 거의 돌출되지 않습니다. 인종으로 보면 흑인이나 체질적으로 마르고 팔다리가 긴 사람들이 삼각근이 짧고 돌출된 빈도가 높습니다. 반면 긴 삼각근을 지닌 사람이 볼록 돌출한 어깨를 만드는 건 여간 어려운 게 아닙니다.

삼각근 말고도 근육의 길이가 짧아야 잘 도드라지는 경우가 몇 가지 있습니다. 이두근도 건이 길고 근육이 짤막하면 쉽게 돌출되는 반면 그 반대에서는 잘 도드라지지 않습니다.

마찬가지로 종아리 비복근도 근육이 짧고 아킬레스건이 길면 발목이 날씬해지며 종아리 알이 선명하게 나타납니다. 점프나 달리기에 유리한 대신 하체의 안정성은 떨어지는데, 흑인 중 이런 체형이 유독 많아 속칭 '흑인 종아리 증후군 Black Man's Calf Syndrome'이라고도 합니다.

팔이 어깨를 먹는다?

어깨너비를 결정하는 후천적인 요소 중 등을 빼면 대표적인 건 팔의 굵기입니다. 일반적으로 팔의 이두근, 삼두근이 삼각근과 균형을 맞춰 발달하면 세퍼레이션 근육간의 구분이 좋아집니다. 서로 서로 윈-윈하는 거죠.

문제는 팔이 어깨 발달을 과도하게 추월할 때입니다. 발달이 늦는 이두근보다는 속근 위주로 빨리 자라는 삼두근의 영향이 특히 큽니다. 팔운동에만 과하게 치중했다가 낭패를 보는 부위입니다. 어깨보다 삼두근이 더 돌출되면 볼록한 어깨선은 사라지고 전반적으로 통통한 팔 라인만 남게 됩니다.

물론 보디빌더처럼 전체적으로 굵직한 몸을 원한다면 팔과 어깨를 다 크게 키우는 게 정답이겠지만 외모를 중시한다면 팔보다는 어깨 비중을 높이는 게 좋습니다. 일부 피트니스 모델은 팔운동을 할 때, 고중량을 피하거나 심지어 삼두근만을 위한 운동은 아예 안 하기도 합니다.

힘은 들지만 운동으로 극복하려면

삼각근을 고립시켜 강화하는 운동으로는 흔히 덤벨 래터럴 레이즈를 활용하지만, 프리웨이트만을 고집하지 않는다면 케이블이나 머신 래터럴 레이즈를 적극적으로 활용하는 것도 한 가지 방법입니다. 덤벨 래터럴 레이즈는 자극을 주는 지점이 동작 후반부에 한정되는 반면, 머신이나 케이블은 시작점부터 끝까지 고른 부하를 가해서 측면삼각근에 훨씬 강한 자극을 주니까요. 양쪽을 동시에 하지 않고 한쪽씩 번갈아 실시하는 것도 승모근의 간섭을 줄일 수 있어 자극을 높이는 데 좋습니다.

그 외에 어깨보다 약간 넓게 잡는 업라이트 로우도 좋은 삼각근 운동입니다. 단, 중량을 과도하게 잡거나 팔꿈치를 어깨보다 높이 들면 부상을 입기 쉽고, 자칫 승모근 운동이 되기 때문에 낮은 중량으로 적당한 높이까지만 천천히 드는 것이 중요합니다.

드럼통 허리에 복근만 보디빌더

뚱뚱해서 허리가 굵은 거라면 최소한 억울하지는 않습니다. 그런데 체지방도 낮고, 심지어 복근까지 선명한데 정작 허리는 통통한 드럼통인 경우가 있습니다. 대체 뭐가 문제일까요?

• 벤치프레스를 운동의 전부로 생각하고 등이나 하체운동을 전혀 하지 않는 사례는 소위 약수터 몸짱에게 가장 흔하게 나타납니다. 시각적인 허리 굵기는 위쪽의 등, 아래쪽의 엉덩이와 비교해 '얼마나 쏙 들어갔느냐'가 결정합니다. 그러니 복근이 아무리 좋고 체지방이 낮아도 등이 좁거나 둔근이 부실하면 허리는 드럼통이 됩니다.

- 흉근이 복근에 비해 너무 부실해도 허리가 밋밋해 보입니다. 이런 몸매는 복근 운동만 죽어라 한 마른 젊은이에게서 자주 볼 수 있습니다. 최근에는 복근 성형수술을 한 남성들에게도 보이더군요. 불룩한 흉근이 있어야 배가 상대적으로 오목해지고 복근이 볼륨감을 주는데, 흉근이 없으면 복근이 있건 없건 상체는 '완전평면TV'가 됩니다. 이 원리는 여성도 마찬가지입니다.
- 옆구리 근육이 과도하게 발달해도 '일자 허리'가 되기 쉽습니다. 씨름이나 일부 격투종목처럼 허리를 많이 쓰는 선수들은 엄청난 훈련을 하고 체지방도 낮지만 모델처럼 잘록한 허리가 나오기 어렵습니다. 선수들에겐 당연히 경기력이 우선이니 선택의 여지가 없는 것이죠.

문제는 미용 목적으로 운동하는 일반인입니다. 옆구리를 날씬하게 한다면서 사이드 벤드 side bend 같은 복사근 고립운동을 고강도로 하는 모습을 자주 봅니다. 근력운동은 '근육을 키우는 운동'입니다. 옆구리 운동도 결국은 근력운동인데, 벤치프레스에서는 가슴이 불룩해질 것을 알면서 왜 옆구리는 날씬해질 것이라 생각할까요?

소위 식스팩이라고 하는 복직근은 두께가 얇아 웬만해서는 부피가 자라지 않으므로 강한 운동도 무방합니다. 하지만 옆구리 복사근은 세 겹으로 된 두꺼운 근육이라 복직근보다 부피가 훨씬 빨리 자랍니다. 242쪽 그림 참조 그래서 복사근 운동에 열중했다가 예상치 못하게 옆구리가 불룩해져 후회하는 분들도 많습니다.

순수한 미용 목적이라면 사이드 벤드처럼 복사근 부피를 키우는 고립운동은 피하는 게 좋습니다. 복사근은 따로 단련하지 않아도 크런치나 싯업, 바이시클 매뉴버, 캡틴 체어 등 다른 복근 운동이나 데드리프트 같은 허리 운동으로도 충분히 단련됩니다.

쉬어가기

키 큰 글래머가 드문 이유

비만을 판정하는 기준 중 하나로 복부지방률(WHR), 즉 엉덩이둘레 대비 허리둘레 비율을 보기도 합니다. 보통 남성 0.9, 여성 0.85가 비만의 기준이지만 실제로는 이보다 0.1정도는 낮아야 늘씬한 몸매로 인식됩니다. 특히 체성분 검사기에서도 이 수치를 복부비만의 기준으로 보여주곤 합니다. 그렇다고 해도 이 수치가 모든 사람에게 똑같이 통용되기는 어렵습니다.

사실 키가 작으면 비만과 무관하게 대체로 복부지방률이 낮게 나옵니다. 해부학적으로 키 차이에 비해 골반이나 흉곽의 크기 차이가 적기 때문입니다. 키가 커도 엉덩이 폭이 그에 정비례로 커지지 않는다는 말이죠. 그래서 키가 작은 여성들이 전체 볼륨에 비해 엉덩이와 가슴이 커 몸매가 콜라병 모양인 글래머가 많고 복부지방률도 낮게 잡힙니다. 반대로 키가 크면 키와 허리 대비 상대적으로 엉덩이가 작아 비만과 무관하게 복부지방률이 높게 산출됩니다.

선천적으로 엉덩이가 크거나 엉덩이 근육이 잘 발달했다면 배에 살이 쪘어도 복부지방률이 낮게 나올 수 있습니다. 반대로 골반이 선천적으로 작거나 납작한 엉덩이라면 수치는 높아집니다. 결론적으로 복부지방률 수치에 연연하기보다는 허리 사이즈의 관리 목표치만 정해 줄자로 직접 측정하는 것이 훨씬 현실적입니다.

03

신경과 호르몬

신경계와 호르몬은 인체의 양대 신호체계입니다. 신경계가 전기적이고 적극적인 신호체계라면 호르몬은 화학적이고 수동적인 신호체계입니다. 근육을 움직이는 배후에는 이런 전기신호와 화학신호들이 버티고 있습니다. 신경과 호르몬은 몸의 전반적인 신진대사를 조절하고, '시키는 대로 하는 멍텅구리에 불과한' 근육의 움직임을 실질적으로 제어해 최적의 신체능력을 발휘하게 합니다. 이런 이유로 최근 유행하는 기능성 운동에서는 신경과 호르몬을 근육만큼이나 중요한 핵심 요소로 여깁니다.

신경계

신경계는 개념상으로만 전기적인 게 아니라 실제로도 전자제품과 유사합니다. 오죽하면 두뇌를 최강의 컴퓨터로 보거나 신경계를 흉내 낸 신경망컴퓨터라는 개념까지 등장했을까요.

신경계는 중추신경계와 말초신경계가 있는데, 두뇌와 척수에 해당하는 중추신경계는 운동학보다는 의학의 범주에 가깝습니다. 운동학에서 집중하는 쪽은 주로 말초신경계통입니다.

중·고등학교 생물시간에 배운 내용을 살짝 복습해보면, 말초신경에는 자율신경과 체성신경이 있습니다. 자율신경은 교감신경-부교감신경의 길항반응을 통해 기본적인 생명 반응을 총괄합니다. 중요하긴 하지만 이 역시 운동보다는 의학적인 범위에 더 가깝습니다. 운동과 관련한 자료에서 주로 다루는 감각신경, 운동신경은 마지막 범주인 체성신경에 속합니다.

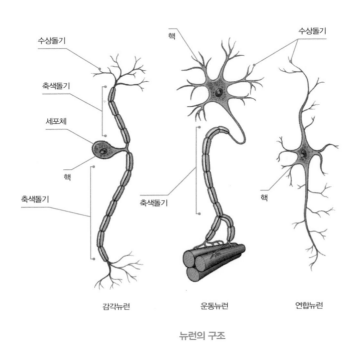

감각뉴런　　　　　운동뉴런　　　　　연합뉴런

뉴런의 구조

신경은 어릴 때 생기면 끝일까?

신경은 근육에 비해 일반인에게 그리 익숙한 주제가 아닙니다. 그래서 오해도 많은데 대표적인 예가 '신경은 어릴 때 형성되면 끝이고, 자라지도 되살아나지도 않는다'라는 겁니다. 실상은 꼭 그런 것만도 아닌

데 말이죠. 생물 시간에 배운 신경세포, 즉 뉴런의 모양을 다들 기억하실 겁니다. 모든 신경이 같은 모습은 아니지만 기본 구조는 비슷합니다. 핵이 있는 세포체가 있고, 신호를 전달하는 긴 전선 꼬리인 축색이 있습니다. 축색 끝부분은 다시 몇 갈래로 갈라져 다른 신경이나 조직에 연결됩니다.

잘 알려진 대로, 어릴 때 형성된 신경세포체는 원칙적으로 더 늘어나지 않습니다. 세포체가 죽으면 신경도 죽습니다. 그런데 운동신경이나 감각신경과 같은 말초신경에서는 세포체만 살아 있다면 축색은 도마뱀의 잘린 꼬리처럼 되살아납니다. 이때 세포체와 단절된 부분은 퇴화하여 사라지고 그 자리를 따라 새로운 축색이 자라납니다. 때로는 재생이 완벽하지 못해 운동장애나 감각장애가 오기도 합니다.

반면 뇌나 척수와 같은 중추신경계_{연합뉴런}는 축색이 덜 발달해서 일단 손상을 입으면 재생이 잘 되지 않습니다.

신경이 근력을 조절하는 법

운동신경은 한 개의 근섬유와만 연결되는 게 아니라, 축색에서 수많은 가지가 뻗어나가 여러 개의 근섬유와 동시에 연결됩니다. 손가락처럼 세밀한 동작을 수행하는 근육은 한 개의 신경이 지배하는 근섬유가 수십, 수백 개에 불과하지만 허벅지처럼 강한 근력을 우선하는 근육에서는 신경 하나가 수천 개의 근섬유를 동시에 제어합니다. 이렇게 신경 하나가 지배하는 근섬유 집단을 운동단위 또는 모터유닛Motor Unit 이라고 합니다.

지근과 속근도 각각 다른 모터유닛에 연결됩니다. 둘은 근섬유만 다른 게 아니라 신경부터 다릅니다. 어떤 신경은 지근만 제어하고, 어떤 신경은 속근만 제어합니다. 지근 모터유닛을 제어하는 신경은 가늘고 역치가 낮아 먼저 동원됩니다. 한편 속근 모터유닛을 제어하는 신경은 굵고 역치가 높아 강한 힘이 필요할 때나 지근이 피로해질 때라야 비로소 작동합니다.

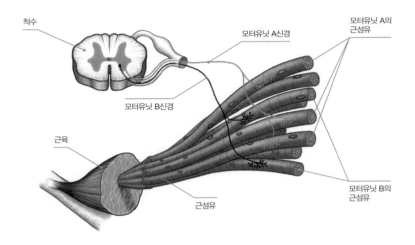

*근섬유 하나는 한 모터유닛에 지배를 받고, 근육은 여러 모터유닛에 소속된 근섬유들이 섞인 다발이다. 모터유닛은 ON/OFF 스위치처럼 소속 근섬유 전체를 켜고 끄지만 스스로 강도를 조절하지는 못한다. 대신 신경계에서는 그때그때 필요한 만큼의 모터유닛을 동원해서 전체 근육의 힘과 움직임을 제어한다.

신경의 운동단위

신경계는 힘이 많이 필요하면 모터유닛을 많이 동원하고, 힘이 조금만 필요하면 일부만 불러내 적은 수만 움직이게 합니다. 심지어 반복적인 동작에서는 피로해지지 않도록 근섬유를 교대로 동원하기도 합니다.

근력운동에서 무게가 낮을수록 여러 차례 반복할 수 있는 이유입니다. 따라서 근육을 자극할 때는 고중량을 들거나, 중량이 낮다면 여러 차례 들거나 둘 중 하나를 확실히 해야 모든 근섬유에 자극을 줄 수 있습니다.

근육 발달과 신경계

근력운동을 시작하고 채 한 달도 되지 않은 분들이 왜 근육이 안 생기냐며 우물에서 숭늉을 찾는 경우를 자주 봅니다. 앞에서 언급했듯이 근력운동을 시작하고 첫 한 달 정도는 근력이 빠르게 증가하지만 부피는 잘 늘지 않습니다. 에너지를 쓰는 근육보다는 신경계를 먼저 발달시켜서 이미 있는 근육을 최대한 활용하려는 반응이죠. 운동 초기에 근력이 증가하는 것은 근육이 아닌 신경계 발달 때문인 셈입니다.

근육을 키우지 않고 신경계만 바꿔 근육의 출력을 높이는 방법에는 여러 가지가 있습니다. 한 가지는 신경과 근육의 연접부가 발달해 더 강한 전기 자극을 전달하는 겁니다. 또 다른 방법으로는 근육의 억제 기능을 약화시키는 겁니다. 평상시 신경은 흥분 자극과 동시에 억제 자극을 내보내 근육의 과잉 반응을 예방합니다. 이런 기능이 없다면 근육이 과하게 수축해 파열되거나 관절 같은 다른 기관을 손상시킬 수도 있습니다. 그런데 억제 자극치가 낮아지면 더 강한 출력을 낼 수 있는 것이죠. 컴퓨터 CPU를 오버클록overclock 하는 것과 마찬가지입니다.

이미지 트레이닝, 즉 운동 상황을 상상하는 것만으로도 근력 증가가 일어나는 것이나 한쪽 팔만 훈련했는데도 나머지 팔 근력이 강해지는 것도 이런 신경계의 발달로 설명할 수 있습니다.

또 한 가지 방법은 동시에 더 많은 모터유닛을 동원하는 것입니다.

운동 경험이 없는 사람은 자신이 가진 모터유닛 중 일부밖에 동원하지 못합니다. 하지만 고강도의 근력운동을 지속하면 동원하는 모터유닛 개수가 점점 증가해서, 엘리트 운동선수쯤 되면 한 번에 모터유닛 대부분을 동원하게 됩니다. 그러면 물리적으로는 같은 근육량을 가지고도 실제 출력은 훨씬 강해집니다.

운동선수의 반응 속도가 빠른 이유

신경의 발달로 근력만 강해지는 건 아닙니다. 반응 속도도 빨라지고, 좀 더 섬세하고 능숙한 동작이 가능해집니다.

춤을 처음 배울 때를 상상해보면, 처음에는 스텝과 손동작에 집중하느라 음악 따위는 귀에도 안 들어옵니다. 손에 신경을 쓰면 스텝이 꼬이고, 스텝에 집중하면 표정은 얼음이 되죠. 그런 시행착오와 반복으로 일단 동작이 익숙해지면 비로소 무의식중에 손과 발이 움직이고, 음악도 귀에 들어오고, 표정을 연출하는 여유도 생깁니다.

중추신경계는 두 가지 경로를 이용하여 운동신호를 제어합니다. 하나는 대뇌피질에 주로 의존하는 피라미드로 pyramid tract입니다. 이 경로는 무언가에 집중하거나 익숙하지 않은 동작을 할 때 작동합니다. 대뇌피질은 고도의 지적 능력을 담당하는 영역인 만큼, 동작을 하나하나 의식적으로 분석해서 지시하다보니 처리 과정이 복잡하고 느립니다. 이 경로를 이용할 때는 다른 행동에 집중하기가 어렵습니다.

반면 기저부 같은 좀더 본능적인 영역의 영향을 크게 받는 비非피라미드로 extra pyramid tract가 있습니다. 이곳에는 반복 학습한 동작을 저장하는 기능이 있습니다. 로봇처럼 동작의 패턴 자체가 프로그래밍 되어 있어 무의식적으로 빠르게 반응합니다. 그래서 노련한 골키퍼는 볼이 날아오는 순간 방향을 잡아 몸을 날리고, 훈련받은 군인은 총성에 반사적으로 엎드리며 총을 겨눕니다. 한번 기록된 동작은 아주 오래, 때로는 평생 유지됩니다.

이렇게 반복 학습한 동작에서는 대뇌피질이 크게 필요치 않기 때문에 뇌가 다른 일을 동시에 수행할 수도 있습니다. 댄서는 리듬을 즐기며 무의식적으로 춤을 추고, 정비공은 차바퀴를 갈며 오늘 점심엔 무얼 먹을지 생각하는 것처럼 말이죠. 이런 과정은 어릴수록 빠르지만 성인이 된 후에도 익히는 속도만 조금 느려질 뿐 여전히 가능합니다.

신경도 피로를 느낀다

신경세포의 기본적인 작동 원리는 전기신호 전달인데, 사실 전기 자체는 화학적인 방법으로 발생합니다. 신경과 신경, 신경과 근육 사이의 신호 전달도 신경 말단에서 아세틸콜린 같은 신경전달물질을 분비해 다음 신경이나 근육에 전달하는 화학적인 방법을 사용합니다.

강도가 매우 높거나 자극을 장시간 계속 보내면 신경도 피로를 느낄 수 있습니다. 신경 말단에서 신경전달물질의 분비가 약해지기도 하고, 근육이 운동을 장시간 지속하며 나온 수소나 칼륨 같은 이온이 근육 주변에 쌓여 이온 평형이 깨지기 때문입니다. 이런 잡다한 이온 때문에 신경에서 근육에 지시를 내리는 전기신호가 교란되기도 합니다.

한편 데드리프트나 스쿼트, 파워리프팅 등에서 본인이 1회 겨우 들어 올릴 수 있는 최고중량에서 80% 이상의 무거운 중량을 시도하는 건 근육뿐만 아니라 중추신경계에도 큰 부담을 줍니다.[1] 이때는 최소 48시간, 가능한 한 그 이상의 전신 휴식이 필요합니다. 이 시간 동안에는 신경계를 피로하게 하는 강한 운동을 해서는 안 되는 것이죠. 따라서 근력운동을 주당 4일 실시한다면 이런 고강도의 근력운동은 무분할의 경우 주당 2회, 분할로 할 경우 주당 1회 이상 실시하기 어렵습니다.

호르몬계

전기신호를 이용하는 신경계와는 달리 호르몬은 화학물질을 보내는 신호 체계입니다. 신경계가 신호에 실시간으로 반응하는 반면, 호르몬계는 반응이 느린 대신 효과가 장시간 이어집니다.

호르몬을 분비하는 대표적인 기관에는 뇌하수체, 갑상선, 난소나 고환, 부신 등이 있지만 실제로는 다른 내장기관이나 근육, 심지어 지방세포 등 온몸에서 분비합니다. 호르몬은 성분에 따라 크게 단백질계와 스테로이드계로 나뉘고, 여기서 다시 수많은 세부 분류로 나뉩니다.

호르몬과 수용체의 팀플레이

호르몬 시스템은 '호르몬 그 자체 + 표적 기관에서 받아들여 활성화하는 수용체'의 팀플레이로 운용됩니다. 같은 호르몬도 수용체가 예민한 기관에는 영향이 크고, 덜 예민한 기관에는 영향이 적죠. 수용체가 없다면 호르몬은 집 앞을 지나가는 행인1입니다.

이렇듯 호르몬과 수용체가 짝으로 운용되기 때문에 호르몬이 많다고 무조건 효과가 강한 것도 아니고, 그 반대도 마찬가지입니다. 호르몬 자체의 수치만큼이나 수용체의 민감도도 중요합니다. 호르몬의 민감도에는 대개 피드백이 작용하기 때문에 호르몬이 너무 많아지면 수용체가 줄거나 둔감해지고, 호르몬이 줄면 수용체가 예민해지는 경향이 있습니다.

예를 들어 당뇨병은 인슐린 호르몬 대사에 문제가 생기는 병으로, 인슐린 분비 자체가 안 되는 1형 당뇨와 인슐린 수용체에 문제가 있는 2형 당뇨로 나뉩니다. 이 때문에 인슐린이 부족해도 문제지만 인슐린을 과잉 분비해도 문제가 됩니다. 이때는 인슐린을 분비하는 췌장이 백기를 들거나 수용체가 인슐린에 둔감해지는 인슐린 저항성이 오기도 하니까요.

남성호르몬 테스토스테론도 터무니없이 높아지면 처음에 높은 테스토스테론이 효과를 보이지만 점차 둔감해집니다. 이후 약물 투여를 중단하면 호르몬 수치가 정상으로 돌아와도 몸은 정상으로 돌아오지 못합니다. 테스토스테론 저항성, 안드로겐 저항성이라고 하는데 최근에는 불법약물 사용자에게서 흔히 나타납니다.

운동과 관련한 대표 호르몬

수많은 호르몬을 이 책에서 다 다룰 수는 없고, 운동에 크게 관련된 호르몬들을 짚어보겠습니다.

성장호르몬과 IGF-1

성장호르몬은 뇌하수체에서 분비하는 단백질계 호르몬으로 신체 각 부위의 세포 증식을 촉진합니다. 그 외에도 혈당치를 높이고, 지방세포에서는 체지방의 연소를 촉진합니다. 성장기까지는 전신의 성장을 촉진하는데, 이맘때 '어지간해서는' 살이 잘 찌지 않는 것도 성장호르몬의 분비가 매우 왕성하기 때문입니다. 일단 성인이 된 후에는 분비량이 급속히 줄어드는데, 이때부터는 근섬유 자체의 성장보다는 인대나 건 같은 결합조직의 증식을 촉진합니다. 따라서 '성장호르몬이 근

성장을 촉진한다'는 말은 절반만 맞습니다.

한편 간에서는 성장호르몬의 자극을 받으면 인슐린 유사 성장인자 IGF, Insulin-like Growth Factor를 방출합니다. 강도 높은 근력운동을 하면 근육에서도 분비됩니다. IGF-1은 성장호르몬에 의해 분비되기 때문에 2차 호르몬으로도 불리며, 한때 성장 호르몬의 영향이라고 여겼던 근성장 등은 실제로는 IGF-1에 의한 것이죠. 성장호르몬과 IGF-1은 동전의 양면처럼 위험성도 내포하고 있습니다. 암을 유발하고, 수명을 단축시킨다는 의견도 있습니다. 457쪽 참조

갑상선호르몬

갑상선호르몬인 티록신T4과 트리요드사이로닌T3은 이름 그대로 목의 갑상선에서 분비하는 단백질계 호르몬입니다. 신진대사를 빠르게 하며, 체중 관리에도 큰 역할을 합니다.

물류物流가 덜 발달했던 과거에 유럽 내륙에서는 갑상선 기능 저하증이 흔하게 발생했습니다. 이는 갑상선호르몬 형성에 필수적인 요오드iodine가 주로 해산물이나 바다 소금에 많이 들어 있기 때문입니다. 이 때문에 해조류나 요오드를 먹으면 신진대사가 왕성해진다는 속설이 생겼지만 한국인은 식단에 해산물이 풍부하고 바다에서 나는 천일염을 먹기 때문에 요오드 부족이 문제가 되는 경우는 드뭅니다.

갑상선은 특히 여성에게 문제가 되는 경우가 잦습니다. 선천적으로도 갑상선질환 빈도가 높은 데다 극단적인 다이어트에서 가장 먼저 타격을 받는 장기가 갑상선이기 때문입니다. 장기간에 걸쳐 이유 없이 체중이 불어난다면, 혹은 굶어 죽을 만큼 식사량을 줄이고 몇 주가 지나도 살이 안 빠진다면 갑상선 기능을 확인해보는 것이 좋습니다.

코르티솔

코르티솔cortisol은 부신피질에서 분비하는 스테로이드계 호르몬입니다. 운동하는 사람들 사이에서는 근 손실을 일으켜 근육을 잡아먹는 괴물이라는 오명으로도 통합니다. 코르티솔은 심한 스트레스를 받거나 장시간 운동을 수행할 때 급격히 높아집니다.

코르티솔은 몸이 힘든 상황에 처했을 때, 구급요원 역할을 합니다. 일단 근육의 단백질을 분해해 거기서 얻어낸 아미노산으로 당신생糖新生: 단백질, 지방으로부터 당분을 생성하는 것을 일으켜 혈당을 높입니다. 한편 지방세포에서는 체지방 분해를 유도합니다. 여러 번 언급하겠지만, 체지방과 근육은 함께 생기고 함께 사라지는 쌍둥이 형제입니다.

이렇듯 일시적인 코르티솔은 체지방 연소를 돕습니다. 하지만 스트레스로 코르티솔에 장기간 노출되거나 뇌하수체 이상으로 코르티솔이 과다 분비되는 쿠싱증후군Cushing's syndrome의 경우는 정반대 양상이 나타나 근육이 줄고 체지방이 증가합니다.

일부에서는 코르티솔을 과하게 의식하지만 건강한 일반인이 하루 한두 시간 남짓 운동으로 얻는 근육은 코르티솔로 잃는 미량의 근육보다 훨씬 많습니다.

카테콜아민(아드레날린, 도파민)

부신수질과 교감신경에서 주로 분비하는 아드레날린adrenaline, 노르아드레날린noradrenalin, 도파민dopamine은 성질이 유사해서 카테콜아민catecholamine이라고 뭉뚱그려 부르기도 합니다. 카테콜아민은 코르티솔처럼 흥분과 스트레스 상태에서 주로 분비됩니다. 운동도 몸에는 스트레스로 작용하기 때문에 카테콜아민을 자극합니다.

원초적인 차원에서 이 호르몬들은 적이나 사냥감을 만났을 때, 사력을 다해 싸우거나 혹은 필사적으로 도망칠 수 있도록 흥분시키는 역할을 합니다. 위험한 행동에 과하게 몰입하는 사람들을 뜻하는 '아드레날린 정키adrenaline junky, 아드레날린 중독자'라는 영어 단어가 있는 것도 그 때문입니다.

카테콜아민의 직접적인 반응으로는 심박수와 혈압을 높입니다. 한편 근육을 분해해 아미노산을, 지방세포에는 지방산과 글리세롤을 분비하게 하고 당신생을 자극해 당분을 확보합니다. 근육과 체지방을 모두 분해하는 것이죠. 인슐린 분비를 억제해 혈당이 떨어지지 않게도 합니다.

호르몬은 아니지만 담배의 니코틴이 체내에서 카테콜아민과 유사한 역할을 합니다.

인슐린과 글루카곤

인슐린insulin은 췌장의 베타 세포에서 분비되는 호르몬으로, 당분을 세포 내로 끌어들여 혈당을 낮춥니다. 코르티솔이나 카테콜아민과는 반대로 세포 내 물질을 핏속으로 분비하지 못하게 막고, 핏속 물질을 세포 안에 밀어 넣습니다. 당분을 다루는 것이 주된 역할이지만 핏속의 지방을 체지방 세포 안으로 밀어 넣고, 근육 성장을 유도하는 신호mTOR 과정에도 단백질과 함께 관여합니다. 즉 근육의 회복과 성장, 체지방 형성을 모두 촉진합니다. 458쪽 참조

운동을 하면 카테콜아민과 코르티솔의 영향으로 인슐린 농도는 낮아지지만 세포들이 인슐린에 예민해져 소량의 인슐린으로도 강한 효과를 냅니다. 즉, 인슐린 민감성이 높아져 이를 벌충하는 것이죠.

앞서 말했듯 당뇨는 인슐린이 제대로 분비되지 않거나 민감성이 낮아 제 역할을 못 하는 병입니다. 이렇게 되면 혈당을 제대로 제어하지 못해 저혈당과 고혈당을 오가며 심한 기복을 보입니다. 인슐린 민감성과 당뇨를 호전시키려면 운동이 필수지만 이런 혈당 기복 때문에 문제가 생기는 경우가 잦으니 반드시 의사와 상담해서 본인에게 맞는 운동법을 찾아야 합니다.

최근 얼마 동안 인슐린이 비만과 관련된다고 해서 홍역을 앓았습니다. 인슐린이 체지방 축적을 돕기 때문에 비만을 불러오는 원흉이라는 인슐린-비만 가설insulin hypothesis of obesity 때문입니다. 이 가설을 근거로 탄수화물을 제한해 인슐린만 낮추면 많이 먹어도 살이 찌지 않는다거나 더 빨리 살을 뺄 수 있다는 이야기가 한동안 봇물을 이루었습니다.

지난 몇 년간 이와 관련한 여러 연구가 실시되었습니다. 그런데 탄수화물 위주로 먹든, 지방 위주로 먹든 총 열량과 단백질 섭취량이 같다면 체중에서 별 차이가 없었습니다. 인슐린이 체지방 축적에 관여하는 건 사실이지만 쓰고 남는 에너지를 저장할 뿐입니다. 창고에 재고품이 쌓인 주된 원인은 너무 많이 만들었거나 팔리지 않아서이지 창고 관리인 탓이 아닙니다. 체중 관리의 첫 단계는 총열량 관리입니다.

한편 글루카곤glucagon은 인슐린과는 반대 속성의 호르몬입니다. 췌장의 알파 세포에서 분비되며, 간에서 당분을 분비하게 해 혈당을 높이고 지방 분해도 촉진합니다. 특히 단백질을 섭취할 때 글루카곤 분비량이 많아집니다. 인슐린이 전신에 걸쳐 작용하는 반면, 글루카곤은 주로 간에 제한적으로 영향을 미칩니다. 둘은 서로 영향을 주고받지만 기본적으로는 각자 독립적으로 작용하는 호르몬입니다.

렙틴과 그렐린

지방세포에서 분비되는 렙틴leptin은 포만감을 주고 신진대사를 높인다고 밝혀져 비만 해소와 관련해 최근 주목받는 호르몬입니다. 탄수화물 섭취가 많고 열량이 충분할수록 렙틴도 많이 분비됩니다. 여기까지 생각하면 뚱뚱하고 지방세포가 많은 사람은 렙틴도 많이 분비되어 덜 먹을 것 같은데, 실제는 뚱뚱한 사람들이 식욕도 강하고 마른 사람보다 더 먹습니다. 대체 무슨 이유일까요?

비만인의 문제는 렙틴이 얼마나 분비되느냐가 아니라 제 역할을 못 하는 데 있습니다. 이를 '렙틴 저항성'이라고 합니다. 폭식이나 강한 단맛이 렙틴 저항성을 높이는 것으로 밝혀졌지만 아직 렙틴 저항성의 원리가 명확히 밝혀진 것은 아닙니다.

비만한 사람의 상당수는 렙틴 농도가 높아도 포만감을 잘 느끼지 못합니다. 일시적으로 식사량을 줄여 살을 빼도 렙틴이 제 역할을 못 해 이전처럼 식욕을 억누르기 어렵습니다. 게다가 다이어트로 열량, 특히 탄수화물의 섭취가 줄면 그나마 렙틴 분비까지 줄어 감량을 더 힘들게 합니다. 렙틴 저항성과 식욕을 정상화하는 데는 짧게는 몇 달, 길게는 몇 년이 걸립니다. 이 때문에 최근에는 다이어트 도중에 주기적으로 정상 열량을 섭취해 렙틴 대사를 정상화시킨다는 '다이어트 브레이크' 방법이 등장하기도 했습니다.

그렐린ghrelin은 뇌의 시상하부와 위에서 분비되며, 렙틴과 반대로 식욕을 자극합니다. 살을 빼고 싶은 분들의 입장에서는 딱 여기까지만 들으면 그렐린이 죽일 놈 같지만 한편으로 강력한 성장호르몬 촉진제로 근육 성장에 도움을 줍니다. 그렐린을 처음 발견했던 것도 식욕 강화가 아닌 성장호르몬 촉진제 용도였습니다. 식욕과의 연관성은 그 뒤

에 발견되었죠. 어느 모로 봐도 근육과 체지방은 죽어도 떨어지려 하
지 않는 단짝입니다.

안드로겐

안드로겐androgen은 흔히 남성호르몬으로 불리는 스테로이드계 호르몬
의 총칭으로 이름과는 달리 남녀 모두에게서 분비됩니다. 고환, 난소,
부신피질 등에서 나오죠.

안드로겐의 효과는 크게 두 가지로, 안드로제닉체모 변화, 목소리, 성욕 등의
남성성과 아나볼릭근육 합성으로 나타납니다. 안드로겐에 속하는 호르몬
중 유명한 것들은 다음과 같습니다.

*( )는 활성도

- 테스토스테론 (100)
- 5α-디하이드로 테스토스테론(DHT) (150~200)
- 안드로스테론 (10)
- 디하이드로 에피안드로스테론(DHEA) (10)

테스토스테론은 안드로겐 중 핵심적인 호르몬으로 근육 형성부터 신
진대사 상승, 혈관 건강과 안드로제닉에 이르기까지 폭넓게 영향을 끼
칩니다. 테스토스테론의 정상치는 기관에 따라 기준이 제각각이지만
남성 3~10ng/ml, 여성 0.1~1.1ng/ml 정도로 매우 범위가 넓습니다.
하루 중에도 변동이 심하고 컨디션에 따라서도 요동치기 때문에 여러
차례 검사해서 판단해야 합니다.

안드로겐은 건강과 삶의 질 전반에 큰 영향을 주는데, 운동과 관련

해 관점을 좁혀보면 근육량과 힘의 증가가 있습니다. 그렇다면 테스토스테론 수치가 10인 남자가 3인 남자보다 힘이 세고 근육질일까요? 흔한 오해인데, 정상범위 내에서는 별 차이가 없습니다. 여느 호르몬처럼 미미한 차이는 민감성 변화로 적응합니다. 건장한 종합격투기MMA 선수의 수치가 3일 수도 있고, 건드리면 쓰러질 것 같은 마른 청년이 10이어도 이상하지 않습니다. 프로 운동선수들은 과도한 훈련량과 스트레스로 정상치 이하인 경우도 빈번합니다.

문제가 되는 건 도저히 적응할 수 없을 만큼 심하게 부족하거나 과잉할 때입니다. 예를 들어 불법 아나볼릭 스테로이드를 투여하는 이들의 혈중 테스토스테론 농도는 200ng/ml 이상, 많게는 500ng/ml 이상으로 정상치의 50배까지도 올라갑니다. 뒤집어 말하면 이 정도로 '무식하게' 높아지기 전엔 근육도 두드러지게 늘지 않는다는 의미입니다.

나머지 안드로겐도 대개 테스토스테론을 재료로 만들어집니다. 그 중 남성형 탈모의 주범인 5α-디하이드로 테스토스테론DHT, dihydrotestosterone은 주로 안드로제닉 효과를 냅니다. 머리 위쪽에서는 체모를 줄게 하고, 그 아래쪽에서는 체모 형성을 자극하는 이중적인 특징이 있습니다. 남성형 탈모는 테스토스테론에서 DHT로의 전환이 너무 많거나, 모근이 DHT에 과민하기 때문입니다. 피나스테리드 등의 탈모 치료제는 테스토스테론이 DHT로 변하는 것을 차단합니다.

에스트로겐, 프로게스테론과 생리

여성의 난소에서 분비하는 호르몬은 여러 가지가 있지만 그 중 가장 중요한 건 에스트로겐estrogen, 황체호르몬인 프로게스테론progesterone입니다. 이런 여성성 호르몬은 생리주기에 따라 일정한 변화를 겪습니다. 에스트로겐은 생리 후에 수치가 점점 올라 배란기에 최고치를 찍은 후 약간 떨어지지만 대체로 높은 수준을 유지합니다. 프로게스테론은 생리 직전에 수치가 크게 올라가는데, 이때 몸에 수분을 잡아두어 일시적으로 체중이 증가하기도 합니다. 생리 후반에는 수분이 빠지고 체중도 정상으로 돌아옵니다.

개인차가 있지만 생리 중에는 프로게스테론으로 몸이 무거워지고, 골격근의 결합조직이 헐거워지면서 근력도 감소하는 경향이 있습니다. 상당수의 여성은 복통과 설사, 변비도 호소하는데, 이는 생리를 시작할 무렵에 자궁에서 분비하는 프로스타글란딘 호르몬 때문입니다. 이런 일련의 증상을 통틀어 월경전증후군이라 하는데, 가만히 누워 있기보다는 가벼운 운동으로 혈액순환을 개선하면 프로스타글란딘이 빠르게 분해되면서 증세가 완화됩니다. 활동적인 여성이라면 패드보다는 삽입형 생리대인 탐폰도 고려할 만합니다.

일정에 맞춰 경기를 수행해야 하는 여성 운동선수에게는 생리 기간의 컨디션 저하가 문제가 되기도 합니다. 이때는 시합과 생리 기간이 겹치지 않도록 미리 계획해 생리주기를 조절하기도 합니다.

장기간의 극단적인 저열량 다이어트를 하거나 영양소 불균형, 지나친 운동으로 몸을 혹사하면 호르몬이 정상적으로 분비되지 않아 생리주기가 불규칙해지거나 무월경이 나타나기도 합니다. 무월경은 생리가 끊기는 것으로 끝나지 않고 골밀도 감소, 심하면 젊은 나이에 생리가 끊기는 조기 폐경이 올 수도 있습니다.

에스트로겐은 남성에게도 미량 존재합니다. 테스토스테론이 지방조직에서 에스트로겐의 하나인 에스트라디올로 전환되기 때문에 비만할수록, 테스토스테론이 높을수록 에스트로겐도 덩달아 높아집니다.

적당량의 에스트로겐은 남성의 심혈관 건강에 유익하지만 늘 그렇듯 과잉이 문제입니다. 남성에게서 유선이 생기는 여성형 유방, 체지방 증가, 부종, 피부 톤의 변화, 우울증, 테스토스테론 분비 감소 등의 문제가 발생합니다. 과거에는 지방 과잉인 고도비만인에게서 이런 사례가 흔했지만 최근에는 불법 아나볼릭 스테로이드를 한 사람들 가운데서도 자주 볼 수 있습니다.

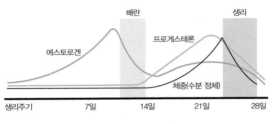

여성의 생리 주기와 체중

운동과 호르몬 변화

근육의 성장은 만들어지는 속도가 분해되는 속도를 압도해야 합니다. 여기에는 호르몬이 결정적인 역할을 합니다. 이분법으로 보면 IGF-1·안드로겐·인슐린 등은 주로 성장에 관여하는 아나볼릭 호르몬이고, 코르티솔·카테콜아민 등은 주로 분해에 관여하는 카타볼릭 호르몬이죠. 성장호르몬은 표적 기관, 대사과정에 따라 양쪽의 성격을 모두 지닙니다.

하지만 실전에선 그리 간단하지 않습니다. 운동을 하면 양쪽 진영 호르몬이 모두 분비되고, 체지방 감소가 많아질수록 근성장에는 불리한 조건이 되는 때가 많습니다. 그래서 근육 성장과 체지방 줄이기 중 무엇이 우선이냐에 따라서도 손익을 따져야 합니다.

보통 운동 초반에는 아나볼릭 호르몬이 강하고, 운동이 길어질수록 카타볼릭 호르몬이 강해져 아나볼릭을 압도합니다. 그래서 운동 성격에 따라 호르몬도 차이를 보입니다.

유산소운동

걷기나 자전거 타기, 에어로빅 등 심폐기능을 위주로 쓰는 '유산소운동'은 성장호르몬을 자극하지만 안드로겐 등 다른 아나볼릭 호르몬에는 영향이 적습니다. 시간이 길어질수록 카타볼릭 호르몬이 점점 많아져 근육과 체지방을 모두 잃는 쪽으로 기웁니다.

따라서 30~50분 이상 장시간 유산소운동은 근성장을 중시하는 사람들에게는 맞지 않습니다. 이런 사람들은 20~30분 이내에 끝을 내는 고강도 유산소운동이 낫습니다. 반면 저강도의 장시간 유산소운동은 살을 빼는 게 주목적이거나, 운동능력이 낮아 강도 높은 운동이 어려울 때 운동 입문 과정으로는 유용합니다.

한편 근육이나 체지방과는 별개로, 뇌기능을 개선하는 호르몬 분비에서는 30분 이상의 유산소운동이 큰 도움이 됩니다. 수험생이나 머리를 많이 쓰는 일을 한다면 특히 유산소운동을 등한시해서는 안 됩니다.

근력운동

각종 기구나 맨몸운동처럼 근육을 단련하는 '근력운동'은 테스토스테론과 IGF-1을 비롯한 아나볼릭 호르몬을 촉진합니다. 운동 강도가 높을수록, 한 번에 많은 근육을 동원할수록 효과도 강해집니다. 이렇게 촉진된 호르몬은 결국 전신에 작용하기 때문에 다른 부위도 간접적인 도움을 받습니다.[2]

전형적인 근력운동으로는 스쿼트, 데드리프트, 오버헤드프레스, 각종 역도 동작 등이 있습니다. 본인이 한 번 들 수 있는 최대 무게의 70% 이상을 다루며, 운동할 때 최적의 호르몬 부스팅 효과를 볼 수 있습니다. 이 정도 중량은 매 세트에서 최대로 많이 들어도 10회 정도가 한계일 때에 해당합니다.

반면 근력운동이어도 팔이나 종아리 운동처럼 몸 일부분만 쓰거나, 어깨의 특정 근육만 선택적으로 단련하는 사이드 래터럴 레이즈 같은 '고립운동'은 호르몬 효과에서는 불리합니다. 한 번에 수십 회 연속할 수 있는 낮은 강도의 운동 역시 효과가 적습니다.

운동 강도가 높을수록, 시간이 길어질수록 카타볼릭 계열의 호르몬이 많이 분비되므로 적절한 선에서 운동 시간을 조절해야 합니다. 운동 강도에 따라 다르지만, 고강도 근력운동이라면 1시간 정도를 기점으로 카타볼릭이 급격히 강해집니다. 따라서 호르몬 측면에서 효율적으로 운동하려면 근력운동 시간이 이보다 지나치게 길어지지 않도록 합니다.

내시(환관)는 정말 작고 구부정했을까?

흔히 남성호르몬이 많으면 더 크고 남성적인 몸을 가질 거라 생각합니다. 하지만
실제로는 성장기 이전에 거세한 수컷의 경우, 보통의 수컷보다 성장 속도는 느리
지만 시간이 지날수록 체구는 더 커진다고 합니다.

우리 몸은 1단계로 키 성장이 끝나면, 2단계로 성호르몬이 성장판을 닫으면서 남
성 혹은 여성으로서의 2차 성징을 시작합니다. 성호르몬이 2차 성징과 함께 성장
을 차단하는 것이죠. 그래서 고환을 제거하면 성장판이 제때 닫히지 않아 20대가
넘어서까지 꾸준히 키가 자란다고 합니다. 물론 말단비대증 같은 거인증의 부작
용을 앓을 수도 있습니다.

과거 환관이나 유럽의 카스트라토(변성기가 오지 않도록 거세한 성악가)들은 동시대 일반
인보다 키가 컸다고 합니다. 이들은 남성호르몬과 여성호르몬이 모두 낮습니다.
남성화가 '덜' 되었을 뿐 가슴이 나오거나 하는 등 여성화가 되는 건 아니라는 얘
깁니다.

체력이나 지적 능력, 성격에서도 대개는 큰 문제가 없던 것으로 보입니다. 중국이
나 중동에서는 환관들이 황실 호위무사나 장군, 대신을 맡기도 했습니다. 역사를
보면 중국 명나라의 대항해 시대를 개척한 정화 제독 같은 환관 출신의 위인도 많
습니다. 인간의 적응력이 무척 놀랍습니다.

04
우리 몸을 움직이는 에너지

에너지는 원시생명체부터 인간에 이르기까지 모든 생명체의 필수 요소입니다. 기본적인 생존과 활동운동을 위해서도 필요하고, 지금의 몸을 더 크게 발달시키거나 번식을 위해서도 필요합니다. 근육, 체지방을 포함한 모든 조직은 잉여 열량이 있어야 만들어지기 때문입니다.

여기서는 생존과 활동을 위한 에너지를 중점적으로 살펴보겠습니다.

에너지를 다루는 큰 손

우리 몸에서는 여러 종류의 에너지원을 사용합니다. 탄수화물, 지방, 단백질 같은 기본 영양소도 있지만 깊이 들어가면 크레아틴, 유기산, 알코올 등 파생 에너지원도 많습니다. 수많은 에너지원은 이런저런 생화학적인 대사과정을 거쳐 마지막에는 단 하나의 궁극적인 연료, ATP가 되어 태워집니다. 이 과정은 마치 공장의 생산라인처럼 상황과 순서에 따라 치밀하게 통제됩니다.

단계별 에너지원

ATP를 효율적으로 생산하기 위해 우리 몸은 가장 태우기 쉬운 연료부터 어려운 것까지 순차적으로 투입합니다. 여기서 '순차적'이라는 건 교대로 투입해 한 번에 한 에너지만 사용한다는 말이 아닙니다. 몸 전체로 보면 언제나 모든 에너지를 다 태우고 있으니까요. 다만 운동의 강도나 시간에 따라 주 연료에 차이를 둔다는 의미입니다.

아래 그래프는 운동 시간에 따른 에너지의 사용 순서를 나타낸 것으로 가로축은 운동 시간, 세로축은 운동 강도입니다.

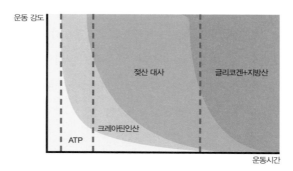

운동 시간에 따른 에너지원

1단계 : ATP-PC 시스템

근육이 처음 움직이기 시작할 때는 1차 에너지인 ATP를 사용합니다. 문제는 근육 내에 상시 대기하는 ATP는 고작해야 몇 초 쓸 수 있어서 바벨 2~3회 들면 끝난다는 겁니다. 그때부터는 ATP를 어디선가 끌어와야 합니다.

애써 되돌아보고 싶지는 않겠지만 생물시간에 배웠던 것을 잠시 복습해보겠습니다. ATP, 즉 아데노신3인산은 에너지를 내며 3개의 인산 중 한 개를 토해내 ADP, 즉 아데노신2인산이 됩니다. 이때 ADP는 그대로 수명이 끝나는 게 아니라 근육 내 크레아틴인산 PC:phosphocreatine 에게서 인산을 건네받아 ATP로 재생됩니다. 다시 말해, 근육은 1차

에너지원인 ATP와 2차 에너지원인 크레아틴인산을 통해 이 과정을 계속 반복합니다. 여기까지가 근육의 기본 에너지 시스템인 ATP-PC 시스템입니다. 이 단계에서 산소는 필요 없고, 근육은 최대의 파워를 냅니다.

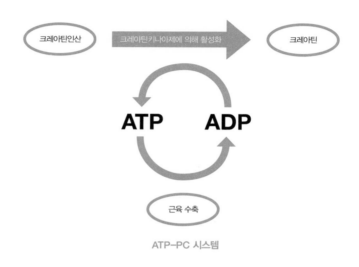

ATP-PC 시스템

ATP-PC시스템은 근력운동의 기본 에너지 과정이기 때문에 굳이 이 책이 아니더라도 앞으로 운동 원리를 접할 때, 심지어 보충제를 고를 때도 여러 번 보게 될 용어입니다.

2단계 : 젖산 대사
ATP-PC시스템은 길게는 90초 내외, 짧게는 10초 정도면 크레아틴인산까지 바닥나 한계를 드러냅니다. 강도에 따라 차이는 있겠지만, 중간 강도의 근력운동이라면 10회 반복 정도에 바닥난다고 보면 됩니다.

이젠 당분, 즉 근육 내에 저장된 탄수화물인 글리코겐을 동원해야 합니다. 261~262쪽 참조 그런데 아직 산소가 부족한 상태다 보니 당분이 불완전 연소해 젖산Lactic Acid으로 바뀌면서 ADP→ATP 반응을 돕습니다. 젖산 대사는 산소가 필요 없는 반응에서 산소를 태우는 유산소로 넘어가는 과도기인 셈이죠. 이때부터 ATP 생산량이 급격히 낮아지고 수행능력도 떨어지기 시작합니다.

고전적인 개념의 근력운동에서 한 세트를 10초도, 10분도 아닌 1분 안쪽으로 구성하는 이유는 수행능력이 가장 강한 무산소 단계에서 운동하기 위해서입니다.

3단계 : 글리코겐 유산소 대사

운동을 시작한 지 1~2분이 지나면 ATP-PC회로는 밑바닥을 드러내지만 대신 글리코겐을 태워서 산소를 충분히 공급합니다. 이때부터는 글리코겐이 완전 연소하는 유산소 단계로 넘어갑니다. 유산소 단계에서는 에너지를 장시간 안정적으로 낼 수 있지만 대신 출력이 낮아집니다.

이때도 최대한 ATP를 내기 위해 한쪽에서는 무산소 대사가 여전히 진행 중입니다. 그래서 근육과 핏속에는 계속 젖산이 축적되고 체액이 산성화됩니다. 일부에서는 운동 전 중탄산나트륨 같은 알칼리성 완충제를 섭취해 이런 산성화에 버티는 능력을 높이기도 합니다.

4단계 : 글리코겐 – 지방산 대사

지방을 제대로 태우기 위해서는 탄수화물이 먼저 타고 있어야 합니다. 312쪽 참조 3단계와 4단계를 따로 구분했지만 사실 둘을 나누기에 약간 애매한 면이 있습니다. 운동 강도가 높거나 혹은 운동으로 단련되어 지방대사능력이 좋을수록 지방이 제대로 타기 시작하는 시점이 훨씬 빠르기 때문입니다.

4단계에 접어들면 탄수화물과 지방이 동시에 타고, 시간이 지날수록 총 에너지 중 지방의 비중이 계속 증가하기 때문에 이론상으로는 글리코겐이 고갈될 때까지 무한대로 운동할 수 있습니다. 하지만 실제로는 마라톤이나 장거리 사이클 같은 극단적인 운동을 하지 않는 이상 일반인 수준의 운동에서 글리코겐 고갈까지 가는 경우는 거의 없습니다.

산소 부채와 운동 후 추가 연소

지금까지는 내 몸에 산소를 충분히 공급하고 효율적으로 완전 연소시킬 여유가 있을 때의 이야기입니다. 이런 대사를 유산소 반응이라고 합니다.

물론 늘 이렇게 좋은 상황만 있는 건 아닙니다. 가끔은 산소를 점잖게 태워 낼 수 있는 에너지 그 이상이 필요할 때가 있습니다. 길을 가던 행인이 칼 든 강도를 만나 도망칠 때처럼 말입니다. 당장 죽을 판국에 에너지 효율 따위가 문제인가요? 다행히 우리 몸에는 산소가 있건 없건 강제로 당분을 태우는 시스템이 이미 존재합니다. 바로 2단계 젖산대사입니다. 다량의 산성 노폐물이 생기지만 어쨌든 에너지는 냅니다. 말하자면 산소를 빚지고 산소 부채 에너지만 빌려오는 것이죠. 이때 노폐물은 산소 차용증입니다.

일단 운동 혹은 도주 이 끝나면 어떻게 해야죠? 그때는 산소를 다시 고금리로 갚아야 노폐물 차용증을 없앨 수 있습니다. 바로 이 과제가 EPOC 효과를 만들어냅니다. 고강도 운동만이 가진 특이한 효과라고 할 수 있죠. 운동 자체에서 소모하는 에너지 외에 회복기 초과 산소 소모 EPOC, Excess Post-exercise Oxygen Consumption를 무시한다면 운동의 효과를 절반밖에 거두지 못하는 겁니다.

고강도 운동에서는 정상적인 당분, 지방연소로는 한계가 있기 때문에 불완전 연소로 부족분을 메웁니다. 이 불완전 연소 역시 당분을 태우는 것이니 운동 강도가 높아지면 탄수화물 연소비가 높아지는 게 당연합니다.

고강도 유산소운동이나 근력운동이 끝난 후, 짧게는 몇 시간에서 길게는 하루 종일 몸에서 열이 나는 느낌을 받습니다. 소모한 글리코겐을 재충전하고 불완전 연소한 노폐물을 배출하거나 글리코겐으로 되돌려놓느라 또다시 상당량의 에너지를 쓰기 때문입니다. 게다가 다음 비상사태를 대비하기 위해 한동안 몸은 스위치를 모두 켜놓고 비상대기에 들어갑니다. 결과적으로는 불완전 연소 때문에 연비도 나빠졌고, 산소도 완전 연소해서 효율적으로 에너지를 냈을 때보다 더 많이 필요합니다.

이렇게 불완전 연소의 찌꺼기를 치우는 과정에서 산소와 에너지를 추가로 소모하는 것을 EPOC 효과 혹은 애프터번 after burn이라고 합니다. 고강도 운동만이 가진 강점입니다. 그런데 자꾸 고강도라고 하는데 대체 어느 정도를 말하는 걸까요? 답은 무산소 대사가 일어나는 범위에 있습니다.

유산소운동과 무산소운동

깊이 파악할수록 유산소운동과 무산소운동의 경계는 애매합니다. 유산소와 무산소를 나누는 기준은 종목이 아니라 에너지를 낼 때 '산소를 태웠느냐, 안 태웠느냐'에 있습니다. 걷기, 가벼운 달리기, 자전거 타기는 완전 연소, 즉 유산소 범위에서 주된 연소가 이루어지기 때문에 유산소운동이라 부를 뿐입니다.

극단적인 근력운동이나 전력달리기가 아닌 한 대부분의 운동에서 유산소와 무산소 반응은 동시에 일어납니다. 바벨을 든다고 해서 무산소가 아니고, 걷기나 자전거 타기를 한다고 해서 유산소는 아니라는 말입니다. 자전거를 30분간 느릿느릿 타는 건 유산소 반응이 위주가 되겠지만 가파른 언덕길을 5분간 죽어라 오르는 건 유산소로는 감당이 안 되니 무산소 반응이 더 많이 일어날 겁니다.

어느 범위에서 유산소가 되고 무산소가 되는지는 본인의 체력에 따라 달라집니다. 유산소로는 감당이 되지 않아 무산소 반응이 일어나는 경계를 무산소성 역치AT, Anaerobic Threshold 혹은 젖산역치라고 합니다. 운동능력이 발달할수록 산소 운반능력이 높아지고, 미토콘드리아가 늘어나며, 효소도 활성화되어 무산소성 역치가 높아집니다. 과적을 반복한 화물차는 폐차장으로 가지만 우리 몸은 적당한 과적을 통해 소형트럭에서 덤프트럭으로 변신합니다. 무산소성 역치를 넘어서는 운동은 장기적으로는 아예 역치를 높여버립니다. 이것이 체력 향상의 방정식입니다.

200kg 바벨을 드는 역도 선수가 10kg으로 5분간 쉼 없이 밀리터리 프레스를 하면 유산소운동에 가까울 겁니다. 같은 무게를 운동 경험이 없는 여성이 든다면 무산소운동에 가깝습니다. 톱클래스 마라톤 선수는 42.195km를 8,400초2시간20분 이내에 달리니 평균속도가 18km/h, 100m를 20초 내외에 달리는 셈입니다. 일반인에게는 전력달리기에 가깝지만 마라톤 선수에게는 놀랍게도 유산소 범위입니다. 지금도 전

력달리기가 다 무산소로 보이나요? 참고로 이 경우 실제는 무산소성 연소도 일정 수준 함께 일어나 레이스 후반에는 근육에 많은 양의 젖산이 농축돼 심한 경우 사망하기도 합니다. 이렇 듯 유산소, 무산소를 이분법으로 나눌 수는 없습니다.

앞의 얘기를 정리하면, 적당한 프로그램과 강도에서는 걷기나 뛰기처럼 흔히 유산소운동이라고 알려진 전통적인 종목을 하지 않고도 유산소운동과 유사한 효과를 얻을 수 있다는 의미입니다. 이런 효과를 극대화한 것이 서킷 트레이닝입니다. 196쪽 참조

지방 연소와 관련된 논란들

체지방은 근육과 마찬가지로 몸에 없어서는 안 될 구성요소지만 현대인은 건강이나 외모를 해치는 악당쯤으로 취급합니다. 운동 관련해서 '체지방 연소'라는 주제만큼 상업적인 홍보문구나 각종 속설이 난무하는 분야가 없습니다. 그런 세간의 믿음들은 과연 어디까지 믿을 수 있을까요?

탄수화물을 태울까, 지방을 태울까?

우리 몸에서 에너지를 내는 열량원은 탄수화물 아니면 지방, 둘 중에 하나입니다. 단백질의 연소량은 미미해서 거의 영향이 없습니다. 다이어트를 하든, 근육 키우기가 목적이든 대부분 체지방은 줄이기를 원합니다. 특히 20세기 후반에는 '낮은 강도의 운동이 체지방을 위주로 태우므로 좋은 운동이다'라는 생각이 대중에 널리 퍼지면서 한동안 저강도 운동의 전성시대가 옵니다.

그렇다면 '지방이 잘 타는 운동=체지방을 많이 빼 주는 좋은 운동'이

라는 등식이 성립할까요? 언뜻 들으면 맞는 말 같은데, 여기에는 두 가지 모순이 있습니다.

첫 번째로, 가벼운 운동일수록 지방을 태우는 '비율'이 높은 건 사실이지만 태우는 열량 자체가 적습니다. 40분 걷기로 200kcal를 태워 그중 70%가 지방에서 왔다면 140kcal이니까 약 15g의 지방이 탄 것이고, 40분 달리기로 400kcal를 태워 그 중 50%가 지방에서 왔다면 200kcal로 약 22g의 지방이 탔습니다. 어느 쪽의 지방 연소가 더 많은 걸까요?

두 번째는 애당초 '지방 연소 비율'을 따질 필요조차 없다는 것입니다. 지방을 태웠든 탄수화물을 태웠든, 어차피 몸에 저장되었던 에너지입니다. 운동이 끝나면 몸은 회복에 들어가는데, 그 시간에도 몸은 에너지를 씁니다. 사실 운동에서 쓰는 에너지보다 평상시에 쓰는 에너지가 몇 배 더 많습니다. 운동에서 지방을 더 태웠다면 회복기엔 지방을 재충전하면서 탄수화물을 씁니다. 반대로 운동에서 탄수화물을 태웠다면 회복기엔 탄수화물부터 재충전하고 지방을 씁니다. 결국 시간이 지나면 내 몸은 원래의 상태로 돌아갑니다. 간단히 말해, 태운 열량과 먹은 열량의 차액만큼 체중이 늘거나 주는 것이지 운동할 때 무엇을 태웠느냐는 중요치 않습니다.

그렇다면 운동생리학자들은 대체 뭣 하러 지방연소율을 연구한 걸까요? 바로 선수의 기록 향상을 위해서입니다. 탄수화물은 보유량이 적지만 적은 양의 산소로도 강한 출력을 내므로 짧은 고강도 운동에 적합하고, 지방은 보유량이 많은 대신 많은 산소가 필요해 장시간의 낮은 강도 운동에 유리합니다. 즉 선수들에게나 의미 있는 지표이지 일반인의 다이어트에서는 따질 이유가 없습니다.

이런 이유로 고강도 운동을 충분히 소화할 수 있는 사람들까지 낮은 강도 운동에 머무르는 부작용이 생기면서, 결국 미국 스포츠 의학회에서는 2005년에 '본인의 체력이 허락하는 한 강한 운동'이라는 새로운 방향을 제시합니다. 2018년 어린이의 운동법 등 세부 사항이 개편되었지만 큰 틀은 같습니다.[3]

빈도(Frequency)

- **유산소운동** : 세 가지 방법 중에서 하나를 선택해 실시한다.
  - 주당 5일 이상, 30분 이상의 중간 강도 유산소운동(빠른 걷기, 자전거 타기 등)
  - 주당 3일 이상, 20분 이상의 숨이 찬 고강도의 운동(달리기 등)
  - 중간 강도와 고강도를 병행해서 기준을 만족해도 된다.
- **근력운동** : 주당 최소 2일 이상 근력과 근지구력을 높이는 운동을 실시한다.

강도(Intensity)

- **유산소운동** : 초보자는 최대심박수의 50~70%, 그 이상 레벨은 70~85%
- **근력운동** : 강도는 총 리프팅 중량, 특정 종목의 총 반복횟수, 실제 리프팅 운동시간(세트 사이 휴식시간 제외)이 좌우한다. 운동 강도를 높이는 방법에는 중량 높이기, 같은 중량에서 반복횟수 높이기, 같은 중량·같은 반복횟수에서 휴식시간 줄이기 세 가지가 있다.

종류(Type)

- **유산소운동** : 전신 근육을 쉼 없이 지속적으로 사용해 순환기 능력을 기르는 운동이다. 달리기, 걷기, 수영, 댄스, 에어로빅, 서킷 트레이닝 등이 있다.
- **근력운동** : 근신경계를 발달시키는 최적의 운동은 저항운동으로, 반드시 중량을 들어 올리는 운동만을 뜻하지는 않는다. 밴드운동이나 서킷 트레이닝 등도 포함한다.

시간(Time)

- **유산소운동** : 운동 능력이 떨어지는 사람은 목표 강도에서 최소 20~30분 지속하는 것으로 시작, 운동 능력 향상에 따라 45~60분까지 늘린다. 그 이상 실시하는 건 부작용만 커질 뿐 얻는 효과는 매우 적다.
- **근력운동** : 45~60분을 넘기지 않는다.

미국 스포츠 의학회의 신체활동 권고안(17~65세)

케톤, 지방 부산물의 역습

인간이 탄수화물을 완전히 끊고 살 수 있을까요? 인체는 몇 달간 생존할 만큼의 체지방을 보유하고 있지만 탄수화물의 보유량은 하루 이틀분 정도에 불과합니다. 그런데 그 단계를 넘어가면 어떻게 해야 할까요? 뇌나 적혈구처럼 당분만 쓰는 까다로운 기관도 있고, 지방을 태울 때 역시 당분이 필요한데 말이죠. 특히나 뇌는 하루에 최소 100g이상의 당분이 필요합니다. 즉 탄수화물 없이는 살 수 없습니다.

다행히 우리 몸에는 당신생糖新生, 다시 말해 지방이나 단백질에서 당분을 만들어낼 수 있는 능력이 있습니다. 이때 단백질에서는 암모니아와 요소가, 지방에서는 케톤체ketone body가 부산물로 남습니다. 암모니아와 요소는 소변으로 배출되지만 케톤체는 신장수질과 적혈구 등 일부 세포를 제외한 우리 몸의 대부분에서 당분을 대신해 비상용 에너지로도 쓰일 수 있습니다.

몸은 2~3일간 당신생을 통해 만들어진 당분으로 지탱하지만 탄수화물 부족이 지속되면 케톤과 지방산을 몸의 주된 에너지원으로 전환합니다. 단, 뇌는 포도당을 쓰는 데 특화되어 있어 비상 연료인 케톤에 크게 저항합니다. 현기증·두통·무기력증이 생길 수 있고, 케토래쉬라는 가려움증이나 입 냄새도 흔한 부작용입니다.

이렇게 체내에 케톤 부산물이 축적되는 상태를 케토시스ketosis라고 합니다. 케톤 자체는 혈액을 산성화하지만 대개 그 자체는 큰 문제가 되지 않습니다. 초기 적응 과정에서는 케톤의 상당량이 몸에서 배출되고, 시간이 지나면 배출은 주는 대신 케톤의 사용 비중이 높아지기 때문이죠. 케토시스는 탄수화물이 부족할 때 언제든 나타나는 몸의 자연스러운 기아 모드입니다.

이와 유사한 케톤산혈증keto-acidosis은 현기증과 구토, 설사 등을 거쳐 심하면 사망에까지 이를 수 있는 위험한 상태입니다. 주로 당뇨 환자나 알코올 중독자에게서 나타나죠. 건강한 정상인에게 탄수화물 제한에 따른 케토시스가 치명적인 산혈증으로 악화되는 경우는 극히 드뭅니다.

케토시스는 열량 부족에 따른 급격한 근육 손실을 일정량 막아주지만 탄수화물 부족이 기본적으로는 근성장에 악영향을 주는 게 사실입니다. 따라서 본인에게 근육량 증가가 최우선이라면 케토시스 상태까지는 가지 않는 게 좋습니다. 반면 당장 감량이 시급한 상태라면 근육 성장이 조금 늦어지는 것과 케토시스를 감수하고 열량을 제한하는 것이 답입니다.

케토시스 초기에는 소변에서 다량의 케톤이 검출되기 때문에 케토스틱이라는 소변검사 용지로 간단히 케톤 농도를 확인할 수 있습니다. 케토스틱은 원래 당뇨 환자들의 케톤산혈증 체크가 목적이기 때문에 대형 약국이나 온라인 등에서도 구입할 수 있습니다. 케토시스가 장기간 지속되면 대부분의 케톤이 연료로 활용되기 때문에 소변으로는 검출이 어렵고 호흡으로 배출되는 케톤의 양을 확인하거나 혈액검사로만 확인이 가능합니다.

저탄수화물 다이어트 vs 저지방 다이어트

체지방 축적을 가장 크게 결정하는 에너지원은 탄수화물 혹은 지방입니다. 단백질도 당신생이나 근육 생성, 포만감 자극 등을 통해 간접적으로 영향을 줄 수 있지만 가장 직접적인 영향을 주는 건 이 둘입니다. 그래서 다이어트에서 탄수화물을 줄일지, 지방을 줄일지 혼란을 겪는 사람들이 많습니다. 온라인에서도 논란이 뜨겁고요.

　결론부터 말하면, 어느 쪽을 덜 먹든 결국 얼마나 빠지고 찌는지는 사실상 총 열량으로 결정됩니다. 그런데도 사람들이 굳이 둘을 구분하려 드는 건 쉽게 살을 빼고픈 마음과 더불어 감량 과정에서 약간의 체감 차이가 있기 때문입니다.

　탄수화물을 줄이면 초반에 글리코겐 감소와 인슐린 저하로 몸의 수분이 줄면서 체중이 2~3kg 이상 확 감소합니다. 물론 일시적인 변화로 체지방 감량과는 무관합니다. 말하자면 가벼운 탈수 상태가 되는 셈입니다. 저탄수화물 다이어트가 일부에서 인기를 끈 가장 큰 이유도 초반의 빠른 체중감량 때문이죠. 하지만 다이어트를 마치고 열량과 당분 섭취가 정상화되면 몸의 수분이 늘어 어차피 되돌아갈 체중입니다.

　반면 지방을 줄이는 다이어트는 시작부터 끝까지 거의 비슷한 패턴을 유지하며, 다이어트를 마쳤을 때도 체중이 갑작스레 확 늘지 않습니다. 즉 양쪽은 과정에서만 약간 다르지 결과에서는 차이가 없습니다.

　실제로 이 두 다이어트 중 어느 쪽이 조금이라도 나은지 감별하기 위해 수많은 연구를 했지만 저지방 식단이 '아주 조금' 유리했다는 결과와 저탄수화물 식단이 '아주 조금' 유리했다는 결과가 뒤죽박죽 섞여 있습니다. 각 다이어트를 열성적으로 추종하거나 이익을 얻는 사람들은 각자 유리한 연구만을 들먹이며 홍보하지만 모든 사람에게 통하는 더 유리한 방법은 확인된 바도 없고, 따지는 것도 무의미합니다.

기초대사량

체중 감량이나 운동에 대해 언급할 때 꼭 나오는 개념이 기초대사량입니다. 각종 매체에서도 '근육량을 늘리면 기초대사량이 올라가 살이 덜 찌는 체질이 된다'라고 합니다. 그런데 이 말을 어디까지 믿어야 할까요?

기초대사량 이해하기

기초대사량은 생명 반응을 유지하기 위한 최소한의 에너지 소모량입니다. 자동차로 치면, 시동을 걸고 서 있을 때 소모하는 기름에 해당합니다. 인체는 움직이지 않아도 심장이 뛰고, 호흡을 하고, 수명이 다한 세포를 교체하고, 간이나 신장 등의 장기도 제 역할을 해야 합니다. 활동량이 많지 않은 일반인이라면 전체 에너지의 무려 3분의 2를 기초대사에 소비하니 기초대사량을 높여서 먹어도 살이 덜 찌는 몸을 만들라는 말이 한편으론 그럴싸하게 들리기도 합니다.

그런데 정작 기초대사량을 재는 건 쉽지 않습니다. 산소마스크를 쓰고 종일 꼼짝 않고 호흡량을 측정해야 하는데 일반인에겐 현실성이 없는 얘기죠. 대개는 체성분분석기에 나오는 기초대사량을 참고합니다. 얼핏 체중계처럼 생긴 기계가 어떻게 에너지 소모량을 재는 걸까요?

맥이 빠질지 몰라도, 그 기계는 에너지 소모량을 재지 않습니다. 측정 전에 나이, 성별, 키를 입력하면 기계가 측정한 체중과 근육량을 기준으로 몸 상태가 가장 유사한 사람의 기초대사량을 찾아서 보여줄 뿐입니다. 터무니없지는 않지만 실제 기초대사량과 맞지 않는 경우도 많습니다. 왜 그럴까요?

근육량으로 기초대사량을 뽑는다는 개념은 같은 무게의 근육이 같은 에너지를 소모한다는 전제가 있어야 합니다. 신진대사가 왕성한 사람의 근육은 평상시에도 에너지를 많이 소모하겠지만, 말 그대로 군살이나 다름없는 근육은 이름만 근육일 뿐 에너지를 훨씬 적게 소모합니다. 그러니 종일 사무실에 앉아 키보드만 두드리는 사무직 종사자와 동갑내기 국가대표 운동선수는 수치상으로 같은 키, 체중, 근육량이라 해도 기초대사량에서는 다를 수밖에요.

심지어 한 개인의 기초대사량도 항상 일정하지는 않습니다. 우리 몸은 주변 환경이나 처한 상황에 따라 갑상선 호르몬, 남성호르몬, 아드레날린 등등 대사호르몬을 바꿔 시시때때로 기초대사량이 바뀌니까요. 기근이 들거나 반대로 식량이 풍족할 때 우리 몸은 기초대사량을 조절합니다. 전자제품에 절전모드와 강력모드가 있는 것과 비슷합니다. 감량을 위해 식사량을 줄였을 때 생각지 못한 역풍을 맞는 건 인간의 이런 적응력 때문입니다.

기초대사량을 늘리면 살이 덜 찐다는 말장난

근육량을 늘리면 기초대사량이 늘어 살이 덜 찐다고들 합니다. 과연 근육은 기초대사량에서 얼마만큼의 비중을 차지할까요? 엄밀히 말해 거의 대부분입니다. 단, 문제는 골격근이 아니고 내장이라는 점입니다.

일반인이 흔히 참고하는 체성분 검사에서는 뼈와 체지방을 제외한 나머지 부분, 즉 골격근을 포함한 내장, 혈관, 신경 같은 모든 조직을 근육량으로 칩니다. 골격근은 몸을 안 움직이면 그냥 놀지만 내장을 포함한 그 외의 신체조직은 죽지 않으려면 24시간 움직여야 합니다. 그런데 운동한다고 신장이나 간이 커지던가요? 정말로 커지면 병원에 가야죠. 운동으로 성장하는 근육은 골격근인데, 골격근은 전체 기초대사량에서 고작 20% 내외밖에 쓰이지 않습니다. 심지어 전신의 골격근을 다 털어도 뱃속의 간 하나가 소비하는 기초대사량보다도 적습니다.

속은 느낌이 확 들지 않나요?

	기초대사량에서 차지하는 비중	1파운드(0.45kg)당 에너지 소모량
체지방	–	2kcal
골격근	20%	6kcal
간	27%	91kcal
뇌	20%	109kcal
심장	7%	200kcal
신장	10%	200kcal

골격근과 각 장기의 에너지 소모량

근육의 발달 상태에 따라 차이는 있지만 골격근 1kg이 소모하는 기초대사량은 대략 하루에 10~13kcal 정도입니다. 운동으로 골격근 1kg을 얻는 게 얼마나 힘든지 생각하면 정말 맥 빠지는 수치죠. 막말로 고구마 한 입만 덜 먹어도 절약할 수 있는 열량이니까요. 결론적으로 운동으로 근육량을 키워서 얻을 수 있는 기초대사량의 상승폭은 그리 크지 않습니다. 근육량을 늘리면 기초대사량이 늘어 살이 덜 찌는 몸이 된다는 얘기가 아주 틀린 건 아니지만 현실성과는 거리가 멉니다.

반면 기초대사량을 떠나 총 소모 열량을 봤을 때는 골격근의 위상이 달라집니다. 실제 몸을 움직이는 데 드는 에너지 소모량인 활동대사량은 골격근이 대부분을 차지하기 때문입니다. 근육량이 늘어도 기초대사량에는 큰 영향을 주지 않지만 움직일 때 쓰이는 열량은 비약적으로 늘어납니다. 운동을 하면 전반적인 신진대사가 왕성해져 기초대사량도 덩달아 올라갑니다.

요약하면, 운동으로 살이 덜 찌는 몸을 만들 수 있는 건 맞습니다. 그런데 이 말이 늘어난 근육량을 끌어안은 채 운동을 안 해도 공짜로 에너지를 태워준다는 의미는 아닙니다. 운동이든 활동이든 커진 근육을 최대한 움직여줘야 에너지를 전보다 더 쓸 수 있다는 말입니다. 공짜는 없으니까요.

체중을 감량한 분들에게 자주 받는 질문이 있습니다. 막상 체중을 뺀 건 좋은데 알고 보니 기초대사량이 떨어졌다는 겁니다. 심지어 체지방만 쏙 빼고 근육은 늘어나는 110점짜리 다이어트에 성공했는데도 살쪘을 때에 비해 더 낮아졌다는 것입니다.

앞에서도 말했지만 운동으로 근육이 붙었어도 그것으로 늘어난 기초대사량은 제한적입니다. 반면 기초대사량에서 체중 자체가 차지하는 비중은 굉장히 큽니다. 운동에 따른 에너지 소모량을 계산하는 공식도 체중을 기준으로 합니다. 시동만 걸렸을 때든 주행할 때든 대형차가 소형차에 비해 기름을 더 먹는 건 당연하니까요. 또 하나, 체지방 역시 근육만큼은 아니어도 1kg당 3kcal 내외의 열량을 기초대사량으로 소모합니다. 그러니 근육으로 기초대사량이 조금 올랐다 해도 체중과 지방 감소로 도로 깎여나갈 수밖에 없습니다.

그러니 근육량만 비약적으로 늘어난 게 아니라면 체중이 빠지면 기초대사량은 당연히 줄어듭니다. 감량하면서 기초대사량까지 올리는 건 불가능하지는 않겠지만 굉장히 어렵습니다. 게다가 몸이 가벼워지면 같은 운동을 해도 활동대사량까지 줄어드니까요. 일단 근육만 만들면 운동 안 하고 뚱뚱할 때처럼 먹어도 살이 안 찔 거라는 생각은 그저 환상에 불과하다는 말입니다.

05
심폐능력

혈액처럼 체액 운반을 담당하는 순환계와 산소를 공급하고 이산화탄소를 배출하는 호흡계의 기능을 합쳐서 심폐기능이라고 합니다. 중년 이후 사망 원인으로는 단연 암이 1순위인데, 바로 뒤를 잇는 것이 심장이나 폐와 관련한 질환입니다. 게다가 암에도 일정 부분 영향을 끼친다고 알려져 있습니다. 건강과 장수 차원에서 볼 때 운동으로 얻을 수 있는 가장 큰 소득이 심폐능력의 개선입니다.

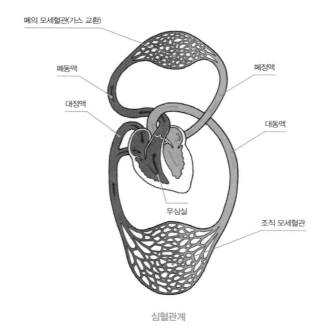

심혈관계

심폐능력은 근육을 비롯한 모든 신체능력을 지지해 주는 기반입니다. 크고 발달된 근육을 유지하고, 에너지를 활발히 태우고, 신진대사를 높이고, 회복력·면역력에도 직접적인 영향을 끼칩니다. 웬만하면 자동차로 이동하고, 도시생활에 익숙한 현대인들이 과거에 비해 가장 크게 떨어진 능력이기도 합니다. 소위 쇳덩이 좀 든다는 분들조차도 이 문제를 체감하지 못하는 것 같습니다.

심장에 대해 알아야 할 것

대개 여러 기능을 가진 다른 내장기관과는 달리 심장의 기능은 딱 하나, 몸에 혈액과 산소를 공급하는 것입니다. 그런 만큼 심장의 기능을 규정하는 기준도 단순합니다. 얼마나 빨리 뛰느냐^{분당 심박수}, 한 번에 얼마만큼의 피를 내보내느냐^{박출량}. 운동을 통해 향상시키려는 기능도 바로 이 두 가지입니다.

심박수, 내 몸의 RPM

심장 자체는 아주 독립적인 기관입니다. 심장은 전기 자극으로 수축하는데, 심방결절과 방실결절이라는 자체 발전기와 스위치가 있어 외부에서 산소와 영양소만 공급되면 혼자 뛸 수도 있습니다. 몸을 빠져나온 심장이 혼자 뛰는 엽기적인 광경이 영화에 자주 등장하는 것도 그 때문입니다.

물론 외적인 자극에 따라 박동 속도는 바뀌기도 합니다. 아드레날린, 노르아드레날린, 갑상선호르몬은 심장박동을 빠르게 하고, 아세틸콜린은 느리게 합니다. 하지만 운동을 하면 신기하게도 심장박동이 호르몬의 화학적 신호보다 한 발 앞서 빨라집니다. 이유가 명확히 밝혀진 건 아니지만 운동과 동시에 신경계의 반사작용이 일어나기 때문으로 추정합니다.

심박수는 많은 면에서 자동차의 RPM 1분 동안 회전 수과 비슷합니다. 자동차도 성능이 좋아지면 최대 RPM이 높아지듯이 심장도 발달하면 최대로 감당할 수 있는 심박수가 높아집니다. 또한 성능이 좋은 엔진일수록 평상시 RPM은 낮듯이, 성능 좋은 심장도 평상시 심박수는 도리어 낮아지는 경향을 보입니다.

박출량

심장이 한 번 수축할 때 내뿜는 혈액 양은 평상시 남성이 70~90ml, 여성은 50~70ml입니다. 요구르트 병 하나 정도니까 한 번에 뿜어내는 양이 많지는 않습니다. 고도로 단련된 운동선수들은 최대 150ml까지도 늘지만 물리적인 한계가 있어 운동 강도가 높아진다고 마냥 늘지는 않습니다. 대신 분당 심박수가 상승해 더 많은 혈액을 조직에 전달합니다.

심장은 박출량과 심박수를 제어해 일정한 양의 혈액을 조직에 전달합니다. 같은 혈액량을 필요로 한다고 할 때, 심장이 발달해 1회 박출량이 커지면 심박수가 줄어듭니다. 심장이 부담을 덜 받는 것이죠. 일반인의 평상시 심박수는 1분에 60~70회 정도인데 심장의 발달 정도, 선천적 요인, 질병 등에 따라 달라질 수 있습니다. 여성은 남성보다 적혈구 농도가 낮다보니 이를 보상하기 위해 분당 심박수가 조금 높습니다.

운동으로 박출량이 커지면 분당 심박수가 50회 이하로 낮아지기도 합니다. 이런 현상을 스포츠 심장 혹은 운동성 서맥 Bradycardia이라고 합니다. 이런 경우는 심장 기능에 충분한 여유가 있기 때문에 고강도 운동도 쉽게 소화할 수 있습니다.

반대로 심장 기능에 비해 몸만 과도하게 크면 그 원인이 비만이든, 심폐능력의 발달 없이 무리해서 근육 부피만 키웠든 심장은 평상시에도 과도한 부담을 집니다. 그래서 산에 오를 때 근육이 적고 마른 사람보다 우람한 근육질이 더 빨리 지치는 웃지 못할 모습을 자주 보게 됩니다.

중력 때문에 1회당 박출량은 서 있을 때보다 눕거나 앉아 있을 때 더 많습니다. 이때는 심박수가 낮아져 혈액량을 조절합니다. 앉아 있다가 자리에서 일어서면 박출량이 급속히 줄어 심박수도 그에 맞춰 즉시 높여야 합니다. 그런데 이 타이밍이 잘 맞지 않으면 몸 꼭대기인 뇌로 피가 제대로 올라가지 못해 일시적인 현기증이 생기는 것이죠. 이를 가리켜 기립성 저혈압이라고 합니다.

제2의 심장

심장을 떠난 혈류는 모세혈관을 한 바퀴 돌아서 심장으로 되돌아오는데, 이때 가장 먼 경로는 다리 끝인 발목입니다. 발의 모세혈관까지 갔던 혈액은 정맥을 타고 중력을 거슬러 심장까지 오르는 멀고 먼 길을 되돌아가야 합니다. 정맥에는 역류를 막는 판막이 있지만 피가 거꾸로 내려가지 못하게 막는 게 전부여서 직접 밀어 올리지는 못합니다. 정맥의 압력이 너무 낮다고 동맥의 압력_{혈압}을 마냥 높이는 것은 자살행위나 마찬가지니 이쯤이면 특단의 대책이 필요합니다.

이때 등장하는 것이 종아리 근육, 그 중에서도 흔히 알이라고 하는 2개의 비복근입니다. 비복근은 수축할 때마다 정맥을 눌러 펌프처럼 혈액을 올려줍니다. 종아리 근육의 펌핑 효과는 걸을 때처럼 근육이 리드미컬하게 움직일 때 가장 효과가 큽니다. 반면 앉거나 가만히 서 있을 때처럼 발목을 장시간 움직이지 않으면 펌핑 중단으로 혈액이나 체액이 정체해 부종이 생기거나 정맥류 등의 문제가 발생합니다.

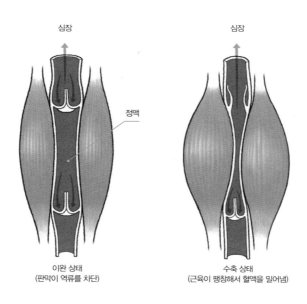

종아리 근육의 펌핑

앉아서 다리를 떠는 모습은 품위도 없고 예의에 어긋나는 게 사실이지만 한편으로는 하체 순환을 위한 자연적인 반응일지도 모릅니다. 그러니 하체 부종이 심하거나 발 저림이 자주 온다면 모범생처럼 조신하게만 앉아 있기보다는 틈날 때마다 발목을 위아래로 움직이거나 걸어서 제2의 심장인 발목을 가동해 주는 게 좋습니다.

최대산소섭취량과 최대심박수

운동 강도가 높아지면 산소 섭취량도 많아집니다. 다량의 산소 섭취에 단련될수록 산소를 몸 안에 받아들이는 능력도 발달합니다. 최대산소섭취량VO₂max은 호흡이나 순환은 물론 근육의 유산소 기능에도 영향을 받기 때문에 인체의 총괄적인 에너지 대사능력을 나타내는 지표로 쓰입니다. 몸이 클수록 산소 섭취의 절대량이 커지기 때문에 기준치는 체중kg당 산소 섭취량입니다. 일반인의 최대산소섭취량은 분당 30~55ml/kg/분 정도이지만 운동선수는 최대 90ml/kg/분까지 올라갑니다.[4]

운동 강도를 잴 때도 원칙적으로는 산소 섭취량을 기준으로 해야 하지만 매우 크고 복잡한 장비가 필요하기 때문에 일반적으로는 그보다 측정하기 쉬운 분당 심박수를 사용합니다. 운동 강도가 높아지면 심박수가 올라가다가 일정 수준에서는 강도를 높여도 더 이상 오르지 않습니다. 이때 수치를 최대심박수HRmax, Heart Rate Maximum라고 합니다. '최대치에서 80%의 운동'이라고 하면 흔히 최대심박수의 80%까지 심박수를 올리는지를 말합니다.

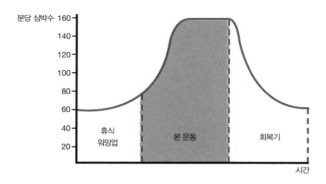

운동 전후 심박수 변화

최대심박수는 나이 들수록 낮아지고, 운동으로 단련할수록 높아집니다. 이 수치를 직접 측정하기는 어렵기 때문에 대개 세 가지 방법으로 추정치를 뽑습니다.

① 가장 흔히 쓰이는 약산식은 1960년대 해스켈William Haskell과 폭스 Samuel Fox가 제안한 것으로, 220에서 본인의 나이를 뺍니다. 30세라 면 최대 심박수는 190에 해당합니다.

최대심박수 = 220 − 본인의 나이

② 해스켈의 공식이 젊은 일반인에게 대충은 들어맞지만 실제 최대심박 수가 일차방정식 그래프처럼 선형으로 변하지는 않습니다. 나이가 많 거나 어리면 맞지 않아서 다음과 같은 비선형 수정식이 나왔습니다.

최대심박수 = 209 − (0.7 × 나이)[5]

③ 운동선수처럼 심폐능력이 아주 우수한 사람에게는 비선형 수정식도 맞지 않아서 2008년에 다른 기준이 나왔습니다.[6]

남성 운동선수 = 202 − (0.55 × 나이)
여성 운동선수 = 216 − (1.09 × 나이)

중력이 작용하기 때문에 운동할 때의 자세도 최대심박수에 영향을 미 칩니다. 사이클이나 조정처럼 앉아서 하는 종목에서는 5, 누워서 하는 수영에서는 10을 위의 추정치에서 뺍니다.

운동 중 심박수는 운동 강도와 소모 열량을 판별하는 기준으로 많이 활용합니다. 특히 유산소운동이나 서킷 트레이닝, 인터벌 트레이닝처럼 전신을 사용하는 운동에서 의미가 큽니다. 아래 표는 체중 80kg의 성인남자를 기준으로 했을 때입니다. [7]

최대심박수 대비	에너지 시스템	지방 연소율	단백질 연소율	총열량 (kcal/h)	운동 강도 예제
90 ~ 100%	ATP-PC, 젖산 위주	10 ~ 15	5	-	전력달리기
80 ~ 90%		10 ~ 20	5	-	빠른 달리기
70 ~ 80%	유산소 위주	40 ~ 60	5	660	달리기
60 ~ 70%		50 ~ 70	5	480	느린 달리기
50 ~ 60%		70 ~ 85	5	320	빠른 걷기

심박수에 따른 열량 소모량

표에서처럼 운동 강도에 따라 3대 영양소가 동원되는 비중이 달라집니다. 단백질은 운동 강도와 무관하게 열량 대비 거의 일정한 비율로 소모되는 반면, 지방은 강도가 높아질수록 적은 비율로 소모됩니다. 주의할 점은 앞에서 언급했듯 지방 연소의 비율이 낮아질 뿐 연소 총량은 더 많아진다는 사실입니다. 저강도 운동이 지방을 더 태운다는 속설은 '비율'과 '절대량'을 혼동한 결과입니다. 시간 대비 효율을 생각해도 강한 운동 쪽이 좋다는 건 진리입니다.

　게다가 운동하는 도중에 직접적으로 타는 체지방은 결국 나머지 시간에 여분 열량으로 균형이 맞춰지니까 큰 의미를 두지 않는 게 좋습니다.

① **최대심박수의 50~60%** : Z1 또는 무난한 영역(Moderate Zone)이라고 합니다. 평소 운동을 안 하던 사람이라면 산책, 운동을 해 온 사람이라면 빠른 걸음 정도에 해당합니다. 일반적으로 그렇다는 것이지 심박계로 재지 않는 이상 정확한 수치를 알기는 힘듭니다. 지방 연소율만 높을 뿐 에너지 소모량이 적기 때문에 고령이나 심한 비만 외에는 운동 효율이 낮습니다.

② **최대심박수의 60~70%** : Z2 또는 지방 연소 영역(Fat Burn Zone)이라고 합니다. 운동을 안 하는 일반인이 매우 빠르게 걷거나 운동에 익숙한 사람이 가볍게 조깅을 할 때 나오는 수치입니다. 에너지 소모량이 아주 적지도 않고, 지방 연소율도 높은 편입니다. 막 운동을 시작한 일반인의 유산소운동 범위입니다.

③ **최대심박수의 70~80%** : Z3 또는 에어로빅 영역(Aerobic Zone)이라고 합니다. 일반인의 조깅, 운동에 익숙한 사람의 중간 강도 달리기에 해당합니다. 지방 연소율은 약간 낮지만 총 칼로리 소모량이 매우 많아 효율적입니다. 심폐지구력을 올리는 훈련도 보통 이 영역에서 실시합니다.

④ **최대심박수의 80~90%** : Z4 또는 경계 영역(Threshold Zone)이라고 합니다. 일반인의 중간 강도 달리기, 운동에 익숙한 사람의 고강도 달리기에 해당합니다. Z4 영역은 에너지 대사에서 중요한 분기점입니다. 여기부터는 산소가 너무 많이 필요해 탄수화물과 지방을 완전 연소시키는 유산소 대사가 완벽하게 이루어지지 않습니다. 그래서 당분을 산소 없이 불완전 연소시켜 급한 에너지를 내는 무산소 대사로 들어갑니다. 언뜻 부정적으로 들리지만 실제로는 이 범위 이상으로 운동을 해야 불완전 연소 부산물을 해소하며 운동 후에도 에너지를 추가로 소모하는(EPOC) 효과가 본격적으로 일어납니다.

⑤ **최대심박수의 90~100%** : Z5 혹은 파워와 스피드 영역(Power and Speed

Zone)입니다. 전력달리기가 해당하고. 심폐 기능보다는 근력과 순발력의 범위입니다.

마지막으로 유념할 게 있습니다. 위의 수치는 심박계를 제조하는 회사에서 일반인을 기준으로 획일화한 참고 수치라는 점입니다. 모든 사람이 저 정도에서 똑같은 에너지 대사를 하지는 않습니다. 선천적인 요인이나 후천적 훈련에 따라 특정 영양소에서 에너지를 내는 능력이 더 발달했을 수도 있고, 보통 사람보다 최대심박수가 훨씬 높은 강한 심장을 가졌을 수도 있으니까요.

쇳덩이 심장, 러닝화 심장

유산소운동이든 근력운동이든, 어떤 운동을 하든지 해당 부위 골격근 외에 가장 바쁜 기관이 심장입니다. 운동을 하면 심장의 근육도 골격근과 함께 발달합니다. 그런데 운동에 따라 심장이 발달하는 양상이 조금 다릅니다.

근력운동과 심장

근력운동처럼 특정 부위를 단시간 집중적으로 운동하면 해당 근육 주변에서는 혈관이 넓어지지만 그 외의 신체 대부분에서는 도리어 혈관이 수축해 산소를 덜 소모하게 합니다. 제한된 혈류를 꼭 필요한 곳에만 최대한 보내려는 것이죠.

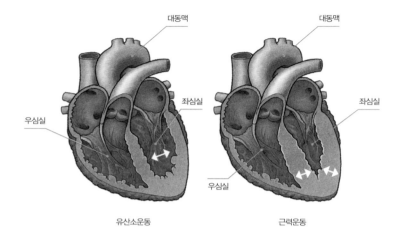

대동맥

대동맥

좌심실

좌심실

우심실

우심실

유산소운동

근력운동

* 마라톤 같은 유산소성 운동에서는 한 번에 많은 혈류가 필요하기 때문에 왼쪽 그림처럼 심실의 용적이 큰 심장으로 발달하고, 역도 같은 근력 위주 운동에서는 강한 압력으로 피를 밀어내기 위해 오른쪽처럼 심근(심실벽)이 두껍게 발달한다.

운동에 따른 심장 구조의 차이

이런 혈관 수축 때문에 신체 전반적으로는 혈압이 올라가고 심장에서 피를 내보낼 때 저항도 커집니다. 좁아진 혈관으로 억지로 피를 보내려면 강한 압력이 필요하기 때문에 피를 뿜어내는 좌심실에 특히 강한 부담을 줘 심실벽이 두꺼워집니다. 전신을 통틀어 보았을 때는 그저 일부에서만 산소가 많이 필요할 뿐, 전신의 산소 필요량이 크게 늘어나는 건 아니기 때문에 심실벽만 두꺼워질 뿐 심장 크기나 박출량은 크게 달라지지 않습니다.

유산소운동과 심장

반면 장시간 유산소운동을 할 때는 전신의 혈관이 혈류를 최대한 받기 위해 확장하고, 피를 내보내는 저항도 낮아집니다. 적절한 강도의 유산소운동은 혈압을 낮추는 데 긍정적입니다.

유산소운동은 이름 그대로 많은 산소, 즉 많은 혈류가 필요합니다. 1회 박출량을 키우기 위해 좌심실의 크기가 커지는 방향으로 발달하는 것이죠. 늘어난 박출량을 감당하기 위해 심근도 발달은 하지만 전신의 혈관을 확장해 혈류 저항이 낮아서 근력운동을 할 때만큼 심실벽이 두꺼워질 필요는 없습니다. 마라톤 같은 유산소 종목 선수들의 좌심실은 역도 같은 중량운동 선수보다 크고, 심근은 상대적으로 얇습니다.

심혈관계 질환을 예방하는 데는 강한 심근과 충분한 박출량이 모두 필요합니다. 심근이 강한 심장은 혈관에 문제가 생겼을 때 치명적인 상태로 발전하는 것을 늦춥니다. 하지만 근본적으로는 혈관을 이완시켜 박출량을 키우는 쪽이 더 도움이 됩니다. 고혈압이나 고지혈증인 분들에게 유산소운동을 유독 강조하는 이유입니다.

근력운동과 가짜 유산소 반응

고강도 근력운동이나 전력달리기 같은 전형적인 무산소운동을 해도 마치 장시간 유산소운동을 한 것처럼 심장이 빨리 뛰고 숨이 찹니다. 언뜻 양쪽의 운동 효과가 같다고 생각하기 쉽지만 둘은 엄연히 차이가 있습니다.

장시간 멈추지 않고 전신을 사용하는 유산소운동은 탄수화물과 지방을 태우는 데 많은 산소가 필요합니다. 강도가 높아지면 심장이 아무리 열심히 뛰어도 산소 요구량을 다 채울 수 없어 산소 부족 상태도 생기고, 산소부채를 쌓아 불완전 연소까지 동원해야 합니다.

반면 근력운동에서 전신의 총 운동량은 유산소에 비해 적습니다. 무산소 대사는 이름 그대로 산소를 거의 쓰지 않기 때문에 그 순간만 놓고 보면 굳이 많은 혈액이 필요하지 않습니다. 그런데 움직이는 주된 근육만 보면 유산소를 할 때보다 강한 운동량을 소화하고 있죠.

심장은 가장 큰 부담을 받는 부위로 우선해서 피를 보내야 합니다. 이후 회복이나 무산소 후 유산소 반응이 시작할 때도 대비해야 하니까 심장은 운동 시작과 동시에 일단 심박수부터 올립니다. 그런데 일반적인 근력운동에서는 무산소 대사 영역에서 한 세트가 끝나버립니다. 열심히 숨 쉬고 심장도 죽어라 뛰어 멍석을 깔아 놓았는데, 뼈빠지게 보낸 산소 중 절반도 사용하지 않고 끝난다는 말입니다. 물론 해당 근육만 보면 산소 부족이 일어났을 수도 있고, 빠르게 배달된 산소와 당분으로 휴식시간에 ATP-PC회로 재충전도 합니다. 그렇지만 전신의 차원에서는 쓸데없이 많이 배달한 게 사실입니다.

이렇게 단시간에 무산소운동을 할 때도 일시적으로 심박수와 호흡수가 올라가는 것을 심장의 가짜 유산소 반응이라 합니다. 호흡과 심장만 열심히 뛰었을 뿐 실상 산소와 에너지는 그다지 많이 쓰이지 않았다는 의미입니다. 이때 쓰이는 산소량은 트레이닝 종류에 따라 달라집니다. 스쿼트나 데드리프트처럼 전신 근육을 쓰는 근력운동이라면 무산소라 해도 결과적으로는 고강도 유산소 못지않게 많은 산소가 필요할 테고, 바벨 컬이나 크런치처럼 일부 근육이나 작은 근육만 단련했다면 실제 쓰인 산소는 얼마 되지 않을 겁니다.

위의 예처럼 근력운동에서는 실제 운동량과 심박수와의 상관관계가 낮기 때문에 유산소운동처럼 심박수를 기준으로 에너지 소모량이나 실제 운동 강도를 산출할 수는 없습니다.

근력운동과 호흡법

운동을 처음 시작했을 때를 되돌아보면 근력운동 호흡법을 익힐 때가 제일 짜증이 났던 것 같습니다. 자세가 틀린 건 거울에 바로 비치지만 호흡은 몸에 습관이 들기 전까지는 내가 틀린 것도 잘 인식하지 못합니다. 말 그대로 몸을 길들여야 하는 짜증나는 과정이었습니다. 게다가 처음에는 왜 호흡이 중요한지 이유도 잘 모르거든요. 저 역시도 그랬습니다.

특히 체계적인 지도나 예습 없이 혼자서 홈트레이닝으로 연습한 분들 중에는 인터넷이나 책에서 자세만 보고 따라하느라 호흡은 아예 안중에도 없는 경우가 많습니다.

힘줄 때 내쉬고, 힘 뺄 때 들이쉬고

호흡법을 처음 배울 때 지겹도록 듣는 말입니다. 말은 쉬운데 처음에는 생각처럼 잘 되지 않습니다. 그도 그럴 것이, 따로 훈련하지 않는 한 인간은 힘을 줄 때 반사적으로 숨을 멈추기 때문입니다. 별 것 아닌 것처럼 보여도 근력운동의 기본 호흡법을 익히는 게 본능을 거스르는 훈련이기 때문에 생각보다 어려울 수밖에 없습니다.

그럼에도 호흡법을 훈련해야 하는 첫 번째 이유는 우리 몸이 호흡용 근육과 골격근에 동시에 힘을 주지 못하기 때문입니다. 우리 몸은 호흡기가 수축하면 들숨 골격근은 평소보다 이완되고, 반대로 호흡기가 이완될 때 날숨 골격근은 평소보다 긴장합니다. 그래서 축구선수들이 공을 찰 때나 일부 권투선수들이 펀치를 뻗을 때 숨을 '팍~' 하고 내쉬거나 '훅훅' 하며 내쉽니다. 실제로 숨을 들이마시면서 리프팅을 해보면 중량이 확연히 줄어듭니다.

　두 번째 이유는 말 그대로 호흡 때문입니다. 본능대로 힘줄 때 호흡을 멈추어도 한두 번만 든다면 별 문제가 없습니다. 하지만 언젠가는 숨을 쉬어야 합니다. 몇몇 분들은 뱃속에 공기를 가득 담은 채 얼굴이 빨개질 때까지 숨을 참기도 합니다. 정상적인 호흡이 되지 않으니 나중에는 근육이 지쳐 못 드는 것이 아니라 숨이 차서 못 드는 상황이 되는 것이죠. 하지만 그 정도에서 끝나지 않습니다.

복압, 그 양날의 칼

우리가 큰 힘을 줄 때 본능적으로 숨을 참는 데는 이유가 있습니다. 폐에 공기를 가득 채우면 복압이 올라가면서 상체가 견고해져 더 많은 무게를 버틸 수 있기 때문입니다. 길거리에서 흔히 볼 수 있는 풍선인형을 생각하면 쉽습니다. 역도나 파워리프팅처럼 척추의 견고한 지지력이 필요한 고중량 운동에서는 의도적으로 숨을 참는 발살바valsalva 호흡법이 불가피한 때가 있습니다. 역도선수들이 허리벨트를 차는 것도 복압을 최대한 높이기 위해서입니다.

　복압을 높이면 높은 중량을 다룰 수 있지만 문제점도 있습니다. 뱃속에 공기를 채우면, 다시 말해 흉강의 내압이 증가하면 심장으로 가는 정맥이 압박을 받아 심장 박출량이 줄어듭니다. 이때 동맥, 특히 뇌로 올라가는 혈류가 줄면서 현기증이 오고 심하면 실신하기도 합니다. 바벨을 떨어뜨리거나 중심을 잃으면서 큰 부상을 입는 경우가 많죠.

　게다가 복압이 풀리면 반대로 혈류가 순간적으로 늘면서 혈압이 정상치 이상으로 확 치솟습니다. 이 순간이 고혈압 환자에게는 치명적일 수도 있습니다. 굳이 운동이 아니더라도 이런 비슷한 상황이 화장실에

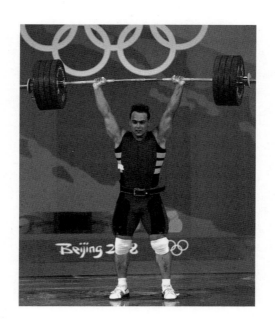

서 큰일을 볼 때나 단순 작업 중에도 종종 생깁니다.

트레이닝 관점에서도 복압을 높이는 발살바 호흡에 과도하게 의존하는 건 허리를 지지하는 핵심 근육인 복근과 척추 주변의 발달을 저해할 수 있습니다. 한편 심할 경우 치질이나 탈장 같은 문제도 일으킵니다.

일반인의 운동은 기록을 올리는 게 아닌 몸을 건강하게 단련하는 게 목적입니다. 고중량 운동도 허리와 복근을 단련하고 힘에 맞는 중량으로 교과서적인 호흡법을 쓰는 것이 우선입니다. 발살바 호흡법이나 허리벨트처럼 복압을 높이는 방법은 운동을 배우는 단계에서는 맞지 않습니다. 충분한 훈련을 통해 기본 근육과 자세를 단련한 후, 정말로 중량을 더 올리고자 하는 고급자에 한해 실시하는 것이 좋습니다.

어떤 운동으로 몸을 만들까?

이번 장에서는 운동을 하면서 부딪치는 가장 현실적인 궁금증들을 다룹니다. 세상에는 눈이 돌아갈 정도로 수많은 운동이 있는데, 그 중에서 어떤 운동을 시작하는 게 가장 효율적일까요? 각 운동들의 궁극적인 차이가 무엇인지, 운동을 할 때 우리 몸이 어떻게 반응하는지, 자신에게 가장 유리한 운동을 찾아내는 방법 등에 대해 알아보겠습니다.

01
프리웨이트와 머신

헬스장에 가보면 소위 쇳덩이, 그러니까 바벨, 덤벨, 철봉, 케틀벨 같은
단순해 보이는 운동 기구들이 있습니다. 이런 기구를 사용하는 운동을
흔히 프리웨이트free weight 운동이라고 합니다. 그리고 한쪽에는 세련돼
보이는 근육단련 기계들, 흔히 머신이라 부르는 기구들이 훨씬 넓은
면적을 차지하고 있습니다. 처음 헬스장에 가본 사람들은 대개 머신이
많으면 뭔가 고급스럽고 잘 해놓은 것 같은 느낌을 받는다고 합니다.
그런데 정말로 그럴까요?

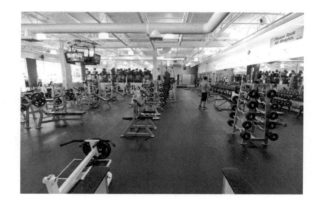

이 문제는 근육을 기르려는 분들의 단골 고민거리이지만 실상 '엄마가
좋아, 아빠가 좋아?' 같은 질문처럼 답이 없습니다. 중요한 건 나름의

용도와 장단점이 있다는 것이지 어느 하나가 무조건 더 좋다고 할 수는 없습니다.

하지만 기본은 단연코 프리웨이트입니다. 인위적인 움직임을 연출하는 머신에 비해 프리웨이트는 자연적인 움직임에 유사하기 때문입니다. 동작 내내 더 많은 근육과 운동신경, 집중력을 동원하고 더 많은 열량을 태우는 것도 프리웨이트입니다. 초보자의 시작도, 선수들의 고강도 훈련도 답은 프리웨이트입니다. 프리웨이트만으로 선수, 고급자 수준의 몸을 만들 수 있지만 머신만으로는 한계에 부딪칩니다. 최적의 조합은 프리웨이트를 기본 운동으로 삼고 머신으로 부족한 부분을 보완하는 방법입니다.

프리웨이트는 정확한 자세와 적절한 중량이 필요한 만큼 어렵기는 합니다. 트레이너에게서 제대로 배울 수 있다면 가장 좋겠지만 혼자 해야 한다면 상당한 노력이 필요하죠. 머신도 사용법과 옳은 자세를 익혀야 하지만 프리웨이트보다는 접근하기가 쉽습니다. 그래서 많은 분들이 단순히 잘 몰라서 혹은 쑥스럽고 창피해서 프리웨이트는 엄두도 못 낸 채 머신만 깔짝거리다가 헬스장을 빠져나오곤 합니다. 하지만 프리웨이트는 운동의 시작이며 끝입니다. 하기 싫어도 반드시 넘어야 하는 산입니다.

그렇다면 프리웨이트 운동과 머신 운동은 어떤 차이가 있을까요? 이제 근력운동을 위한 기구 각각의 특징을 알아보겠습니다. 참고로 용어가 익숙하지 않아 조금 어려울 수 있습니다. 기왕에 운동을 하기로 마음먹었다면 운동기구 종류와 운동 명칭 정도는 제대로 익히는 것이 기본입니다.

바벨과 덤벨

바벨역기과 덤벨아령은 전형적인 근력운동 기구입니다. 양손으로 바bar를 쥐기 때문에 무게중심이 내 손안이나 바의 중심에 들어옵니다. 그래서 같은 중량의 다른 물건돌, 쌀가마, 포대 등보다 악력을 덜 쓰기 때문에 다루기가 쉽습니다.

바벨과 덤벨은 단순히 두 손이냐 한 손이냐 그 이상의 차이가 있습니다. 바벨은 양손을 쓰기 때문에 지지점이 두 개라서 중심잡기가 쉬운 반면, 덤벨은 한 손으로 잡다보니 지지점이 하나라 중심을 잡기가 어렵습니다. 양손 합계의 중량이 같다면 바벨보다 덤벨이 다루기 어렵습니다. 30kg의 바벨을 드는 것보다 양손에 각각 15kg의 덤벨을 드는게 훨씬 어렵습니다.

이 차이를 응용해 보면, 바벨은 중심을 잡는 데 쓰이는 보조 근육이 적게 관여해서 표적 근육에 집중하기가 상대적으로 쉽습니다. 따라서 안정적으로 고중량을 다룰 수 있다는 게 장점입니다. 반면 덤벨은 보조 근육까지 모두 단련하기에 유리합니다. 덤벨이 진정한 프리웨이트에 더 가깝다고 할 수 있겠습니다.

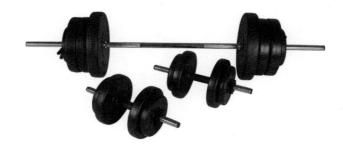

머신

체스트 프레스 chest press, 레그 익스텐션 leg extension 같은 일반적인 머신 종류는 보조 근육의 관여를 극단적으로 줄인 기구입니다. 정해진 구간만 움직이기 때문에 중심을 잃을 우려나 보조 근육에 부담이 거의 없어 표적 근육에만 집중할 수 있습니다. 반면 보조 근육이나 신경계의 발달이 늦어 실질적인 힘을 키우는 효과는 프리웨이트보다 낮습니다. 예를 들어, 머신 체스트 프레스를 100kg 드는 사람이 비슷한 동작의 프리웨이트인 바벨 벤치프레스에서는 그 절반밖에 못 들기도 합니다.

　머신은 직접적인 사고나 큰 부상의 우려가 적습니다. 문제는 실제 우리 몸이 중량을 다룰 때 나오는 동작이 머신에서 설계한 움직임과 꼭 일치하지 않는다는 것입니다. 머신을 쓸 때 제대로 내 몸에 맞추지 않으면 부자연스러운 동작을 반복하게 되는 것이죠. 머신이 사고는 적지만 만성적인 손상이 더 클 수 있다고 지적받는 이유입니다.

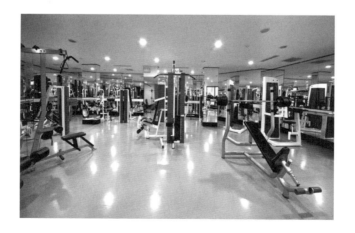

케이블 머신

랫 머신lat machine이나 풀리 머신pulley machine 같은 케이블 머신 종류는 동선이 비교적 자유롭다는 면에서 일반적인 머신과 조금 다릅니다. 언뜻 머신과 비슷하지만 고정된 궤적으로 움직이지 않기 때문에 프리웨이트의 성격도 겸합니다.

케이블 머신만의 특성이라면 중력 반대 방향으로만 힘을 주는, 즉 위로 들어 올릴 때만 힘을 쓰는 프리웨이트와 달리 상하좌우 자유롭게 저항의 방향을 바꿀 수 있다는 점입니다. 내리거나, 옆으로 밀거나, 앞으로 모으는 등 모든 방향의 동작에 응용할 수 있습니다. 다만 케이블 자체가 동작을 방해한다는 게 단점입니다.

프리웨이트는 들기 시작할 때, 중간 동작에서, 마무리 동작에서 자세에 따라 저항의 강도가 조금씩 바뀝니다. 반면 머신이나 케이블 머신은 동작을 시작할 때부터 마무리할 때까지 거의 일정한 저항을 줍니다. 따라서 프리웨이트보다 최고 저항치는 낮아도 더 많은 근섬유를 자극할 수는 있고, 자극의 지속시간도 길기 때문에 운동 후 펌핑되는 느낌도 프리웨이트보다 강합니다. 하지만 최고 강도가 낮기 때문에 펌핑감이 크다고 해서 운동을 많이 했다는 의미는 아닙니다. 216~219쪽 참조

프리웨이트와 머신의 이런 차이는 관절이라는 중심점을 두고 원호를 그리는 단관절 운동대개 레이즈나 크런치, 컬, 익스텐션이라는 이름이 붙은 운동에서 특히 두드러집니다. 이런 운동은 한 근육에 자극을 집중하는 것이 핵심이기 때문에 프리웨이트와 머신, 케이블 머신 운동을 병행하는 것이 고른 근육 발달에 좋습니다.

반면 여러 관절과 큰 힘을 사용해 밀거나 들어 올리는 운동'~프레스', '~

리프트', '~스쿼트'라는 이름이 붙은 운동 등은 집중적인 자극보다는 강하고 광범위한 자극이 운동의 핵심 요소이기 때문에 머신보다는 프리웨이트가 유리합니다.

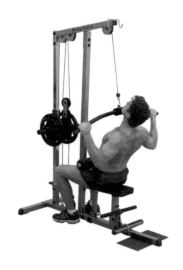

랫풀 다운

케틀벨

케틀벨kettlebell은 원래 러시안 덤벨이라고 불렸던 프리웨이트 기구로, 구소련 출신들이 상업화했습니다. 비슷한 기구로는 둔기나 칼 등을 휘두르는 동작을 응용한 클럽벨clubbell, 양이나 자루를 다루는 동작을 응용한 불가리안 백Bukgarian Bag도 있습니다.

　일반적인 바벨/덤벨과 케틀벨/클럽벨/불가리안백의 차이는 무게중심의 분포입니다. 바벨과 덤벨은 무게중심이 손안이나 바의 중심점에 있어 중량을 잡는 동작이 안정적입니다. 반면 케틀벨이나 클럽벨, 불가리안백은 무게중심이 손 바깥에 있어 동작에 따라 중심점이 움직이는 매우 다이내믹한 기구입니다.

케틀벨을 이용한 운동은 대개 스윙swing 동작을 포함하고 있는데, 바로 이 중심점의 이동과 원심력을 이용한 것입니다. 원심력은 중심점과의 거리와 속도의 제곱에 비례합니다. 그래서 동작에 막 가속을 붙여서 기구가 몸에서 멀어졌을 때 가장 큰 저항을 받습니다. 반대로 기구가 몸에 가까워지고 속도가 낮아지면 저항이 크게 줄어들어 결과적으로는 운동 동작 내내 저항의 변동 폭이 매우 큽니다. 머신과는 정반대로 주동근에 집중하기는 매우 힘들지만 주변 근육을 폭넓게 자극하기에 좋아서, 체력 단련 위주 훈련이나 다른 운동의 보조운동으로 매우 유용합니다.

반대로 해석하면 보디빌딩처럼 특정 근육의 크기를 키우는 목적에는 상대적으로 불리합니다. 기능보다는 시각적으로 큼직큼직한 근육이 목적이라면 주된 운동 도구로 케틀벨은 효용이 떨어집니다.

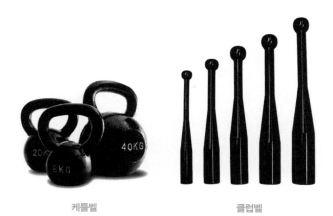

케틀벨   클럽벨

밴드, 서스펜션 운동

밴드운동은 고무줄처럼 탄력이 있는 밴드를 사용합니다. 원형으로 된 풀업밴드, 수건 모양의 세라밴드, 손잡이가 달린 저항케이블, 8자 밴드, 유도선수나 레슬링선수들이 주로 사용하는 유도밴드까지 다양한 모양의 제품이 있습니다. 밴드는 직접 잡아당겨 근육을 단련하기도 하고, 기구운동을 할 때 기구에 묶어 운동 강도를 높이거나 반대로 턱걸이를 할 때 몸에 묶어 강도를 낮추는 운동 보조기구로도 씁니다.

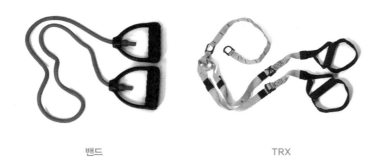

밴드   TRX

밴드를 직접 당겨서 운동하는 방식으로 시야를 좁혀 보면 가장 큰 특징은 처음엔 저항이 거의 없고 당길수록 저항이 강해진다는 점입니다. 따라서 최고 강도를 스스로 조절할 수 있습니다. 부상이나 통증은 첫 번째 힘을 주는 동작에서 자주 발생하기 때문에 재활운동에도 적당하고, 체력이 매우 약한 사람도 할 수 있으며, 휴대가 간편해 야외에서나 여행 시에도 활용 가능한 것이 장점입니다.

한편 탄력이 전혀 없는 줄도 트레이닝 기구로 쓰입니다. '서스펜션 트레이닝 기구'는 기계체조의 링처럼 줄의 양 끝에 둥근 링을 매단 짐링이 있고, 간소화한 손잡이와 발걸이가 있는 TRX™나 유사 기구들이 있습니다. 줄 끝의 손잡이를 잡고 체중을 실어 운동한다는 면에서 원리는 거의 비슷합니다. 부피가 작고 무게도 가벼워 휴대가 가능하고, 초보자 운동부터 고강도 운동까지 두루 소화가 가능합니다. 특히 홈 트레이닝에서는 맨몸 근력운동의 한계를 극복하게 해주는 유용한 기구입니다.

내게 맞는 운동기구를 어떻게 고를까?

아래의 표는 기구별 역학적 특성을 정리한 것입니다. '높다'고 해서 좋다거나 '낮다'고 해서 나쁘다는 의미는 아닙니다. 예를 들어, 주동근 집중이 낮다는 것은 협응력 단련도가 높다는 의미니까요.

	자유도	동작 중 저항 분포	주동근 집중	부상 위험도	최적의 용도
바벨	높음	완만한 변화	보통	높음 (중량 때문)	모든 용도
덤벨	매우 높음	완만한 변화	낮음	약간 높음	모든 용도
케틀벨	매우 높음	가파른 변화	매우 낮음	약간 높음	체력단련 위주
머신	매우 낮음	일정	매우 높음	낮음 (급성 부상)	주동근 집중 단련
케이블	높음	일정	높음	보통	모든용도
밴드	매우 높음	동작거리 비례 상승	낮음	매우 낮음	재활훈련, 체력훈련

운동기구별 역학적 특성

참고로 바벨의 부상 위험도가 높은 이유는 데드리프트나 스쿼트 같은 고중량 위주의 운동에서 주로 바벨을 이용하기 때문입니다. 바벨이라는 기구 자체가 위험한 건 아니라는 얘깁니다. 실제로 대다수의 바벨 운동은 안전합니다. 덤벨은 기구 자체의 자유도가 높아 부상을 입기 쉽지만 리프팅 중량이 대체로 낮아 큰 사고는 드뭅니다. 케틀벨은 바벨보다 중량이 낮지만 특정 포인트에 높은 저항이 집중되어 부상이 생기거나 손에서 놓쳐 2차 피해가 발생하기도 합니다.

기구별로 장단점이 분명히 있기 때문에, 특정한 기구만 사용하기보다는 각자의 목적에 가장 적합한 기구를 그때그때 다양하게 활용하는 유연함이 필요합니다.

쉬어가기

머신 중량으로 힘자랑하면 안 되는 이유

머신은 동작의 중심을 잡는 데 힘을 낭비할 일이 없어 프리웨이트보다 대체로 큰 중량을 들 수 있습니다. 역학적으로 같은 동작이라면 머신의 체감 중량이 20~30% 정도 낮다고 알려져 있죠. 리프팅 기록은 당연히 프리웨이트를 기준으로 합니다.

체감 중량 외에도 머신의 기계적 특성이 있습니다. 머신은 도르래 또는 지레 방식이기 때문에 핀을 꽂은 중량이 실제 움직이는 데 필요한 힘과 일치하지 않습니다. 이 비율은 기계마다 차이가 있기 때문에 원칙적으로 머신은 '기록'으로 인정할 수 없습니다.

머신 중 기록으로 칠 수 있는 건 흔히 '파워 레그프레스'라고 하는, 원판을 발판에 직접 거는 방식의 45도 레그 프레스 정도입니다. 이 역시 각도 때문에 원판 중량의 70%의 힘이면 밀어 올릴 수 있습니다. 프리웨이트인 스쿼트와 굳이 비교하면 본인 체중을 들어 올릴 일이 없으니 원판 무게에 '체중/0.7'의 무게도 또 더해야 하죠. 여기에 머신에서는 체감 중량이 30%쯤 낮아지니 결과적으로는 스쿼트에서 지는 바벨 중량보다 사실상 두 배 이상을 밀 수 있게 됩니다. 다만 파워 레그프레스에는 원판을 달지 않았을 때의 기본 부담이 있으니 그건 별도로 감안해야 하고요.

따라서 스쿼트 80kg을 드는 체중 60kg의 사람이 레그프레스에 200kg 이상의 원판을 달고 운동해도 전혀 이상할 게 없습니다.

유산소운동은 특정 종목을 뜻하기보다는 산소를 완전 연소시키는 에너지 대사 위주의 운동을 말합니다. 이 개념은 1968년 미국의 케네스 쿠퍼 박사의 명저 《에어로빅스Aerobics》에서 본격적으로 등장했습니다. 쿠퍼 박사는 책에서 산소를 많이 쓰는 운동이 건강에 미치는 영향을 강조하면서 전 세계에 달리기 열풍을 일으켰습니다. 이후 같은 부류에 속하는 조깅이나 줄넘기 등의 종목들을 에어로빅스, 우리말로 유산소운동이라고 부르기 시작했습니다.

특정 종목을 유산소 혹은 무산소라 칭하는 건 엄밀히 보면 맞지 않습니다. 운동 강도 혹은 체력에 따라 데드리프트도 유산소 반응에서 할 수 있고, 걷기도 무산소 반응으로 할 때가 있으니까요. 그래서 최근에는 심폐순환기 훈련Cardiovascular Training 혹은 카디오Cardio 트레이닝이라 부르는 게 일반적입니다. 유산소운동을 그저 살을 빼는 운동으로만 생각하는 세간의 오해를 지우고 기초체력 훈련으로서 입지를 정비하기 위해서입니다.

하지만 일반적으로 유산소운동이라고 하면 이런 유산소 반응을 위주로 하는 특정 종목을 지칭하는 경우가 많습니다. 유산소 효과를 노리고 실시하는 대표적인 종목들의 특징을 살펴보겠습니다.

걷기

걷기의 장점은 쉽고 안전해서 노약자, 초보자, 비만인도 할 수 있다는 점입니다. 물론 쉬운 데 따르는 대가가 있습니다. 우선 소모하는 열량이 적습니다. 또 체력이 극도로 약한 사람, 고령자, 걷기도 버거울 만큼의 심각한 비만인이 아닌 한 심폐기능 발달에도 효과가 제한적입니다. 야외에서 한다면 그나마 조금 낫지만 실내에서 할 경우 끔찍할 만큼 지루하기까지 합니다.

걷기는 그저 '낮은 강도의 달리기'가 아닙니다. 걷기와 달리기는 역학적으로 다른 동작이고, 사용하는 근육도 다릅니다. 달리기는 사냥감을 쫓거나 포식자에게서 달아나기 위해 발달한 능력입니다. 생존이 걸린 문제이기 때문에 에너지 효율 따위는 중요치 않습니다. 고관절이 축이 되어 허벅지 앞뒤와 엉덩이, 허리까지 파워존power zone이라고 하는 큰 근육들을 주로 사용합니다.

반면 걷기는 사바나를 떠돌며 수렵·채집인으로 살던 조상님들이 최소 에너지로 최대 거리를 움직이기 위해 발달시킨 동작입니다. 에너지를 많이 쓰는 큰 근육보다는 종아리와 발목을 주로 이용해 가능한 적은 에너지를 사용합니다. 생존 차원에서는 가장 에너지 친화적인(?) 동작이지만, 에너지를 태우려는 관점에서는 최악의 선택입니다.

젊고 건강한 사람이 운동으로 효과를 얻으려면 최소한 시속 6km 이상의 속보나 비탈길 오르기 정도는 해야 합니다. 무릎에 무리가 갈 정도의 비만이 아니고 몸에 특별한 결함이 없는 젊은이라면, 시간대비 효율 차원에서나 심폐기능 발달 차원에서 걷기는 적당한 선에서 졸업하는 게 좋습니다.

운동	속도나 강도	체중별 시간당 소모 열량 (kcal)			
		54kg	70kg	80kg	90kg
걷기	시속 3km	113	147	168	189
	시속 4km	167	217	248	279
	시속 6km	221	287	328	369
	시속 8km	313	406	464	522

걷기의 소모 열량

걷기 운동을 할 때 주의해야 할 점은 다음과 같습니다.

① 덤벨을 들고 걷지 마세요

걷기는 팔과 다리가 함께 움직이는 복합동작입니다. 손에 무게가 실리면 팔 동작이 둔해져 걸음이 느려지고, 자세도 흐트러지기 쉽습니다. 작은 덤벨을 휘둘러 얻을 수 있는 손톱만한 이득에 비해 걸음이 느려져 얻는 손해는 비교할 수가 없습니다. 게다가 어깨에 피로가 쌓이고, 관절에도 무리가 옵니다. 덤벨을 내려놓고 조금이라도 빨리 걷거나 뛰는 편이 효율적입니다. 팔은 근력운동을 따로 하시고, 걷거나 뛸 때는 제발 하나만 하세요.[8]

② 뒤로 걷지 마세요

뒤로 걷기가 평소 안 쓰는 몸의 후면 근육을 쓰기 때문에 열량을 더 태운다는 주장이 있지만 현실과 동떨어진 말입니다. 전제조건이 같은 속도여야 한다는 건데, 뒤로 걷기는 앞으로 걷는 속도의 절반도 내기 어렵습니다. 속도가 느리니 열량 소모는 도리어 적습니다. 넘어지거나 부딪혀 부상을 입기도 하고, 야외에서는 다른 행인에게 민폐입니다. 불안불안하게 뒤로 걷기보다는 벽 짚고 뒤로 차기 동작을 하거나, 데드리프트, 런지처럼 몸의 후면을 단련하는 근력운동을 하는 편이 훨씬 효율적입니다.

③ 팔자걸음, 무릎 버리는 지름길

한국인 중에는 무릎이 벌어지는 'O'자 다리이거나 팔자걸음으로 엉거주춤 걷거나 뛰는 분이 많습니다. 한편 서구인들은 무릎이 모인 'X'자 다리가 더 많은데, 여기에는 해부학적 차이가 큰 몫을 합니다. 팔자걸음은 보기에도 안 좋지만 속도도 느리고 발목과 무릎, 고관절에 비틀림 하중이 가해져 관절이 상하기 쉽습니다. 발 모양만 '11'자로 고쳐도 기록 향상은 물론 무릎의 부담이 확 줄어듭니다.

달리기

유산소운동 하면 바로 떠오르는 대명사가 달리기입니다. 심폐기능 강화에 좋고, 하체 근육을 단련시키고, 에너지 소모도 많은 좋은 운동입니다.

운동	속도나 강도	체중별 시간당 소모 열량 (kcal)			
		54kg	70kg	80kg	90kg
달리기	시속 10km	510	660	750	850
	시속 12km	605	780	900	1,010
	시속 15km	760	990	1,130	1,270
	시속 16km 이상	920	1,100	1,280	1,450

달리기의 소모 열량

젊고 건강한 분이라면 뛰는 게 당연합니다. 걷기와 달리 EPOC 효과, 즉 운동 후 추가 에너지 소모까지 도모할 수 있으니까요. 달리기는 효과가 좋은 만큼 신경 쓸 것도 많은 운동입니다. 달리기를 할 때 유의할 점 몇 가지를 정리했으니 참고하기 바랍니다.

① 비만이거나 관절에 문제가 있다면 절대 피해야 합니다. 약간 통통한 과체중 정도라면 아주 가볍게 달리거나 걷기와 뛰기를 겸할 수도 있지만 BMI 30 이상의 고도비만은 체중을 줄이기 전까지는 아예 뛰지 않는 게 좋습니다. 알게 모르게 관절에 무리한 충격이 쌓여 결국은 후회할 일이 생깁니다. 한편 고령자, 당뇨나 고혈압 같은 심혈관계 질환이 있다면 전문가의 지도를 받아 적절한 강도를 찾아 실시해야 합니다.

② 체력이 약해 1~2분 이상 달리기 힘들다면 걷기와 달리기를 번갈아 실시하면서 조금씩 달리기의 비중을 높여갑니다.

③ 시판하는 대부분의 러닝화는 뒤꿈치부터 땅을 디디게 만들어져 있습니다. 러닝에는 여러 발 디딤법이 있지만 단거리 전력달리기를 제외한 일반적인 러닝에선 대개 뒤꿈치 디딤을 먼저 배웁니다. 뒤꿈치 디딤에서 뒤꿈치로 땅을 내려찍듯이 디디는 실수를 자주 보는데 이건 명백히 잘못된 동작입니다. 뒤꿈치부터 발가락까지 바퀴가 굴러가듯 자연스럽게 중심을 이동하는 연습을 합니다.

④ 발소리는 제대로 걷거나 뛰는지를 나타내는 지표입니다.
• 발소리는 사뿐사뿐 짧고 가벼울수록 좋습니다.
• 쿵쾅거리며 걷거나 뛰는 건 힘찬 게 아니라 미련한 겁니다.
• 철퍽거리고 질질 끄는 건 힘이 떨어졌다는 뜻입니다.
• 양쪽 발소리가 다르면 자세가 비뚤어졌거나 걸음이 잘못되었을 가능

성이 높습니다.

⑤ 과거에는 야외를 달리며 속도나 소모 열량 등을 측정하기가 어려웠지만 최근에는 각종 피트니스밴드, 스마트폰의 트래커Tracker 어플로 이런 수치들을 확인할 수 있습니다. 대표적인 트래커 어플에는 엔도몬도Endomondo, 스포츠트래커SportsTracker, 런키퍼Runkeeper, 런타스틱Runtastic 등이 있습니다. 한발 더 나아가 GPS를 장착한 최근의 전문 피트니스 밴드들은 심박수와 VO₂max, 고도나 혈중 산소포화도, 케이던스분당 스탭 수를 측정할 수도 있고, 신체에 장착하는 각종 외부 센서들과 연결해 좌우 밸런스, 접지 시간, 활공 시간, 파워 출력 등까지 분석할 수 있습니다.

⑥ 옷에는 돈을 아껴도 되지만 러닝화에는 돈을 아끼지 마세요.

실내 트레드밀

최근에는 미세먼지나 혹서, 혹한 등으로 야외 달리기에 제약이 많아 실내에서 전동식 트레드밀러닝머신을 이용해 유산소운동을 하는 사람도 많습니다. 트레드밀의 원리 자체는 야외운동과 같지만 세부적인 활용 방식에는 약간 차이가 있습니다

야외 달리기와 트레드밀의 차이

이론적으로는 야외 달리기가 트레드밀보다 힘듭니다. 달리기에서의 주된 가속력은 '킥'이라고 하는 뒷차기 동작에서 나옵니다. 둔근과 햄스트링, 종아리 뒤쪽 근육을 동원해 몸을 앞으로 밀어내는 동작입니다. 그래서 전력달리기를 하면 엉덩이와 허벅지 뒤쪽이 뻐근해집니다.

대퇴사두 같은 다리 앞쪽 근육은 몸 뒤로 간 다리를 앞으로 내딛는 보조적인 역할만 할 뿐입니다.

반면 트레드밀에서는 바닥이 움직이기 때문에 킥의 의미가 다소 희석됩니다. 다리를 얼마나 빨리 앞으로 내딛는지가 속도를 결정하기 때문에 자신도 모르게 보폭을 길게 뻗는 스트라이드 주법을 취하기 쉽죠. 한편 야외에서는 속도가 올라갈수록 공기저항이 급속히 강해지는데, 트레드밀에서는 공기저항이 없습니다.

걷기는 킥을 덜 쓰는 데다 공기저항의 영향도 적어서 트레드밀과 야외에서의 열량 소모가 별 차이가 없습니다. 하지만 달리기는 킥이 작용하고 공기저항도 강해서 같은 속도라면 야외 달리기가 약간의 에너지를 더 씁니다. 이를 보정하기 위해서는 트레드밀의 앞쪽을 약 1%0.6도정도 높여서 운동하면 됩니다.

한편 이론과는 별개로, 현실에서는 심리적인 차이도 있습니다. 실내에서 벽만 보고 달리면 쉽게 지루함을 느끼는 반면, 주변 풍광을 보며 달리면 더 빨라지는 경향이 있죠. 마라톤 대회에서처럼 여럿이 달리면 경쟁 심리도 작용합니다. 바람의 효과로 체열이 빨리 발산되어 피로를 덜 느끼기도 하고요. 즉, 야외 달리기는 열량 소모가 많으면서도 주관적인 피로를 덜 느끼는 경향이 있습니다.

트레드밀에서도 TV를 보거나 템포가 빠른 음악을 들으면서 운동하면 힘든 것을 덜 느낄 수 있습니다. 하지만 TV 때문에 자칫 집중력을 잃을 수 있습니다. 또한 걷거나 달릴 때 시선이 정면이나 약간 아래를 향해야 하는데 모니터 위치가 좋지 않으면 척추나 목에 부담을 줍니다. 최근에는 트레드밀의 전면 스크린에 가상현실을 결합해 풍광 좋은 코스를 전 세계의 주자들과 실시간으로 경쟁하며 달리는 게임도 활용할 수 있습니다.

트레드밀의 한계와 장점

마라톤 동호인 사이에는 '트레드밀에서 연습하면 자세가 망가진다'는 이야기가 있습니다. 표현이 과장되었을지는 몰라도 기록을 위해 운동한다면 트레드밀은 보조기구로 쓰는 쪽을 권합니다. 트레드밀은 같은 패턴으로만 달리기 때문에 방향을 돌리고, 경사를 올라가거나 내리막을 내려가는 등 다양한 동작으로 전신의 모든 근육과 파워를 고루 활용하기가 어렵기 때문입니다. 또한 관절의 특정 부위만 마모시킨다는 문제점도 있습니다.

또 한 가지는 트레드밀 자체의 기계적 한계입니다. 시중의 트레드밀이 낼 수 있는 최고속도16~20㎞/h가 인간의 전력달리기 속도30㎞/h이상에는 한참 못 미칩니다. 정지 상태에서 전속력으로 출발하듯 순간적인 속도 변화도 불가능합니다. 그래서 인터벌 트레이닝이나 순발력 훈련에서는 트레드밀보다는 고정 자전거가 쓰입니다. 최근에는 실내에서도 전력으로 뛸 수 있는 튜브 모양의 무동력 트레드밀이 개발되어 일부 보급되고 있습니다.

트레드밀에 단점만 있는 건 아닙니다. 가장 큰 장점은 날씨에 관계없이 실내에서도 달릴 수 있고, 자체에 완충장치가 내장되어 있어 충격도 적습니다. 따라서 단순히 건강이나 살을 빼기 위한 운동이라면 트레드밀도 무방합니다.

덤으로, 언뜻 모순되는 말 같지만 트레드밀로 잘못된 걷기나 달리기 자세를 교정할 수도 있습니다. 걸을 때 좌우 균형이 안 맞는 사람들이 많은데, 평상시엔 자신의 걷는 자세를 볼 일이 없고 주변 공간도 넓어 문제점을 느끼지 못합니다. 이런 분들은 좁은 트레드밀에 올라가면 중심을 잃곤 합니다. 밖에서는 잘 걷거나 달리는데 트레드밀에만 가면 자꾸 한쪽으로 중심을 잃는다면 보행 습관을 의심해야 합니다. 트레드밀에서 낮은 속도부터 교정훈련을 실시하면 균형을 바로잡을 수 있습니다.

트레드밀 운동의 장점을 잘 살리기 위해 주의해야 할 점을 몇 가지 말씀드리겠습니다.

① 트레드밀은 자체에 완충장치가 내장되었습니다. 쿠션감이 지나치게 좋은 신발은 도리어 자세를 불안정하게 할 수 있습니다. 쿠션화가 꼭 필요한 경우가 아니라면 균형감이 갖춰진 안정화가 무난합니다. (248쪽 참조)

② 트레드밀은 일단 속도가 붙은 후에는 바로 정지할 수 없으므로 여러 단계 마구 올리지 마세요. 헬스장 트레드밀에서 나뒹군 후 다시 안(못?) 나타나는 분들 중 하나가 되면 곤란하겠죠.

③ 트레드밀 롤러에 신발 끈이나 바지 자락이 걸리는 사고가 종종 생깁니다. 헬스장에는 트레드밀 말고도 무거운 운동기구나 돌출부가 많으니 나팔바지나 힙합스타일의 바지는 피합니다.

④ 손잡이는 비상시를 위한 것입니다. 평상시엔 절대 잡지 않습니다.

⑤ 트레드밀에서 같은 속도로 계속 달리는 것은 관절의 특정 부위만 마모시키는 결과가 될 수 있습니다. 중간중간 속도를 바꿔가며 달려야 관절의 부담을 덜 수 있습니다.

일립티컬 트레이너

러닝머신, 자전거, 스테퍼를 합쳐놓은 듯한 운동기구가 일립티컬 트레이너elliptical trainer입니다. 정확한 명칭은 크로스 트레이너cross trainer입니다.

일립티컬은 달리기, 걷기와 달리 상·하체를 동시에 운동할 수 있는 게 가장 큰 특징입니다. 스테퍼도 운동 원리는 일립티컬과 비슷합니다. 열량 소모량은 뒤에 나올 고정 자전거나 스피닝과 비슷합니다.

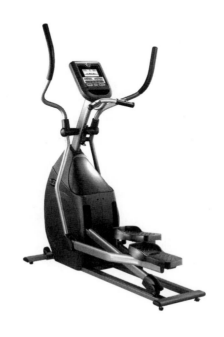

일립티컬은 바닥을 쿵쿵 디디는 단계가 없이 발판만을 돌리기 때문에 연골이 심하게 닳아서 충격 자체를 피해야 한다면 장점이 될 수 있습니다. 그런데 심한 비만이 아닌 한 대개는 걷거나 뛰는 충격만으로 무릎이 망가지지는 않습니다. 무릎 관절은 수직 방향 하중에 강하고, 걷거나 뛸 때의 충격도 발구름을 통해 대부분 추진력으로 전환되니까요.

진짜 문제는 무릎을 옆으로 벌리거나 오므렸을 때 가해지는 모멘트

하중^{*}입니다. 나무젓가락을 방향대로 눌러 부러뜨리기는 힘들지만 옆으로 꺾으면 쉽게 부러지는 것과 같습니다. 상당수의 일립티컬은 다리가 벌어진 상태로 운동하게 되는데, 팔자로 걸을 때처럼 무릎이나 발목의 양 측면이 큰 부담을 받습니다. 스테퍼나 조악한 일립티컬로 장시간 운동했을 때 흔히 통증을 호소하는 부위도 무릎 양옆입니다. 이 때문에 고급형 일립티컬은 드럼^{몸통} ^{부분}이 앞이나 뒤에 따로 있고, 다리가 벌어지지 않도록 페달은 최대한 모여 있습니다. 가능하면 이런 제품을 사용해야 합니다.

또 한 가지 주의할 점은 잘못된 자세입니다. 많은 분들이 몸을 앞으로 기울여 체중으로 발판을 누르는데 이렇게 되면 무릎에 가해지는 압박이 커집니다. 무릎이 발끝보다 나가거나 까치발을 하고 발끝으로 디디면 압박은 더 커지고요. 맨발로 운동하면 체중이 분산되지 않아 발목 부담도 커집니다. 이 때문에 일립티컬을 이용할 때는 다음과 같은 사항들을 주의해야 합니다.

- 무릎 인대가 건강한 사람만 사용한다.
- 30분 이상 장시간 연속해서 사용하지 않는다.
- 페달 간격이 좁은 기계를 선택한다.
- 무릎을 너무 벌리거나, 모으거나 발끝보다 나가지 않게 한다.
- 페달에 체중을 싣기 위해 전후좌우로 골반을 흔들지 않는다.
- 무릎을 뻣뻣하게 펴지 말고 자연스럽게 굽히며 돌린다.
- 까치발로 밀지 않는다.
- 운동화를 신어 발에 가해지는 무게를 분산시킨다.

줄넘기

줄넘기를 안 해본 사람은 거의 없을 겁니다. 장점이라면 좁은 공간에서 실시할 수 있고, 비교적 강도도 높습니다. 실내에서 할 때는 천장이 문제가 되지만, 시중에는 줄 없는 줄넘기도 있습니다. 단점은 한 자리에서 하다 보니 지루하고, 발목과 무릎에 무리가 많이 갑니다. 공동주택에서는 소음이나 진동 문제도 발생합니다. 비만인, 고령자, 근골격계에 문제가 있다면 맞지 않습니다.

줄넘기는 그 자체로 주 운동이라기보다는 운동 전에 실시하는 단시간 워밍업이나 심폐기능 발달을 위한 보조운동으로 적당합니다.

운동	속도나 강도	체중별 시간당 소모 열량 (kcal)			
		54kg	70kg	80kg	90kg
줄넘기 (연속)	분당 80~100회	490	640	740	830
	분당 100~120회	660	830	960	1,070

줄넘기의 소모 열량

고정 자전거

일반 자전거가 속도감을 느끼며 운동할 수 있는 게 장점이라면, 고정 자전거는 좁은 장소에서 비교적 적은 진동으로 유산소운동 효과를 낼 수 있다는 게 장점입니다. 페달을 돌릴 때 체중이 직접 가해지지 않기 때문에 무릎이 좋지 않거나 고도비만인에게도 적당합니다. 강도를 조절하면 하체 근육 단련도 겸할 수 있습니다.

스피닝처럼 덜 지루하게 실시하는 변형도 있고, 팔을 함께 쓰는 고정 자전거도 있습니다. 처음부터 고정 자전거로 나오는 제품도 있지만 야외용 자전거에 롤러를 달아 고정 자전거처럼 훈련용으로 사용하기도 합니다. 최근에는 고정 자전거나 스마트 롤러를 인터넷으로 연결해 전세계 플레이어들과 실시간 가상현실 코스에서 경쟁을 벌이는 게임도 등장해 동기 유발 효과도 높습니다. 2019년 현재, 즈위프트나 루비 등이 인기를 끌고 있습니다.

운동	속도나 강도	체중별 시간당 소모 열량 (kcal)			
		54kg	70kg	80kg	90kg
고정 자전거	최대 심박수 60%~	300	370	440	510
	최대 심박수 70%~	400	480	550	630
	최대 심박수 80%~	600	730	840	950
스피닝	가벼운 동작	270	350	400	450
	최고강도 동작	620	800	920	1,040

고정 자전거, 스피닝의 소모 열량

가장 쉬우면서 가장 힘든 운동

많은 트레이너들이 고정 자전거는 운동이 되지 않는다고들 말합니다. 아주 틀린 말은 아닙니다. 트레드밀처럼 속도를 못 따라가면 나동그라지는 것도 아니고, 수영처럼 꼬르륵 가라앉는 것도 아니고, 스테퍼처럼 안 움직이면 푹 주저앉아 망신살이 뻗치는 것도 아니니까요. 체중이라는 기본적인 부하도 없습니다.

고강도 운동에 익숙하지 않은 대다수 일반인은 '대충 힘들지 않은 정도'로 돌립니다. 심지어 팔다리 멀쩡한 분들이 좌식 자전거에 앉아 스마트폰이나 신문을 보며 세월아 네월아 돌리고 있기도 합니다. 좌식자전거는 근골격계에 문제가 있거나 고도비만, 고령자들에게 적당한 운동으로 젊고 건강한 분들의 트레이닝에는 맞지 않거든요 걷느니만 못하니 운동이 안 된다고까지 표현하는 것도 무리는 아니죠. 쉽게 하자면 한없이 쉽게 할 수도 있는 운동입니다.

반대로, 어렵게 하자면 또 한없이 어려워지는 운동이기도 합니다. 순간적으로 속도를 올리거나 내릴 수 있고, 기계 자체가 견고하다면 이론상으로는 속도의 한계치도 없습니다. 엘리트 선수들은 심폐능력 향상을 위해 고정 자전거로 인터벌 트레이닝을 하고, 심폐능력 향상을 측정하는 각종 실험에도 고정 자전거를 많이 사용합니다.

고정 자전거를 이용한 심폐 트레이닝

고정 자전거 운동은 크게 저강도-고RPM 분당 회전수과 고강도-저RPM 두 종류가 있습니다. 자전거에서의 강도, 저항력은 흔히 토크toque로 표현하고, RPM은 케이던스cadence라고도 합니다.

느린 강도로 빠르게 돌리는 저강도-고RPM은 부상 위험이나 근피로는 덜한 대신 에너지 소모가 많아 체중 관리와 지구력 단련에 좋습니다. RPM 90이상, 보통은 100~115 이상을 말합니다. 경륜이나 전문 사이클리스트는 RPM 180~200초당 세 바퀴 이상까지도 돌립니다. 반면 강도를 세게 걸고 비교적 천천히 돌리는 고강도-저RPM은 지구력보다는 하체 근육 단련에 유리합니다.

자전거의 세팅에서 첫 번째는 안장 높이입니다. 이상적인 안장 높이는 페달이 아래로 갔을 때, 즉 다리를 뻗었을 때 무릎이 약 10도 정도로 조금만 구부러지는 정도입니다. 안장이 너무 낮으면 무릎이 양옆으로 벌어져 관절에 나쁘고 운동 효과도 떨어집니다. 정면에서 봤을 때 다리는 '11자'가 되어야 합니다.

페달은 발 앞쪽에서 3분의 1지점으로 짚는 것이 원칙이지만 무릎이나 발목이 좋지 않다면 조금 더 뒤쪽으로 옮겨도 됩니다.

상체의 각도는 야외에서의 사이클과 실내 자전거가 다릅니다. 야외에서는 등을 아치 모양으로 굽혀야 공기저항이 적어 속도를 내기에 유리하지만 고정 자전거에서 굳이 허리와 목이 불편한 자세를 할 필요는 없습니다. 핸들을 잡은 양 팔을 곧게 펴고, 허리를 조금만 기울인 상태로 탑니다.

수영

수영은 유산소운동과 전신의 근육 단련을 겸할 수 있는 다목적 운동입니다. 지속 가능한 시간과 단위 시간당 열량 소모를 모두 고려하면 사실상 열량을 가장 많이 태우는 운동입니다.

운동	속도나 강도	체중별 시간당 소모 열량 (kcal)			
		54kg	70kg	80kg	90kg
수영	천천히 물 지치기	340	420	480	540
	자유형, 평영	460	600	680	770
	배영	400	470	560	640
	아쿠아로빅	220	270	320	370

수영의 소모 열량

고도비만에 수영이 좋은 이유

수영은 관절에 체중이 가해지지 않기 때문에 고령자처럼 관절이 좋지 않거나 다른 유산소운동이 힘든 고도비만인에게 좋은 운동입니다. 특히나 고도비만인에게는 관절 보호 외에 미용적인 이유도 있습니다. 고도비만 상태에서는 체중 자체가 근력운동의 바벨이나 덤벨 같은 역할을 하기 때문에 서서 하는 모든 동작이 근력운동과 비슷해집니다. 그래서 비만일 때 처음 어떤 운동을 택해 살을 뺐느냐가 감량에 성공한 이후 하체의 형태를 크게 좌우합니다.

앞에서 언급한 걷기, 달리기, 줄넘기, 자전거는 모두 하체를 주로 사용해서 불가피하게 하체 근육이 집중 단련됩니다. 그런데 비만도가 높은 분들은 체중을 지지하느라 이미 하체만 불균형하게 발달한 경우가 많습니다. 그 상태에서 보통 사람보다 수십 kg의 초과 체중을 지고 하체에 더 큰 부담을 주면 가뜩이나 불균형한 상태를 최악으로 몰아갑니다. 정작 살이 쪘을 때는 불균형을 잘 모르다가 힘들여 지방을 걷어낸 후 굵은 하체가 드러나서 고민하는 분들도 많습니다.

고도비만 상태에서는 부하가 하체에만 집중되지 않고 전신으로 분산되는 운동을 택하는 게 중요합니다. 그런 효과를 내기에 가장 좋은 운동이 수영입니다. 게다가 열량 소모도 달리기 못지않게 큽니다. 최소한 이론적으로는 말입니다.

수영으로 살 빼기 어렵다니요?

위의 이론과는 정반대로, 세간에는 수영으로 살을 빼기 어렵다는 이야기가 널리 퍼져 있습니다. 아주 틀린 이야기는 아닙니다.

가장 큰 문제는 '수영 강습과 수영은 다르다'는 점입니다. 쉼 없이 자유 수영을 한다면 에너지를 많이 소모하겠지만 보통의 수영 강습에서는 설명을 듣거나 쉬고 기다리는 시간이 태반입니다. 따라서 수영의 단위 시간당 칼로리 소모량을 적용하기가 어렵습니다.

또 하나, 물은 공기보다 체열을 훨씬 많이 빼앗습니다. 몸이 열을 잃으면 여러 변화가 일어나는데 보온을 위해 최소한의 피하지방층을 지키려 하고 식욕도 증가하죠. 피하지방층이 이미 얇고, 근육을 '더' 선명하게 만들려는 분들에게는 악영향이 될 수 있어서 현역 보디빌더 등에게는 수영이 썩 추천할 만한 운동은 아닙니다.

반면 피하지방층이 이미 두꺼운 비만인에게는 수영이 매력적인 운동입니다. 다만 이때는 식욕이 문제가 되죠. 우리 몸은 심부 체온이 낮아지면 식욕이 증가하는 경향이 있어 유독 수영 후에는 군것질을 하거나 식사량이 늘기 쉽습니다. 대부분의 수영장은 수온이 높은 레인과 낮은 레인이 따로 있는데, 운동량이 적은 초급자일수록 수온이 높은 레인이 유리합니다. 수온이 낮은 풀을 이용하는 중·고급자도 심부 체온이 떨어지지 않도록 쉼 없이 몸을 움직여 체열을 유지해야 합니다. 최근에는 수영장에 헬스장 시설을 함께 둔 경우도 많더군요. 수영을 마치고 20~30분쯤 걷기나 달리기로 체온을 높인 후에 운동을 마무리하는 것도 식욕을 다스리는 좋은 방법입니다.

정리하자면 수영은 식욕 통제에 신경을 쓴다면 비만인에게는, 특히 고도비만인에게는 살을 빼는 최적의 운동입니다.

로잉머신

로잉머신은 노 젓기 운동을 지상에서도 구현할 수 있도록 만든 기구입니다. 국내의 한 예능프로그램에 등장하며 크게 주목을 받은 이후로 조금씩 저변이 확대되어, 최근에는 여러 헬스장이나 크로스핏 박스 등에 비치되어 있습니다.

로잉머신의 가장 큰 특징은 심폐기능과 전신의 근육 단련을 동시에 추구할 수 있고, 매우 많은 열량을 소모합니다. 상·하체에 부담이 분산되므로 심한 비만인이나 관절이 좋지 않은 사람, 고령자도 실시할 수 있습니다. 본인 스스로 강도를 자유자재로 조절할 수 있기 때문에 운동 초보자부터 선수급의 최상급자까지 고루 이용할 수 있는 것도 장점입니다. 장비에 접근할 수만 있다면 반드시 해보라고 추천하는 운동입니다.

다만 이런 효과를 모두 거둘 수 있는 제대로 된 로잉머신은 고가이고, 소음과 진동도 큰 편입니다. 따라서 가능하면 헬스장 등 공용 시설에서 이용하고, 가정용으로 쓰겠다면 소음 진동 문제를 충분히 고려하고 대비한 후에 활용하는 게 좋습니다.

운동	속도나 강도	체중별 시간당 소모 열량 (kcal)			
		54kg	70kg	80kg	90kg
로잉머신	느린 속도	480	610	720	870
	빠른 속도	710	844	980	1,110

로잉머신의 소모 열량

유산소운동에 대해 가장 궁금해 하는 것

유산소운동에 대해 식상할 만큼 자주 받는 질문이 두 가지 있습니다.

첫째는 누구나 유산소운동을 꼭 해야 하는지, 둘째는 유산소운동과 근력운동 중 대체 어떤 것을 먼저 하는 편이 유리한지입니다. 하나씩 짚어보겠습니다.

유산소운동을 꼭 해야 할까?

근력운동에 관심이 많은 사람들 사이에서는 단골 논쟁거리입니다. 일부에서는 근력운동만으로도 심폐기능이 발달하고 살도 뺄 수 있기 때문에 유산소운동은 애당초 필요 없다고 주장하기도 합니다. 그런데 한편에서는 유산소운동의 높은 에너지 소모, 건강 증진, 체지방 제거와 심폐지구력 향상을 들어 유산소운동이 꼭 필요하다고 주장합니다.

온라인상에 수많은 경험담과 견해가 넘쳐나다 보니 그 사이에서 잘못된 길로 접어드는 분들이 꽤 많습니다. 경험담이란 건 그 사람의 몸과 생활에 맞다는 점을 간과해서는 안 됩니다.

근력운동으로 유산소운동만큼의 열량을 소모하고 심폐기능을 단련하는 것이 이론적으로 가능은 합니다. 실제 유산소운동과 무산소운동의 구분 자체도 명확하지 않습니다. 무산소성 운동도 어떻게 하느냐에 따라 유산소 효과를 극대화할 수 있거든요 102~104쪽 참조

그런데 현실은 좀 다릅니다. 일반인 초심자가 트레이너에게서 개인 강습을 받거나 단체 프로그램이라도 참여하는 게 아니라면 유산소운동을 따로 안 해도 될 만큼 효율적인 복합운동을 실시하는 게 쉽지 않습니다. 그런 의미에서 전통적인 유산소운동은 여전히 존재 의미가 있습니다.

유산소운동이 필요 없다고 말하는 사람들은 대개 마른 체질이라 몸을 더 키우고 싶어 합니다. 근육이 빠진다며 일부러 유산소운동을 피

하기도 합니다. 이유야 붙이기 나름이지만, 솔직히 하기 싫어 안 하는 경우가 제일 많습니다. 크고 남자다운 외모에만 우선순위를 둔다면 한동안은 유산소가 필요 없을 수도 있습니다. 그렇다고 체지방 걱정에서 평생 면제되는 건 아닙니다. 마른 분들이 나이 들면 대개 복부 부분비만이 되니까요.

단순히 몸이 큰 것을 넘어 기능성을 겸비한 몸을 가지려면 유산소운동 혹은 유산소성을 강화한 근력운동이라도 반드시 해야 합니다. 마른 사람의 유산소운동은 체지방을 태우려는 게 아니고 기초체력을 단련하는 트레이닝입니다. 그래서 대개 20분 내외의 비교적 짧은 시간에 달리기 같은 중강도 이상의 운동을 주 3~4회 실시합니다.

마른 사람들에게는 고전적인 유산소운동 외에도 유산소성을 강화한 전신트레이닝, 서킷 트레이닝, 인터벌 트레이닝도 적합합니다. 최근 크로스핏이 유행하고, 각종 부트캠프 같은 소위 기능성 트레이닝이 유행하면서 유산소운동의 범위도 넓어졌습니다.

유산소운동 먼저? 근력운동 먼저?

유산소운동 관련한 또 다른 논쟁거리는 '유산소운동과 근력운동 중어느 쪽을 먼저 하는 게 좋으냐?'입니다. 이 의문은 '어느 쪽을 먼저해야 체지방을 더 많이 태우느냐'를 다른 식으로 표현한 것이기도 합니다. 일부에선 근력운동으로 글리코겐을 고갈시킨 후 유산소로 지방을 태운다는 속설이 있지만 근력운동 한 시간을 해도 체내 글리코겐 보유량 2,000~3,000kcal의 10분의 1도 쓰기 어렵기 때문에 말이 안 되는 논리입니다.

이론적으로만 따지면 체지방은 다른 운동으로 신진대사가 활발해진 상태에서 더 잘 탑니다. 유산소를 먼저 했다면 근력운동을 할 때가, 근력운동을 먼저 했다면 유산소운동을 할 때가 유리하죠. 하지만 실제로는 어느 쪽을 먼저 실시하든 하루 전체의 지방 감소량에는 거의 차이가 없습니다. 운동하는 시간에 지방을 조금 더 태웠다 해도 결국 나머지 일과에서 그 차이를 보상하기 때문입니다.104~106쪽 참조 실제 수많은 학자들이 같은 강도의 운동을 앞뒤로 배치해 연구했지만 결과가 엇갈리거나 별 차이가 없었습니다. 결론은 거기서 거기라는 말입니다.

이론을 떠나 실전적인 면으로 볼 때는 워밍업 직후에 가장 컨디션이 좋습니다. 한 가지 운동을 끝낸 상태에서는 이미 체력이 떨어져 있어 강한 운동을 하기가 어렵습니다. 근성장이 주목적이라면 근력운동을 먼저 하는 편이 고강도 근력운동을 소화할 수 있어 유리합니다. 반면 심폐기능 단련이나 감량이 주목적이라면 유산소운동을 먼저 하는 편이 고강도 유산소운동을 소화하기에 유리하죠. 그러니 유산소를 먼저 할지, 근력운동을 먼저 할지는 본인의 목적에 따라 잡는 게 좋습니다.

둘을 모두 할 만큼의 시간적 여유가 없다면 유산소와 근력운동을 격일로 실시하는 것도 한 가지 방법입니다. 그러나 아침에 유산소운동, 저녁에 근력운동 식으로 하루에 여러 번 운동하는 건 회복시간을 충분히 주지 못하기 때문에 운동을 직업으로 하는 분이 아니라면 좋은 방법이 아닙니다.

한편 신진대사가 매우 낮은 아침에 운동하거나 고혈압, 당뇨, 고지혈증 등 대사증후군이 있다면 워밍업을 길게 잡아야 합니다. 이때는 워밍업을 겸해 유산소를 먼저 실시하는 것도 제한된 시간에 운동을 효율적으로 하는 한 방법입니다.

땀복 입다 땀띠 납니다

헬스장은 물론 야외에서도 땀복을 입고 운동하는 분들이 있습니다. 특히 다이어트 붐이 이는 봄부터 초여름에 자주 보입니다. 가뜩이나 날도 더워지는데 공기도 안 통하는 땀복을 입고 헉헉대는 모습을 보면 안쓰럽기까지 합니다. 결론부터 이야기하면 땀복은 감량과는 전혀 관련이 없습니다.

땀복은 첫째, 워밍업에서 몸을 빨리 덥혀 혈액순환을 원활히 하기 위해 입는 것입니다. 본 운동 들어갈 때는 당연히 벗어야 합니다.

둘째, 열 적응력을 높이는 훈련에 활용합니다. 격투기나 장거리 육상처럼 많은 에너지를 소모하는 종목은 체열의 발산도 경기력에 중요하니까요. 경기할 곳이 덥다면 사전에 적응 훈련을 하는데, 이때 땀복으로 땀을 통한 체온조절을 차단해 몸을 일부러 열 상태에 노출시킵니다.

셋째, 체급종목 선수들이 체중을 재기 직전까지 체중을 조절하기 위해 사용합니다. 물론 이때 체중 조절은 체지방 관리가 아니라 저울을 통과하기 위해 일시적으로 수분만 빼는 겁니다. 물만 마시면 다시 회복될 체중이라는 뜻입니다.

이런 이유와는 전혀 무관하게 일반인이 살을 빼겠답시고 한여름에 땀복을 입고 뛰는 건 아무 의미도 없고, 몸에 무리만 줍니다. 운 없으면 열 쇼크로 치명적인 결과를 초래할 수도 있거든요. 땀복 입고 운동하다 땀띠로 고생하는 분들 많이 봤습니다.

03

워밍업과 스트레칭

헬스장이든 야외운동이든 운동을 시작할 때 맨 처음에 뭘 하십니까? 기계적으로 관절부터 쭉쭉 잡아당기는 사람도 있고, 무조건 기구에 앉거나 본 운동부터 하는 사람도 있고, 헬스장에 들어와서 처음부터 끝까지 트레드밀을 못 떠나는 사람도 있습니다. 처음 온 초심자들은 혼자 내던져진 느낌에 어쩔 줄 몰라 하는 경우도 많습니다.

운동 효과를 높이려면 본 운동을 잘 할 수 있도록 몸을 준비시켜야 합니다. 이를 워밍업이라고 하죠. 워밍업에서는 유산소운동, 동적 스트레칭 등을 통해 경직된 근육과 관절을 풀어주고, 심박수를 적절히 올려 몸에 미리 충분한 피가 돌게 해줍니다. 워밍업을 적절히 잘 하면 몸의 기능도 향상되고, 부상도 줄어듭니다.

워밍업 요령

본 운동의 효과를 높이기 위한 워밍업 요령을 간단하게 정리해봤습니다.

① 팔다리, 목, 척추 등 전신의 관절을 사용하며 가동범위를 모두 쓸 만큼 동작이 커야 한다.
② 심박수를 적절히 올려야 하지만 본 운동에 악영향을 줄 정도로 힘이

들어서는 안 된다.

③ 중간에 동작이 중단되지 않도록 한다.

④ 아침운동은 전신이 덜 풀린 상태이니 전신을 워밍업하고, 유산소운동을 더해 최소 20분 이상 실시한다.

⑤ 오후운동은 하루 일과 중 잘 쓰지 않은 부위에 집중하며, 강도는 평소 생활 패턴과 정반대로 잡는다. 학생이나 사무직은 땀을 내는 유산소운동이나 가벼운 맨몸 근육운동처럼 힘을 쓰는 동작 위주로 실시한다. 반면 힘을 많이 쓰는 직종이라면 스트레칭처럼 유연성 위주의 동작을 실시한다.

스트레칭

스트레칭은 일상에서 뻣뻣해진 근육과 관절을 스스로 풀어주는 일련의 동작을 말합니다. 스트레칭은 운동 전 워밍업은 물론 운동 후 마무리 과정인 쿨다운에서도 필수입니다.

정적 스트레칭은 운동 후에

워밍업 혹은 스트레칭에서 일반적으로 떠올리는 이미지는 팔·다리·허리를 쭉쭉 잡아 늘이는 소위 정적靜的 스트레칭입니다. 근육을 적극적으로 움직이는 게 아니라 외력을 줘서 수동적으로 이완하는 것이죠. 과거에는 운동 직전에 정적 스트레칭을 하는 것을 당연시했지만, 최근에는 운동 전에 하는 정적 스트레칭은 부작용이 많다는 사실이 밝혀져 가능한 한 운동 후에 실시합니다. 다음은 정적 스트레칭에 관해 염두에 둘 사항들입니다.

① 근육이 굳어 있는 상태에서의 정적 스트레칭은 유연성 향상 효과가 없고, 도리어 부상 위험이 높다.

② 외력으로 강제 이완시킨 근육은 근력과 순발력이 5~15%가량 저하되고, 그 효과는 최악의 경우 30분 이상 지속된다.

③ 정적 스트레칭은 본 운동 후 정리운동에서 하는 게 원칙이다.

④ 예외가 있다. 발목 유연성이 부족해서 스쿼트를 제대로 못 하는 등 유연성 때문에 운동 수행 자체가 어려울 때는 본 운동 전에 실시한다. 이때는 다른 워밍업으로 몸을 충분히 덥힌 후 정적 스트레칭을 실시하고, 그 뒤 본 운동을 한다.

한편 본 운동으로 몸이 덥혀진 후의 정적 스트레칭은 긴장한 근육을 안정시키고 회복을 빠르게 합니다. 관절의 가동범위를 넓히는 것도 본 운동 직후 몸의 온도가 내려가기 전에 실시합니다.

스트레칭은 아플 때까지 당겨서는 안 됩니다. 아프다는 건 그만 당기라는 신호입니다. 특히 주의할 건 소염진통제나 근육이완제를 사용했을 때입니다. 이때는 감각이 둔해져 통증을 늦게야 느끼니까요. 적절한 중단 지점을 놓쳐 근육에 부상을 입기도 합니다. 재활운동이나 부상으로 약을 복용하는 중에 이런 실수를 저지르기 쉬운데, 평상시 수준 이상 당기지 않도록 의식적으로 조절해야 합니다.

스트레칭은 힘차고 씩씩하게 해서는 절대 안 됩니다. 느리게 당기고, 이완 상태에서 최소한 10초 이상 버텨야 합니다. 근 파열이나 관절, 인대 등에 부상이 있을 때는 스트레칭이 증세를 악화시킬 수도 있으니 일정 수준 치유되기 전에 함부로 실시해서는 안 됩니다. 재활 스트레칭도 가능하다는 의사의 진단을 받은 후에 해야 합니다.

워밍업은 동적 스트레칭으로

그럼 운동 전에는 뭘 하냐고요? 운동 전에는 동적動的 스트레칭을 실시합니다. 동적 스트레칭은 근육과 관절을 수동적으로 당기는 것이 아니라 적극적으로 움직이는 것을 말합니다. 동적 스트레칭은 몸을 덥히고, 순환을 촉진시키고, 근육을 적절한 수준까지 이완시켜 근력과 순발력을 향상시킵니다. 반동을 주어 근육을 잡아 늘여선 안 되고 관절의 자연스러운 가동범위까지만 실시하면 됩니다.

팔을 잡아 늘이기는 게 정적 스트레칭이라면, 연속적인 펀치 동작은 동적 스트레칭이 됩니다. 다리 찢기, 허리 구부리기가 정적 스트레칭이라면 서서 다리를 앞뒤로 흔드는 것은 동적 스트레칭입니다. 본격적인 근력운동을 하기 전에 매우 가벼운 중량으로, 넓은 가동범위로 여러 번 반복하는 것도 동적 스트레칭에 속합니다. 국민체조나 도수체조, 새천년체조 등도 넓게 보면 동적 스트레칭에 가깝습니다.

평상시에도 하기 쉬운 동적 스트레칭 동작은 아래와 같습니다. 굳이 운동 전이 아니라도 평상시 굳은 몸을 풀어주는 데 좋은 동작들입니다.

① 무릎을 높이 들며 전진하기(hurdler's knee-raise) – 고관절, 하체

② 무릎을 바닥에 대지 않고 네 발로 기기(bear crawl) – 전신

③ 벽 짚고 다리 앞뒤 양옆으로 흔들기(leg swing) – 고관절

④ 런지 상태에서 팔을 위로 쭉 뻗어주기 – 코어, 고관절, 하체

⑤ 발꿈치가 힙에 닿을 만큼 최대한 뒤로 차올리며 걷기(heel up) – 허벅지 앞쪽

⑥ 워킹런지, 점핑잭(발 벌려 뛰기) – 전신

⑦ 팔을 쭉 펴고 옆으로 크게 돌리기 – 어깨

⑧ 양손 깍지 끼고 손목 돌리기(wrist roll) – 손목

⑨ 상체를 세우고 목을 천천히 숙였다가 하늘 올려보기 – 목

스트레칭을 해보면 평소 몸의 유연성이 어떤지 확인할 수 있습니다. 유연성은 선천적인 요소와 골격이 완성되기 전의 유년기 습관에서 상당 부분 결정되므로 성인이 된 후에 유연성을 기르기가 쉽지 않습니다. 사고나 수술 등으로 근육이 위축되었을 때는 전문가의 지도에 따라 강제로 가동범위를 넓히는 재활치료도 하지만, 일상에 문제가 없는 정상 성인의 가동범위를 강제로 넓히는 건 위험합니다. 특히 우리나라에서는 학교나 군대에서 태권도 등을 배우며 강제로 다리 찢기를 시도하다가 다리 안쪽 근육이 손상되어 영구장애를 만들기도 합니다. 일상에 불편한 것이 없다면 다리 찢기처럼 강제로 가동범위를 넓히기보다는 평상시 운동과 자연스러운 스트레칭을 통해 천천히 가동범위를 넓혀야 합니다.

효율적인 운동 순서

일반인의 운동은 크게 다음의 순서로 구성합니다.

① **유산소운동으로 몸 덥히기 :** 오늘의 주된 운동이 근력운동이라면 워밍업 유산소운동을 10분 내외로 단시간에 실시합니다. 헬스장까지 빠르게 걷거나 계단을 빠르게 오르는 것으로 시간을 절약할 수도 있습니다. 진동이나 근육이 흔들리는 효과도 부수적으로 몸을 풀어주므로 몸이 고정되는 자전거, 스테퍼, 일립티컬보다는 빠르게 걷기, 가벼

운 달리기, 줄넘기 등이 낫습니다.

② 동적 스트레칭 : 오늘의 주된 운동이 근력운동이라면 워밍업 유산소운동 후에 동적 스트레칭을 합니다. 반면, 주된 운동이 유산소운동이라면 동적 스트레칭을 먼저 합니다. 손목이나 발목처럼 몸 말단을 사용하는 작은 동작부터 시작해 무릎, 어깨를 거쳐 몸 중앙부인 코어나 고관절을 쓰는 큰 동작으로 넘어갑니다. 마지막에는 점핑잭처럼 전신을 다 사용하는 가장 큰 동작을 넣습니다. 모든 동작을 각각 30초~1분씩 쉬지 않고 실시합니다. 총 시간은 5분 정도가 적당합니다.

③ 본 운동

④ 마무리 유산소운동 : 본 운동이 근력운동이었다면 마무리 유산소운동을 15분 이상 실시합니다. 이런 마무리운동은 근육의 대사 노폐물을 제거하고 혈류를 원활하게 해서 근육통을 예방하고 회복을 촉진합니다.

⑤ 전신 정적 스트레칭

04

나만의 근력운동 프로그램

헬스를 통한 몸만들기에서 가장 힘든 건 모든 사람에게 각자의 상황에 맞춘 프로그램이 필요하다는 점입니다.

시중에 나와 있는 보디빌딩 서적이나 자료에서는 이런저런 예제 프로그램들을 제시하지만 천편일률적인 프로그램이 모든 사람에게 맞지는 않습니다. 다행히 친절한 헬스 트레이너를 만나면 프로그램을 받을 수 있고, 주머니 사정이 넉넉하다면 개인 트레이너라도 고용해 관리를 받으면 됩니다. 하지만 이도저도 아니라면 스스로 공부해 자신만의 프로그램을 만들어야 합니다.

이제 운동 프로그램을 짤 때 기본적으로 유의할 점들과 초보자용 예제 프로그램을 제시하고, 중급자 이상을 위한 분할 운동법을 다루겠습니다. 더불어 교과서적인 프로그램에 변화를 줄 수 있는 변형 세트법을 비롯해 다양한 비정형적 운동 프로그램들을 설명하겠습니다.

운동을 시작할 때 고려할 것

어느 분야나 마찬가지지만 처음 발을 들여놓을 때 어떻게 시작하느냐가 앞으로의 방향을 결정하는 경우가 많습니다. 복싱, 격투기, 구기 같은 경기종목이나 최근 유행하는 펑셔널 트레이닝, 전문 PT숍들은 대개 강습비가 비싼 대신 초심자를 위한 커리큘럼이 따로 있습니다.

반면 일반인이 많이 찾는 대중 헬스장이나 아예 집에서 운동을 시작하는 경우는 시작부터 스스로 해결해야 합니다. 이때 발을 잘못 들이면 몇 달, 혹은 몇 년을 잘못된 방향으로 운동을 하게 될 수도 있습니다. 운동을 막 시작하려는 분들이 가장 고려해야 할 것은 무엇인지 하나하나 짚어보겠습니다.

헬스장과 트레이너 선택이 중요

헬스장을 고를 때, 크고 요란한 프랜차이즈 헬스장이 다 좋은 건 아닙니다. 개인 트레이너를 감당하기 어려운 초심자에게는 강습 프로그램이 있거나, 업주가 직접 신경 쓰며 운영하는 가족적인 분위기의 소규모 헬스장이 더 나은 때도 많습니다. 솔직히 돈을 더 내더라도 프리웨이트 시설을 잘 갖추고 회원관리를 잘 하는 곳을 찾아가는 게 돈 버는 길입니다. 처음부터 장기 계약하지 마시고 좀 비싸다 싶어도 3개월 이내로 단기부터 끊는 게 좋습니다. 막상 다녀봐야 처음엔 발견하지 못했던 문제가 하나둘 보이니까요.

경제 사정만 허락한다면 능력 있는 트레이너에게 1대 1로 배우는 게 가장 좋습니다. 개인 트레이너를 둘 때는 더 꼼꼼해야 합니다. '지금이 세일 기간'이라는 빤한 소리에 아무 트레이너나 계약하지 마세요. 공부보다는 영업에 더 주력하는 질 낮은 트레이너들도 아직 많습니다. 헬스장 분위기와 트레이너의 자질을 지켜본 후에 해도 늦지 않습니다.

개인 트레이너를 뒀다고 해서 트레이너가 알아서 다 운동시켜 주리라 기대하지 마세요. 트레이너들은 대부분 미리 정한 커리큘럼에 있는 종목과 프로그램을 가르쳐줄 뿐 그 외의 것들까지 알아서 알려주지는 않습니다. 스스로 공부해 계속 묻고, 트레이너가 있을 때 새 종목을 배워 놓아야 나중에 혼자 운동할 수 있습니다.

혹 회원 혼자 운동을 시켜놓고 다른 일을 하거나 다른 회원에게 한 눈을 판다면 돈을 낸 고객으로서 권리를 행사해야 합니다.

초심자에게 홈트레이닝은 No!

집에서 혼자 운동하는 홈트레이닝은 이미 운동이 몸에 익은 경력자나 그저 건강을 위해 하는 가벼운 운동 정도면 상관이 없지만, 초심자에게는 맞지 않습니다. 경험도 없는 초심자가 집에 벤치와 바벨, 덤벨을 쌓아놓고 책과 동영상만 보면서 매스컴에 등장하는 몸짱처럼 되겠다는 건 독학으로 서울대 입학하려는 것이나 마찬가지입니다. 글쎄요, 노력에 따라 가능할지는 몰라도 매우 비효율적입니다.

일부에선 부끄러움이 과한 나머지 미리 운동을 연습한 후 헬스장을 가겠다는(?) 전후가 뒤바뀐 경우도 봅니다. 골프, 테니스를 집에서 연습한 후 강사에게 배우러 가지는 않죠. 최소한의 기초는 배워야 혼자 퍼팅이나 포핸드 백핸드 연습이라도 합니다. 헬스장에서는 트레이너에게 1:1로 배우지 않더라도 최소한 다른 사람들 운동하는 모습을 볼 수 있습니다. 거울로 내 동작도 확인할 수 있죠. 동영상으로 보는 것과 바로 앞에서 보는 건 다릅니다.

근력운동 동작들이 단순해서 만만하게 보일지 몰라도 근육 각각에 정확한 자세로 집중하는 건 10년, 20년 동안 운동한 경력자에게도 쉽지 않습니다. 차라리 아무것도 모르는 분들은 처음부터 제대로 자세를 익힐 수나 있지요. 엉터리 자세가 몸에 익어버리면 그걸 고치는 건 몇 배 더 힘듭니다.

홈트레이닝을 영영 하지 말라는 게 아닙니다. 혼자 할 수 있을 만큼 기초를 다진 후에는 개인 사정에 따라 선택 가능한 옵션이라는 얘깁니다. 하지만 처음 시작할 때는 아닙니다.

아침 운동 vs 저녁 운동

유산소운동이 먼저냐, 근력운동이 먼저냐 하는 고민과 쌍벽을 이루는 고민거리가 바로 아침 운동과 저녁 운동 중 어느 쪽이 더 낫냐는 겁니다.

아침 운동의 장점부터 알아보겠습니다. 잠에서 깬 아침 시간은 하루 중 신진대사와 에너지 소비가 가장 느린 때입니다. 신진대사는 보통 3시간 정도에 걸쳐 천천히 올라가는데, 일어나자마자 운동을 하면 이보다 훨씬 빨리 정상치로 올라갑니다. 덕분에 살을 빼려는 분들에게는 아침 운동이 상대적으로 유리합니다. 일찍 일어나는 동기 유발도 되고, 모임 등 외적인 방해 요인도 없으니 본인만 부지런하다면 운동 스케줄이 깨질 일이 없다는 것도 장점입니다.

물론 단점도 있습니다. 잠에서 깬 직후는 온몸의 관절과 근육이 경직되어 있어 스트레칭과 워밍업에 더 많은 시간을 투자해야 합니다. 고강도의 운동을 하기엔 불리한 면도 있죠. 신진대사를 빨리 깨우는 만큼 저녁에 일찍 피로를 느끼는 분들도 많습니다. 또, 고혈압이나 당뇨처럼 건강에 문제가 있는 분들은 아침에 혈압이나 혈당이 불안정할 수 있으니 아침 운동은 피하는 게 좋습니다.

아침 운동의 단점은 저녁 운동의 장점입니다. 저녁에는 관절과 근육이 충분히 이완되어 있고 신진대사도 활발합니다. 고강도의 운동, 특히 근력운동을 소화하기에 유리하죠. 체중을 늘리고 싶거나 스태미너가 낮은 분이라면 체력적인 부담을 덜 느끼며 운동할 수 있습니다. 저녁 운동도 신진대사를 높이지만 취침 시간까지의 간격이 길지 않기 때문에 일일 총 대사량에는 영향을 덜 미치기 때문입니다.

저녁 운동의 단점은 각종 모임 등으로 운동 스케줄이 틀어지기가 쉽습니다. 또 너무 늦은 시간에 운동을 하면 흥분 효과로 취침을 방해할 수도 있으니 운동은 가능한 한 취침 전 2~3시간 이전에 끝마치는 것이 좋습니다.

오래가 아니라 강하게

운동에서도 오래 하는 만큼 이득을 보는 경우가 있습니다. 같은 기술을 오래 반복하면 동작이 익숙해지고, 달리기를 오래 하면 지구력이 늘어납니다.

이와는 달리 근육 부피나 힘을 기르는 근력운동은 오래 하는 것보다는 효율이 생명입니다. 근육은 한계치를 넘는 자극을 받아 파괴되어야 휴식시간 동안 재생되면서 커지고 강해집니다. 높은 중량이나 쉼 없이 반복해 몰아붙이는 고반복도 좋습니다.

그런데 이도저도 아닌 질질 끄는 운동은 근 부피든 파워든 거의 효과가 없습니다. 예를 들면 턱없이 낮은 강도중량, 반복수, 잘못된 자세로 운동하거나, 세트 사이에 한없이 오래 쉬는 것 말입니다. 심지어 스마트폰을 가지고 노느라 세트 사이가 한없이 늘어지는 황당한 광경도 종종 봅니다.

운동은 노동이 아닙니다. 독서실에 오래 앉아 있다고 우등생이 되지 않는 것처럼, 헬스장에 엉덩이 오래 붙이고 있다고 근육이 자라지는 않습니다. 때로는 그 반대입니다. 유산소운동이든, 근력운동이든 본 운동은 40분~1시간 정도에서 정점을 찍습니다. 그보다 길어지면 역효과만 커지기 때문에 그날의 본 운동은 1시간 이내에 끝내는 것을 목표로 운동 강도를 잡으세요. 운동이 서툴다면 그 이상 걸릴 수도 있지만 최소한 허투루 버리는 시간이 없도록 노력은 해야 합니다.

그 이상 운동하면서도 기운이 남아돈다면 근육에 자극은 제대로 못 주고 기구에 매달려 시간만 끈 건 아닌지 돌아보는 게 좋습니다.

동영상이나 사진을 따라 하나요?

사람에게는 거울신경 mirror neuron이 있어 다른 사람의 동작을 흉내 내고 학습할 수 있습니다. 그런데 이 능력은 완벽하지도 않고 개인차도 큽니다. 어떤 사람은 몇 번 만에 비슷하게 흉내를 내는 반면, 보고 또 봐도 터무니없는 동작만 반복하는 몸치도 있으니까요. 이분들의 문제는 본인이 생각하는 자신의 자세와 실제 자세가 다르다는 점입니다. 그래서 혼자 운동할 때는 여러 각도에서 자신의 동영상을 찍어서 확인하는 게 좋습니다.

자신의 신체 능력을 과소평가하는 경향

사람들이 주관적으로 '힘들다'고 느끼는 정도는 실제 체력과 일치하지는 않습니다. 황소도 때려잡게 생긴 분이 원판도 안 끼운 빈 봉을 못 들어 쩔쩔 매기도 하고, 전혀 힘을 쓸 것 같지 않은 분들이 깜짝 놀랄 중량을 들기도 하고, 순전히 자존심에 과도한 중량을 들다가 다치기도 합니다.

사실 현대인의 대부분은 자신의 신체적인 능력을 거의 가늠하지 못합니다. 힘이나 체력도 한계치까지 써봐야 아는데 현대인은 그럴 기회가 거의 없죠. 못 하겠다고 죽는 소리를 하다가도 옆에서 몰아붙이면 놀라운 힘을 발휘하기도 하고, 자신을 과대평가했다가 생각처럼 힘을 쓰지 못해 쩔쩔매기도 합니다.

사례 연구 결과, 지도 없이 혼자서 운동하는 사람의 대부분은 본인의 적정 리프팅 중량보다 낮은 수준으로 트레이닝하고 있었습니다. 일반인이 흔히 실시하는 6~10회 반복 트레이닝에서는 1회 최대중량의 75%가 적당한데, 대부분 60% 이하를 들고 있었다고 합니다. 여성은 이런 경향이 더 심해서 40~50% 범위에서 운동하고요.[9] 반면 지도를 받으며 운동할 때는 리프팅 중량이 10% 정도 높아졌습니다.

물론 참가자들 스스로는 양쪽 모두에서 자신의 능력을 최대한 발휘했다고 평가했습니다. 결국 옆에서 누군가 강제하지 않는다면 누구든 자신의 능력 대비 낮은 강도에서 훈련하려 드는 경향이 있다는 뜻입니다. 결과는 말하나 마나지만 지도를 받으며 훈련한 경우가 발달도 훨씬 빨랐습니다.

그러니 '난 열심히 운동하는데 왜 이리 효과가 없지?'라는 생각이 든다면 먹는 것이나 운동 기구 같은 외적인 요인을 찾기보다는 본인이 정말로 전력을 다해 운동한 게 맞는지부터 되돌아보는 게 맞습니다.

쉬어가기

어디까지를 초보자로 봐야 할까?

많은 분들이 궁금해 합니다만 사실 근력운동에서 특정인이 초보 단계인지 중급 단계인지 판단하는 기준 같은 건 없습니다. 일반적으로는 주요 종목 운동을 정 자세로 집중해서 수행할 수 있으면 완전 초보 단계는 벗어난 것으로 보지만 당 사자는 죄다 자기 자세가 옳다고 생각하니 이것도 누가 평가해 주지 않는 한 뜬

구름 같습니다.

일부에서는 1년 정도 훈련하면 초보 딱지를 뗀다고도 하지만 이것도 사람에 따라 운동량과 운동 능력이 다르니 썩 정확하지는 않습니다. 그렇지만 매일 1시간씩 주4~5일 정도 훈련하는 분이라면 이 기준도 적용할 수 있습니다.

완벽하지는 않아도 그나마 기준이 명확하고 객관성이 높은 방법이 최고 리프팅 중량입니다. 벤치프레스를 기준으로 봉 무게를 포함해 남성은 본인의 체중만큼, 여성은 체중의 2/3를 정자세로 들 수 있다면 근력운동에서는 초보는 벗어난 것으로 보기도 합니다.

이 수준을 넘어선다면 그때부터는 할 수 있는 운동 종류나 세트 구성이 훨씬 다양해집니다.

초보자를 위한 프로그램

근력운동을 막 시작한 단계에서는 근육을 효율적으로 다루는 기본적인 능력이 갖춰져 있지 않습니다. 기초가 덜 갖춰진 상태에서 '나는 00 근육만 키우겠다'라고 달려드는 건 초보자들이 가장 흔히 범하는 실수입니다. 초보 단계에서는 특정 근육, 부위에 신경을 쓰기보다는 전신의 근육과 관절을 최대한 많이 움직여 근육을 다루는 기본적인 능력과 자세, 밸런스부터 갖추는 것을 목표로 해야 합니다.

다관절 운동이 기본
모든 운동의 밑바탕에는 수많은 근육을 조화롭게 활용하는 능력이 필수적입니다. 팔다리를 휘두르는 것밖에 못 하던 아기는 수많은 연습을 거쳐 젓가락 잡는 법을 배우고 걸음마를 익힙니다. 성인에겐 쉬운 이런 동작도 수십, 수백 개의 근육이 동시에 상호작용하는 정밀한 오케스트라입니다. 이렇게 여러 관절과 근육을 조화롭게 움직이는 능력을 협응력이라 합니다.

초심자에게는 기초적인 협응력을 키우기 위해 여러 관절과 근육을 동시에 사용하는 다관절 운동을 강조합니다. 따라서 초심자의 근력운동은 다관절 운동 위주의 몇 가지 기본 종목으로 한정하는 것이 좋습니다.

이 운동들은 고급자에게도 여전히 기본 운동입니다. 특히 3대 운동이라 불리는 스쿼트, 데드리프트, 벤치프레스는 근력운동의 시작이며 끝입니다. 시중에 나와 있는 헬스 가이드북에는 이런저런 근육을 강화한다며 수많은 동작들이 등장하지만 대부분은 기본적인 성장을 마친 후, 중급자 이상에서 부족한 부분을 보완하는 운동이거나 재활운동입니다. 초심자가 그런 것까지 다 할 필요는 전혀 없습니다.

스쿼트	데드리프트	바벨(덤벨) 로우	벤치프레스
싯업	턱걸이	오버헤드 프레스	런지나 레그 프레스

근력운동 프로그램이 대단한 게 아닙니다. 위의 기본 운동들에 각자 약한 부분을 보완하는 종목을 추가하면 됩니다. 물론 초심자 단계에서는 '보완 종목'은 해당 없으니 기본 종목만으로 충분합니다. 갈라주는 운동

이니, 모아주는 운동이니 하는 잡다한 소리는 머릿속에서 싹 지워버리세요. 헬스장의 삐까번쩍한 머신의 절반 이상은 필요 없으니 다 하려고들지도 마세요. 때로는 너무 많이 아는 게 혼란만 일으키니까요.

분할운동보다는 전신운동

1950년대까지는 근육의 크기를 중시하는 보디빌딩, 기능을 중시하는역도, 파워리프팅의 구분이 모호했습니다. 당시까지는 '근육 큰 사람 =힘센 사람'이라는 공식이 통용되었죠.

이후 보디빌딩이 독립하면서 근육의 크기에 주력하는 여러 운동법이 등장했습니다. 그 중 하나가 부위를 분할해 집중 단련하는 방법입니다. 하지만 초보자는 몸 전반에 걸쳐 키워야 할 근육이 무궁무진하고, 조금의 운동으로도 쉽게 성장합니다. 그러니 특정 부위만 집중 자극할 이유가 없고, 그래서도 안 됩니다. 분할 없이 한 번에 전신의 모든근육을 동시에 운동하고 다음날을 쉬어주는 주 3일 혹은 주 4일 무분할 프로그램이 가장 적당합니다. 이 루틴은 주로 다관절 기본 운동으로 짜여 있어 파워, 순발력, 협응력을 기르는 데 유리하기 때문에 굳이초보자가 아니라도 실전적인 체력을 중시하는 분들 사이에서 널리 쓰입니다.

반면 분할 운동은 이미 한계에 부딪힌 부위를 확실하게 자극할 수 있고, 해당 부위에 며칠간 휴식을 주는 게 장점입니다. 최소 6개월~1년이상 훈련해서 근성장이 더뎌지기 시작한 중급자 이상에서 주로 이득을 볼 수 있습니다.

초보자를 위한 전신운동 프로그램

다음 페이지의 표는 기본 운동으로 구성한 전신운동 예제입니다. 자세를 가르쳐줄 트레이너나 동료가 없다면 일부는 머신으로 대체할 수도 있지만 어차피 언젠가는 프리웨이트로 실시해야 합니다.

총 5종목 22세트, 세트 사이 휴식은 30초~1분으로 잡습니다. 해당 회수에 지쳐 더는 못 드는 정도의 중량으로 실시합니다. 횟수가 많다는 건 낮은 중량을, 횟수가 적다는 건 높은 중량을 든다는 의미입니다. 12회에서 10회로 간다는 건 중량을 더 추가하라는 의미입니다. 빈 봉은 중량을 달지 않은 빈 바벨봉을 말합니다. 봉의 종류에 따라 다르지만 랙이나 벤치프레스에 많이 놓는 1.8~2.2m의 긴 봉은 보통 15~20kg입니다.

여자나 남자나 프로그램은 같습니다. 어느 쪽이든 이 악물고 하면 남자는 남자다운 몸이 되고 여자는 여자다운 몸이 됩니다. 등, 하체, 어깨는 각각 2종목씩 주동근이나 보조근으로 관여하고, 팔은 보조근으로 모두 관여합니다. 되도록이면 같은 근육이 주동근으로 연속 동원되지 않게 배치했습니다. 이 모두를 50분 이내에 소화하면 이상적입니다.

하체, 허리 – 스쿼트 5세트

: 맨몸 20회 → 빈 봉 15회 →
빈 봉 15회 → 빈 봉 한계치까지

가슴, 어깨, 삼두근 – 벤치프레스 5세트

: 경량봉 워밍업 20회 → 12회 → 10회
→ 10회 → 10회 → 12회

• 벤치프레스는 원래 중량을 높게 치는 운동이지만 자세가 잘못되면 부상 위험이 크다. 초보자는 10~12회 정도가 안전하다. 가슴은 다른 부위보다 비교적 빨리 자라기 때문에 자세가 익숙해지면 중량이나 반복수를 조금씩 올려준다.

등, 이두근 – **턱걸이 4세트** : 매 세트 한계점까지 턱걸이를 못 하는 경우, 대체운동 **랫풀 다운 4세트** : 12회 → 10회 → 8회 → 10회	• 턱걸이, 푸쉬 업처럼 체중을 이용하는 운동은 회수를 미리 정하지 않고 지쳐서 더 할 수 없을 때까지를 한 세트로 잡는다. 체중은 불변이므로 반복수가 강도를 결정하기 때문이다. • 랫풀 다운은 배우기 쉽고 비교적 부상 위험이 적어 턱걸이를 못 하는 초보자에게 적당, 치팅을 쓰지 않는 한도에서 중량을 높게 쳐도 무방하다. 단, 당기는 동작은 빠르게, 놓는 동작을 천천히 하는 게 중요하다. • 등운동 중 바벨 로우도 효율적이지만 제대로 배우지 않으면 초보자에겐 어려운 운동이다. 배울 수 있다면 턱걸이 혹은 랫풀 다운과 바벨 로우를 격일로 실시해도 된다.
어깨, 삼두근 – **밀리터리 프레스 3세트** : 빈 봉 또는 경량봉 15회 → 12회 → 10회 → 12회	• 어깨운동은 비교적 부상 위험이 높아 처음부터 높은 중량을 드는 건 피하는 게 좋다. 빈 봉으로 시작하고, 중량은 벤치 2번 올릴 때 1번 올리는 식으로 신중하게 올린다. 집중이 어렵다면 한동안은 아예 안 올려도 무방하다.
등, 하체, 허리 – **데드리프트 5세트** : 빈 봉 15회 → 12회 → 10회 → 12회	• 데드리프트는 개념상으로는 고중량을 들어야 하는 운동이지만 동작이 비교적 어렵기 때문에 처음에는 자세 연습을 위해 낮은 중량으로 시작한다. 처음에는 대개 등이 아닌 허리, 엉덩이에 자극이 온다. 좌식생활로 등보다 허리의 주변 근육이 약하기 때문이다. 등은 허리가 단련된 후 자극이 들어간다.
운동 전	• 워밍업 유산소와 동적 스트레칭 15분
운동 후	• 마른 사람은 15분 정도 달리기 혹은 달리기/걷기를 번갈아 실시 • 체지방을 빼려는 사람은 근력운동을 한 날에는 마무리 유산소운동을 20분간 실시하고, 근력운동을 쉬는 날에 유산소운동과 복근 운동을 40분간 실시

초보자를 위한 전신운동 프로그램 예시

위 프로그램을 주 4회 혹은 격일로 실시하고 주당 하루나 이틀 이상은 아무 운동도 하지 않고 쉽니다. 초보자가 아니고 5RM 5번 반복할 수 있는 중량

이상의 높은 중량을 다루는 고급자의 무분할 운동에서는 휴식을 세트당 2분 이상으로 잡습니다. 다시 고중량을 들 만큼 에너지 시스템이 회복되어야 하기 때문입니다.

상황에 따라 위의 프로그램을 아래와 같이 변형할 수도 있습니다.

- **힙업에 주력하는 여성** : 대부분의 여성 초보자들은 턱걸이를 아예 못합니다. 위에는 등 운동으로 '턱걸이+데드리프트'가 잡혀 있는데, 이것을 '데드리프트+런지'나 '랫풀다운+런지'로 바꿔도 됩니다. 데드리프트는 여성에게도 좋은 운동이지만 제대로 가르쳐주는 트레이너가 없다면 혼자 하는 건 쉽지 않으니까요.

- **체력이 너무 약해 부담인 경우** : 5세트인 종목을 4세트로 줄여 19세트, 총 40분으로 줄이거나 턱걸이를 빼고 등 운동을 데드리프트 하나만 하는 방법도 있습니다. 여기에 유산소운동 20분을 더하면 본 운동 1시간이 나옵니다.

- **운동 시간이 부족하다면** : 시간이 부족하다면 주당 4~5일의 2분할도 가능합니다. 1일차에는 '스쿼트+턱걸이+데드리프트', 2일차에는 '벤치프레스+밀리터리 프레스+싯업 또는 크런치'로 분할해 번갈아 실시합니다. 이때는 각 종목을 5세트 내외로 총 30~40분 정도에 소화할 수 있습니다. 운동량이 적은 두 번째 날 싯업이나 크런치 같은 복근 운동을 더합니다.

중급자 이상을 위한 세트법

중급자라는 구분 자체가 애매하긴 하지만 직접 운동 계획을 짤 수 있고, 기본적인 동작을 정자세로 실시할 수 있는 수준이지 않을까 합니다. 일단 운동이 몸에 익숙해지면 교과서적인 룰에 연연할 필요는 없습니다. 몸은 변화에 적응하는 과정에서 성장하니까요. 오랜 기간 고중량 훈련이 익숙해진 사람에겐 고반복 훈련이 효과를 잘 내고, 그 반대도 마찬가지입니다. 고립 운동만 했던 사람은 다관절 운동에서 변화를 느끼고, 힘 기르기에만 주력했던 사람은 고립 운동을 통해 성장을 도모할 수 있습니다.

중급자 이상이라면 운동 프로그램 예제보다는 운동법을 선택할 때 어떤 점을 고려해야 하는지가 더 도움이 될 것 같습니다. 근 부피보다 근력, 근지구력 같은 실전적인 능력을 우선한다면 분할 없이 훈련하거나 뒤에 설명할 인터벌 트레이닝이나 서킷 트레이닝 같은 다른 트레이닝법을 시도해도 좋습니다. 하지만 근 부피를 우선하거나 다양한 운동 동작을 기초부터 다지고 싶다면 분할도 한 가지 방법입니다. 분할법이나 세트법은 남녀 공통입니다.

최근에는 한 부위를 주당 최소 2~3번 이상 단련하는 것이 근 부피 성장에 유리하다는 게 여러 실험을 통해 입증되면서 무분할~3분할의 '저분할법'이 대세입니다. 저분할일수록 하루에 소화할 부위는 많고, 부위당 세트 수는 줄어듭니다. 주당 여러 번 운동하므로 결과적으로는 몇 분할이든 해당 부위의 주당 총 세트 수는 같습니다. 즉, 총 운동을 며칠에 걸쳐 분산하느냐의 차이입니다. 이렇게 되면 4, 5분할 같은 고분할에서 한 부위를 하루에 몰아 할 때보다 높은 강도의 질 좋은 세트로 운동할 수 있습니다.

3분할법

3분할법은 일반인에게 가장 인기가 많은 세트법입니다. 각종 자료에 많이 등장하기도 했고, 운동 후 근육이 회복하는 데 2~3일이 걸린다는 각종 자료들이 근거를 제공했으며, 1주일에 6일 운동하고 하루 쉰다는 요일 개념에 잘 맞기 때문이기도 합니다.

3분할은 처음 분할 운동하는 분들이 가장 많이 실시하지만 벌크업과 커팅 기간을 나눠 운동하는 고급자나 직업적인 운동인들도 4~5분할이나 무분할과 번갈아 실시하기도 합니다.

3분할법은 대개 하루에 두 부위를 운동하는데, 대근육군 하나와 소근육군 하나를 하루에 묶는 것이 일반적입니다. 흔히 실시하는 3분할에서는 [대근육군 15~20세트 이내+소근육군10세트 이내]로 총 25~30세트를 넘지 않게 하는데 순수 근력운동 시간은 60분 이내입니다. 복근 운동은 가장 부담을 덜 느끼는 날에 넣으면 됩니다. 가슴 운동을 하는 날에 넣는 경우가 많습니다.

이 정도 운동량으로 근육에 자극을 못 준다면 집중력이 부족하다는 의미이니 분할을 늘릴 게 아니라 무분할 단계부터 다시 훈련해야 합니다. 아래는 가장 잘 알려져 있는 3분할 세트법입니다.

'대근육 – 보조근육' 구성의 3분할

가슴 / 삼두근 – 등 / 이두근 – 하체 / 어깨

가슴 / 삼두근 / 어깨 – 등 / 이두근 – 하체 / 복근

위의 세트법은 국민 3분할이라고 알려졌을 만큼 널리 실시하는 방법입니다. 당기는 운동과 미는 운동을 각각 한데 묶어 대근육과 관련 보조근육을 하루에 단련하는 방법입니다. 어깨를 제외한 모든 부위에 이틀 이상의 휴식을 줍니다. 수행능력과 회복능력이 그리 높지 않은 대다수 일반인에게 가장 무난한 방법입니다.

> **'대근육 – 관련 없는 소근육' 구성의 3분할**
>
> 가슴 / 이두근 – 등 / 삼두근 – 하체 / 어깨

이 방법은 팔과 어깨를 매일 단련하는 효과가 장점입니다. 가슴 운동을 할 때 삼두근과 어깨가 관여하고, 등 운동을 할 때는 이두근이 관여하기 때문입니다. 구성을 뜯어보면 대근육은 3분할, 소근육은 무분할과 유사한 셈입니다. 소근육은 대근육에 비해 회복이 빠르기 때문에 이런 구성이 가능합니다. 회복력이 좋은 분들이 고중량을 싣지 않고 실시하는 세트법으로, 팔이 가늘거나 다이어트 하는 분께 특히 적당합니다.

> **슈퍼세트 형 3분할**
>
> 가슴 / 등 – 이두근 / 삼두근 / 어깨 – 하체

이 방법은 '아놀드 3분할'이라고도 알려져 있습니다. 이름 그대로 아놀

드 슈왈제네거가 소개해 유명해진 분할법입니다. 이 방법은 3분할 일반 원칙에서는 벗어납니다. 상체의 앞뒤 큰 근육을 한 날에 슈퍼세트로 묶은 만큼 초보를 막 벗어난 단계에서 실시하기는 어렵고 수행능력이 발달한 분께 맞습니다. 187~188쪽 참조 매우 강도가 높은 트레이닝이므로 보통의 3분할처럼 2사이클 후 하루를 쉬어 1주일 단위를 맞추기는 힘듭니다. 대신 1사이클 후 매번 휴식을 넣는 것이 좋습니다.

4분할법

4분할은 구성 자체로 보면 3분할과 유사하지만 대개 주당 1사이클만 실시하는 점에서는 5분할과도 비슷합니다. 주당 4일 내외의 근력운동이 일반인에게는 가장 무난하기 때문에 그런 의미에서 선호하는 사람도 많습니다. 가장 흔한 4분할 구성은 다음과 같습니다.

일반적인 3분할에서 하체와 어깨를 분리한 것

가슴 / 삼두근 – 등 / 이두근 – 하체 – 어깨 / 복근

슈퍼세트 형 4분할

가슴 / 등 – 팔 – 하체 – 어깨 / 복근

참고로 난이도 측면에서 3분할 → 4분할 → 5분할로 단순히 숫자 따라 올라가지는 않습니다. 5분할에서는 날 잡아 한 부위만 다질 수 있지만 4분할은 같은 주당 1사이클이면서 그나마도 시간을 나눠야 합니

다. 5분할보다 더 높은 집중력이 필요하죠. 그렇게 보면 4분할은 5분할을 충분히 소화할 수 있는 수준에서 비로소 시도할 수 있다고 봐야 합니다.

5분할법

5분할은 하루 한 부위를 집중해서 훈련한 후 1주 가까이 휴식하는 방식으로, 속칭 '브로 스플릿Bro-Split'이라고 해서 한때 가장 대중적인 분할법이었습니다. 문제는 근 부피 성장을 위한 휴식기는 길어야 2, 3일로 충분해서 대부분의 일반인에게는 비효율적이라는 점입니다. 최근에는 주된 근 부피 운동법으로는 잘 쓰이지 않고 일부 보디빌더나 프로그램의 변화를 주는 차원에서만 가끔 쓰입니다. 다만 파워리프터들은 아직 5분할을 많이 활용합니다. 세트당 1~3회 정도의 극도로 무거운 무게를 든 후 신경계나 관절, 인대나 건 등의 결합조직은 근 부피보다 회복이 더디기 때문입니다.

5분할은 하체, 등, 가슴, 팔, 어깨 각 부위를 각각 하루에 실시하는 만큼 순서는 자유롭습니다. 다음의 사항을 유의하면 더 효율적으로 구성할 수 있습니다.

① 등과 하체는 체력을 많이 소모하고 겹치는 운동도 많으므로, 월요일과 금요일처럼 가능한 한 멀리 배치한다.

② 휴식일 직후에는 자신에게 가장 힘든 큰 근육 운동을, 중반기에는 팔 같은 작은 근육 운동을, 휴식일 직전에는 후유증이 오래 남는 데드리프트 같은 운동을 배치한다.

③ 가장 부담이 덜한 날에 복근 운동을 추가한다.

분할운동에서 운동 못 한 날은?

사회생활을 하는 분이라면 헬스장에 개근 도장을 찍기가 쉽지 않습니다. 사정상 하루를 건너뛰었을 때 무분할이나 2분할은 그냥 이어서 하면 되니 별 문제될 것이 없습니다. 그런데 3분할은 특정 요일에 특정 부위를 한다는 식으로 정형화해서 실시하는 분들이 많아 운동을 못 한 다음날에는 어디를 운동해야 할지 고민에 빠집니다.

가장 좋은 건 애당초 요일 개념으로 획일적으로 짜지 않고 순서만 정하는 겁니다. 너도나도 가슴 운동을 해서 벤치프레스만 미어터지는 월요일을 피할 수 있으니 도리어 낫습니다. 운동이 몸에 밴 분이라면 이 방법이면 됩니다.

한편 프로그램이 흐트러질까봐 억지로라도 요일에 맞춰 운동하는 분들이라면 자칫 나태해질 우려가 있으니 주 2회 사이클의 3분할은 그냥 하루 건너뛰고 요일에 맞춰도 됩니다. 다음 사이클에 운동하면 되니까요. 반면 주 1회 사이클의 3분할이나 4, 5분할에서는 특정 부위가 하루를 건너뛰면 휴식이 너무 길어지기 때문에 순서대로 실시하는 편이 좋습니다.

강도를 높이기 위한 변형 세트법

근육은 변화에 적응하는 과정에서 발달합니다. 근육이 운동에 적응해서 운동이 더 이상 힘들지 않다면 어떤 식으로든 변화를 줘야 합니다. 운동을 시작하고 얼마 되지 않았을 때는 중량과 반복수를 높여주는 원칙적인 방법으로도 운동 강도를 높일 수 있지만 둘 다 한계치에 가까워진 중·상급자 단계에서는 벽에 부딪히기 쉽습니다. 이럴 때는 같은 중량, 반복수에서도 세트법이나 운동법에 변화를 주는 방법으로 근육에 색다른 자극을 줄 수 있습니다.

다중 세트법(슈퍼세트법)

가장 잘 알려진 변형 세트법으로, 2세트 이상을 중간 휴식 없이 연이어 실시하는 것을 말합니다. 다중 세트법은 짝을 맞추는 방법에 따라 여러 종류가 있는데, 대표적인 것들은 다음과 같습니다.

- **길항근 슈퍼세트** : 가장 잘 알려진 슈퍼세트 형태입니다. 이두근/삼두근, 대퇴사두근/햄스트링, 등/가슴처럼 길항 관계에 있는 근육을 중간 휴식 없이 연이어 실시하는 것을 말합니다. 주동근이 운동할 때 이를 보조하여 일부 피로해진 근육을 다음 세트에서는 바로 주동근으로 전환해 단련하는 방법입니다. 양쪽 근육 모두에 강제 반복이 되어 강도를 높이고, 시간을 절약하며, 펌핑도 더 많이 됩니다. 양 세트 사이의 간격은 기구를 바꿔 드는 데 걸리는 시간이 최대 10초를 넘겨서는 안되며, 두 번째 세트, 즉 길항근 트레이닝에서는 집중이 깨지기 쉬우므로 중량을 약간 낮추는 게 좋습니다.

- **자이언트 슈퍼세트** : 등이면 등, 가슴이면 가슴처럼 한 부위에 각각 다른 종목으로 3세트 이상 휴식 없이 연이어 실시하는 것을 자이언트 슈퍼세트라 합니다. 예를 들어 벤치프레스 → 머신 프레스 → 펙덱 플라이를 연이어 하는 식입니다. 고중량을 시도하기는 어렵지만 뒤에 소개

할 서킷 트레이닝처럼 유산소운동 효과를 거둘 수 있고 근지구력 향상에도 유리합니다. 안전 문제로 머신을 활용하는 경우가 많습니다.

- 선先피로법 : 선피로법도 다중세트를 응용하는 슈퍼세트의 한 종류입니다. 아래의 표와 같이 고립운동을 먼저 실시해 표적 근육을 피로하게 만든 후, 바로 뒤이어 복합 근육운동으로 강제 반복하는 개념입니다. 선피로법은 특정 근육의 발달이 유독 더딜 때 보완 운동으로 자주 쓰입니다.

가슴 : 덤벨 플라이(펙덱 플라이) – 덤벨(바벨) 벤치프레스

이두 : 머신 컬(컨센트레이션 컬) – 덤벨 컬(바벨 컬)

등 : 랫풀 다운 – 벤트오버 바벨 로우

어깨 : 래터럴 레이즈 – 밀리터리 프레스

드롭세트, 정지세트, 강제반복

드롭세트drop sets는 평소 쓰는 중량으로 가능한 만큼 최대한 리프팅한 후, 즉시 중량을 20~30% 낮춰 몇 회 더 반복하는 것을 말합니다. 가벼운 덤벨로 바꿔 들거나, 바벨이나 머신에서 원판을 빼고 들면 됩니다. 두 번, 세 번 연속으로 낮춰 반복할 수도 있습니다.

정지세트pause는 목표치까지 리프팅한 후, 30초 이내로 짧게만 쉬고 같은 중량으로 몇 차례 추가로 드는 것을 말합니다. 드롭세트와 정지세트 모두 매우 강도가 높고 부상 위험도 높기 때문에 대개 마무리 한두 세트에서만 실시합니다.

강제반복 forced repetitions 은 넓게는 드롭세트와 정지세트를 모두 포함하는 개념이지만 대개는 한계치에서 보조자의 도움을 받아 2~3회 더 실시하는 것을 말합니다. 보조자의 조절능력에 운동 효과가 결정되기 때문에 상당한 경력을 지닌 보조자가 필요합니다. 그 외에도 레이즈처럼 낮은 중량 위주로 하는 운동을 한계치까지 한 후, 같은 중량으로 프레스처럼 높은 중량을 다루는 운동으로 바꾸어 강제반복 하는 방법도 있습니다. 이때는 보조자가 필요 없습니다.

네거티브 운동

네거티브 운동 negative training 은 수축보다 이완에 중점을 둔 변형입니다. 벤치프레스에서 바벨을 내리는 것이나, 턱걸이에서 팔을 펴는 등의 동작을 말합니다. 보조자의 도움이나 치팅으로 일단 수축한 후 속도를 조절해 천천히 내리며 자극을 줍니다. 정자세로 소화할 수 없는 운동을 네거티브로 수행하는 과정에서 해당 종목에 대한 적응력을 높일 수 있습니다. 네거티브 운동 후에 지연성 근육통이 잘 오지만 근 부피 향상에는 효과가 낮습니다.

슈퍼 슬로

슈퍼 슬로 super slow 는 이름 그대로 수축과 이완을 아주 천천히 실시하는 방법입니다. 통상적인 리프팅은 수축 1초, 이완 1~2초를 기준으로 삼지만 여기서는 2배, 3배 이상 느리게 수행합니다. 리프팅 속도를 바꾸면 자세와 근육에 집중하기 쉽고, 중량이나 반복 횟수를 올리는 것과 유사한 새로운 자극을 줍니다. 슈퍼 슬로는 초급자 단계에서도 실시할 수 있는 안전한 방법입니다.

벤치프레스 중량만 안 올라요!

스쿼트나 데드리프트는 상당한 무게를 들면서 유독 벤치프레스 중량만 낮은 경우가 많은데, 두 가지 원인이 있습니다.

가장 흔한 건 심리적인 요인으로 머리 위의 큰 무게가 무의식적인 압박을 주기 때문입니다. 심하면 스미스 머신, 해머 프레스, 밀리터리 프레스처럼 몸 위로 드는 모든 종목에서 위축되기도 합니다. 이런 사람들이 앉아서 앞으로 밀어주는 시티드-체스트 프레스 머신에서는 제대로 능력을 보일 때가 많습니다. 공포가 무의식 중에 육체적인 능력을 제약하는 차원에서는 공포증의 하나로도 볼 수 있습니다. 이 경우 보조자를 두어 안정감을 주거나, 바를 떨구어도 몸에까지 닿지 않도록 중간에 세이프티 바가 있는 랙에서 실시하거나, 시각적 부담이 덜한 덤벨 벤치 프레스로 트레이닝한 후 바벨을 시도하는 방법이 있습니다.

한편 성별 차이나 팔꿈치의 해부학적인 문제도 있습니다. 여성과 남성의 근력 편차는 부위에 따라 차이가 납니다. 하체나 등 근력은 남녀 차이가 적은 반면, 팔로 미는 힘은 여성이 유독 약합니다. 첫 번째는 유방의 부담으로 인해 흉근이 남성보다 덜 발달했기 때문입니다.

또 하나는 팔의 운반각角 때문입니다. 손바닥을 앞으로 해서 팔을 폈을 때 대부분의 사람은 팔꿈치 아래가 밖으로 약간 휘어지는데, 이 각도를 운반각이라고 합니다. 여성은 골반이 크다보니 그에 따라 운반각도 남성보다 10도 정도 큽니다. 운반각은 당기는 운동에서는 큰 문제가 되지 않지만 미는 운동에서는 심각한 약점이 됩니다. 건물의 기둥 중간이 휘어 있는 황당한 상황을 생각하면 쉽습니다. 운반각이 큰 팔을 지녔다면 벤치프레스 마무리 동작에서 팔을 최대한 쫙 펴서 버티는 락아웃 동작이 관절에 치명적일 수 있으니 각별히 주의해야 합니다.

부분반복

원칙적으로 근력운동은 최대이완-최대수축으로 실시하지만 때로는 근육의 일부분만 수축시키는 것도 도움이 됩니다. 원래는 유연성 부족이나 고령, 부상으로 동작이 완전하지 못한 사람들을 대상으로 하는 재활운동 개념인데, 근육의 특정 부분을 강화하는 방편으로 응용하여 부분반복 partials 을 실시합니다. 예를 들면 다음과 같습니다.

① 스쿼트의 경우 하프스쿼트는 둔근보다 대퇴사두에 자극이 집중되고, 쿼터스쿼트는 허벅지 안쪽 내측광근에 자극이 큽니다.

② 래터럴 레이즈는 손이 옆구리에 닿을 때까지 내려 삼각근을 완전 이완시키기보다 아래 방향으로 30~45도 정도까지만 내리고 다시 리프팅을 하면 근육의 긴장이 끊어지지 않아 더 강한 트레이닝이 됩니다.

③ 부분반복법의 응용인 '21s 세트'도 있습니다. 근육의 최대 가동범위를 둘로 나누어 [아래 절반 7회 + 위 절반 7회 + 전체 7회 = 총 21회] 실시하는데, 벤치프레스나 바이셉트 컬처럼 각 동작 범위마다 관여하는 근섬유 무리가 다른 경우에 주로 쓰입니다.

리프팅 중량 올리기

운동 강도라고 할 때는 '중량, 반복수, 휴식시간, 집중력, 올바른 자세' 등 수많은 요소를 복합적으로 생각해야 합니다. 그 중에서도 가장 중요한 요소가 중량인 건 분명한 사실입니다. 중량은 단순히 근육에 자극을 준다는 의미를 넘어 동기를 부여하는 중요한 역할도 하니까요.

근력운동에서 높은 중량이 꼭 필요할까요? 엄밀히 말해 높은 중량

없이 개별 근육을 다루는 능력과 자세, 집중력을 고도로 강화시켜도 많은 훈련이 됩니다. 특히 근육의 부피는 상당 수준까지 키울 수도 있습니다. 실제 많은 보디빌더들은 몸 크기에 비해 생각보다 낮은 중량으로 훈련하기도 합니다. 더군다나 단순히 옷맵시를 위한 미용근육이라면 리프팅 중량에 욕심을 내지 않아도 충분히 가능합니다.

문제는 단순히 근 부피를 떠나 강한 힘을 추구하는 것이 인간의 원초적인 본능이라는 점입니다. 리프팅 중량을 올리는 건 성취감을 주고 자신감을 갖게 합니다. 하지만 과도한 중량은 자세를 흐트러뜨릴 수 있고, 결정적으로 부상 확률이 높아지기 때문에 양날의 칼입니다. 중량에 도전하는 건 벽을 넘기 위한 필수 과정이지만 그만한 근력을 갖췄는지, 자세와 집중력이라는 전제조건을 갖췄는지 역시 중요합니다.

중량 올리는 법

트레이닝 강도에서 가장 중요한 변수는 중량과 반복수이지만 이 둘을 동시에 높일 수는 없습니다. 중량을 높이면 반복 횟수를 낮춰야 하고, 반복수를 높이면 중량을 낮춰야 합니다. 중량보다는 반복수를 늘리는 편이 덜 위험하기 때문에 대개 횟수부터 올리고 중량을 높이는 단계로 옮겨갑니다. 다음은 근력운동을 시작하고 막 중량을 올리려는 초보자를 위한 중량 향상법입니다.

① 특정 중량을 10회 정도 들 수 있다면 중량을 더 올릴 준비는 되었습니다. 중량을 올릴지 여부는 선택의 문제입니다.

② 10회 드는 중량에서 딱 10~15%만 늘려 최대한 많은 횟수를 들어봅니다. 자세가 무너지기 시작하면 바로 중단합니다. 보조자는 리프

팅에 직접 관여해선 안 되지만 심리적인 면에서 도움을 줄 수는 있습니다. 특히 머리 위에 중량을 두고 트레이닝 하는 벤치프레스에서는 공포감을 덜어줘 효과가 큽니다.

③ 일단 1회라도 들면 매일 조금씩 횟수를 늘려갑니다.

④ 세트당 10회 이상 반복 가능해지면 최소 2주 이상의 적응기를 거친 후 다시 중량 올리기에 도전할 수 있습니다.

내게 맞는 리프팅 중량은?

대부분의 트레이닝 자료들에서는 초심자에게 6~10회 정도의 반복을 권합니다. 하지만 막상 중량을 올리려 하면 자신이 과연 어느 정도 들 수 있을지 짐작하기가 쉽지 않습니다. 특히 벤치프레스나 스쿼트처럼 막상 들고 나면 '어, 이게 아닌데?' 싶어도 중간에 포기할 수도 없는 종목에서는 더 불안합니다. 이때 자신의 최고중량을 어림할 수 있는 통계적인 산출 방식이 있습니다.

$$W1 = W \times 0.025 \times R$$

$$1RM = W + W1$$

(W : 리프팅 중량, R : 반복 횟수, W1 : 1RM에서 추가로 더 들 수 있는 중량)

W는 리프팅 중량이고, R은 반복 횟수, W1은 1RM에서 추가로 더 들 수 있는 중량입니다. 예를 들어, 벤치프레스를 80kg으로 6회 실시하는 사람이 있다면 1RM에서의 추가 중량은 12kg$^{W1=80kg\times0.025\times6}$입니다. 따라서 이 사람이 한 번 들 수 있는 최고중량인 1RM은 92kg입니다. 그

외 범위의 중량 산출법은 여러 학자들이 통계를 냈는데 아래 표와 대체로 비슷합니다.[10)]

1RM	2RM	3RM	4RM	5RM	6RM
100%	95%	90%	88%	86%	83%
8RM	9RM	10RM	11RM	12RM	13RM
80%	78%	76%	75%	72%	70%

리프팅 중량 산출표

세트 사이 휴식시간

운동 강도를 결정하는 요소는 중량과 반복수 외에 휴식시간이 있습니다. 고중량의 트레이닝일수록 ATP-PC시스템이 거의 완벽히 회복되어야 다음 세트를 실시할 수 있습니다. 세트당 5회 이내로 드는 고중량 운동에서는 한 세트를 끝낸 후, 최소한 2분 이상 쉬는 것을 권장합니다. 세트당 6~12회 정도를 드는 중간 강도의 운동은 60~90초 정도가 무난합니다. 그보다 더 많은 횟수를 드는 가벼운 중량 운동은 60초 이내로 제한하는 편이 근육에 최대의 자극을 줄 수 있습니다.

서킷 트레이닝

일반적인 근력운동에서는 대개 특정 근육을 반복 단련합니다. 그런데 '순환운동'을 뜻하는 서킷 트레이닝circuit training은 여러 근육군을 돌아가며 단련합니다. 예를 들어, 가슴을 단련하는 A종목, 등을 단련하는 B종목, 하체를 단련하는 C종목이 있을 때 일반적인 근력운동과 서킷 트레이닝은 다음과 같은 차이가 있습니다.

- **일반 근력운동** : A–A–A–A / B–B–B–B / C–C–C–C (총 12세트)
- **서킷 트레이닝** : A–B–C / A–B–C / A–B–C / A–B–C (3종목 4사이클)

서킷 트레이닝에서 중간 휴식은 없거나 최소한만 둡니다. 넓게 보면 슈퍼세트법도 서킷 트레이닝과 유사하다고 볼 수 있습니다. 특히 크로스핏의 운동 프로그램인 와드WOD의 상당수는 서킷 트레이닝이나 이어서 소개할 인터벌 트레이닝 스타일로 구성합니다.

서킷 트레이닝의 목적

서킷 트레이닝을 규정하는 가장 중요한 요소는 '에너지와 휴식시간을 어떻게 활용하느냐'입니다.

보통의 근력운동은 세트 후 휴식시간에 ATP, 크레아틴 같은 무산소성 에너지원을 회복하고 다음 세트를 실시합니다. 각 세트는 되도록이면 무산소 영역에서 수행해야 합니다. 심장과 폐는 단시간에 산소를 공급했다 쉬기를 반복하기 때문에 심폐기능 단련 효과는 높지 않습니다.

반면 서킷 트레이닝은 A근육이 운동을 끝내고 재충전하는 동안 B근육을 자극하고, A와 B가 재충전하는 동안 C근육을 훈련합니다. 심장은 내내 쉼 없이 산소와 에너지를 공급해야 하기 때문에 고강도 유산소운동과 맞먹는 심폐 훈련도 이루어집니다. 하지만 대부분의 근력운동은 다른 근육군도 어느 정도 동원할 수밖에 없기 때문에 현실적으로 완벽한 휴식은 불가능합니다. 첫 사이클에서는 ATP, 크레아틴을 활용하는 거의 완벽한 근력운동이 가능해도 사이클을 반복할수록 무산소

에너지원이 바닥나면서 나중에는 젖산-유산소 영역에서 훈련하게 됩니다. 이 단계에서 근육의 에너지 동원 능력, 지구력, 궁극적으로 기초체력이 향상되는 효과가 있습니다.

서킷 트레이닝이 다소 생소하다보니 오해도 많습니다. 가장 흔한 오해는 서킷 트레이닝과 전신 무분할 트레이닝을 혼동하는 것입니다. 전신 트레이닝은 하루에 전신의 근육을 모두 단련하는 세트법을 말합니다. 이를 서킷의 형태로 실시할 수도 있고, 전통적인 근력운동으로 실시할 수도 있습니다.

서킷 트레이닝은 초보자의 기초체력 단련에도 유익하지만 단시간에 고강도 운동을 하는 만큼 강한 동기 유발이 필요하고, 자세가 흐트러지거나 템포가 무너지기 쉽습니다. 초보자가 지도자 없이 처음부터 혼자 하기는 힘들기 때문에 초보자는 단체운동으로 실시하는 경우가 많습니다.

한편 경기종목의 전문적인 선수들도 기초체력 향상을 위해 서킷 트레이닝과 인터벌 트레이닝을 자주 활용합니다.

서킷 트레이닝의 실전 구성

서킷 트레이닝은 그 특성상 일반적인 근력운동처럼 높은 중량을 다루기는 힘들지만 다양한 종목을 다룰 수 있습니다. 서킷을 구성하는 종목은 대개 다음과 같습니다.

- 최대중량의 50~70% 수준의 전통적인 근력운동
- 체중을 사용하는 턱걸이, 푸쉬 업, 버피burpees 등의 맨몸운동
- 점프, 전력달리기 등의 순발력 훈련

• 케틀벨 스윙, 파워 트레이닝, 로프 트레이닝 등의 전신운동

서킷 트레이닝은 앞에서 소개한 여러 운동을 자유롭게 구성할 수 있습니다. 굳이 근력운동에 한정할 필요도 없습니다. 살을 빼고 싶다면 근력운동 중간에 러닝이나 고정 자전거를 세트 개념으로 끼워 넣을 수도 있습니다. 특정한 룰에 얽매일 것 없이 기본 개념을 충족하면 됩니다.

인터벌 트레이닝

인터벌 트레이닝interval training은 직역하면 간격을 둔 운동입니다. 개념상으로는 '고강도 자극을 주는 부하기'와 '불완전한 휴식'을 번갈아 실시하는 것을 말합니다. 강한 자극으로 근력을 강화하고, 불완전한 휴식을 두어 짧은 시간에 근육의 에너지대사 능력과 동시에 심폐 기능 단련을 목표로 합니다.

인터벌 트레이닝은 운동 후 추가 연소 효과를 통해 체지방 감량에 도움이 된다고 알려져 있지만 이는 부수적인 효과일 뿐, 기본적으로는 기초체력 단련이 목적입니다. 대부분의 인터벌 트레이닝은 체력을 극한으로 동원하는 고난이도 훈련이기 때문에 비만이거나 수행능력이 낮다면 본인의 체력 수준에 맞는 쉬운 방식부터 차근차근 밟아나가야 합니다.

부하기와 불완전 휴식
인터벌 트레이닝은 '부하기'와 '불완전 휴식'으로 이루어지는데, 특히 부하기에 어떤 운동을 하느냐에 따라 특성이 결정됩니다. 심폐 기능과 근력을 극한으로 몰아붙이는 고강도여야 한다는 것을 빼면 제한은 없

습니다. 유산소도 좋고 근력운동도 좋습니다. 부하기에 적당한 운동은 서킷 트레이닝과도 유사한데, 다만 인터벌 트레이닝에서는 불완전하나마 휴식이 있기 때문에 서킷 트레이닝보다는 대체로 높은 강도로 실시합니다.

- VO₂max 최소 70% 이상의 중간 강도~고강도 유산소운동
- 전신 근육을 모두 혹은 대부분 사용하는 근력운동
- 소근육 운동이나 아이소메트릭스(벽을 밀거나 버티기 같은 정적인 운동) 등 강도가 낮은 운동은 적당하지 않음

자세가 흐트러질 때 크게 다칠 수 있거나 지나치게 복잡한 운동은 인터벌 트레이닝에 적합하지 않습니다. 단순해서 반복이 쉽고, 동작이 흐트러져도 크게 위험하지 않은 동작이어야 합니다. 달리기, 계단 오르기, 고강도 사이클, 수영, 로잉머신, 케틀벨 스윙, 버피 등과 같은 전신 맨몸운동이 이런 조건에 해당합니다. 높은 중량의 바벨을 드는 운동은 부상 위험이 있어 적합하지 않습니다.

불완전 휴식은 처음에는 부하기보다 길게 두고 시작해도 되지만 궁극적으로는 부하기 시간보다 짧게 점점 줄여가야 합니다. 휴식이라는 이름이 붙었지만 정말로 쉬는 건 아니기 때문에 불완전 휴식입니다. 부하기에 뛰었다면 걷고, 부하기에 근력운동을 했다면 동적 스트레칭을 하며 몸을 계속 움직입니다. 어떤 경우라도 심박수는 100~120 이상을 유지해야 합니다.

인터벌 트레이닝은 심장박동과 에너지 시스템이 한 상태에 적응하지 못하게 계속 종목을 바꾸며 들볶는 것이 목적이기 때문에 불완전휴

식이 길어서는 안 됩니다. 근력운동을 기본으로 한 인터벌 트레이닝에서는 30초, 유산소운동을 기본으로 하는 인터벌 트레이닝에서도 최대 3분을 넘기지 않는 것을 권합니다.

인터벌 트레이닝의 실전 구성

일반인의 경우 부하기 강도는 최대 심박수 70% 이상, 경력자라면 85% 이상으로 잡습니다. 심박수 측정기가 없다면 '1분 이내에 숨이 턱에 차 넘어갈 정도의 운동량'으로 잡으면 됩니다. 강도가 높기 때문에 주 3회 이상 실시하는 건 어렵습니다.

가장 흔히 실시하는 인터벌 프로그램은 HIIT High Intensity Interval Training : 고강도 인터벌 트레이닝로, 워밍업과 쿨다운을 뺀 본 운동 시간이 15~20분 정도인 고강도 운동입니다. 다음은 전형적인 HIIT 프로그램 예시입니다. 보통 고강도의 운동일수록 부하기가 짧아지고, 강도가 낮을수록 주기가 길어집니다.

- 부하기 1분 / 불완전 휴식 30초 × 10세트
- 부하기 2분 / 불완전 휴식 1분 × 5~6세트
- 부하기 3분 / 불완전 휴식 1분 × 5세트

달리기 인터벌 트레이닝의 경우 일반인은 200~300m, 운동인은 300~400m 정도 전력달리기를 한 후에 비슷한 시간을 걷는 방식을 추천합니다. 이 거리를 전력으로 달리는 데는 60~90초쯤 걸리는데, 굳이 400m를 권하는 건 무산소 영역에서 달릴 수 있는 최대치이기 때문입니다. 그래서 400m를 '가장 힘들고 괴로운 거리'라고도 합니다.

그 외에 가속이 빠른 고정 자전거나 로잉 머신 등을 1~2분간 전력으로 돌리는 방법도 씁니다. 수영에서는 50~100m를 전력으로 역영하는 방식으로 실시합니다. 실내 트레드밀은 속도 변환이 느리고 최대 속도도 낮아 고강도의 인터벌 트레이닝에는 적당하지 않습니다.

근력운동을 기반으로 한 인터벌 트레이닝은 저중량~중간 중량 스쿼트, 파워클린, 데드리프트처럼 최대한 많은 근육을 사용하는 전신 트레이닝 종목을 주로 실시합니다. 그 외에도 버피나 케틀벨 스윙, 로프 트레이닝처럼 단시간 많은 에너지를 쓰는 종목이면 무방합니다.

쉬어가기

타바타 트레이닝에 대한 오해

타바타 트레이닝은 모 방송이 '4분으로 1시간 운동 효과'라는 다소 선정적인 문구로 소개하여 선풍적인 유행을 탔습니다. 많은 사람들이 4분 운동으로 1시간 운동한 만큼 살을 뺄 수 있다며 열광했습니다. 이게 과연 맞는 해석일까요?

타바타 트레이닝은 1990년대 일본의 이즈미 타바타 박사가 일본의 빙상 대표선수들을 위해 고안한 극단적인 HIIT운동법입니다. 이론적 바탕이 된 실험은 다음과 같습니다.

실험군 : [VO₂max 170% 고강도 운동 20초+10초 휴식]×8세트 →
본 운동 시간 4분, 주 4회 실시

대조군 : VO₂max 70% 중강도 운동 1시간 → 주 5회 실시

6주간의 실험 결과, 실험군이 대조군보다 효과가 좋았다고 알려졌습니다. 그런데 잠깐, 그 효과라는 게 대체 무엇을 말하는 걸까요? 체지방 제거 아니면 근육량 증가? 아래가 '진짜' 실험 결과입니다.

실험군 : 유산소대사능력(Aerobic Capacity) 14% 향상 / 무산소 대사 능력(Anabolic Capacity) 28% 향상
대조군 : 유산소대사능력 9.5% 향상 / 무산소 대사 능력은 변화 없음

일반인에게 운동 효과라고 하면 체지방 제거나 근육량 증가부터 생각합니다. 그런데 엘리트 체육은 기록 향상이 목적이고, 효과는 경기력 향상이지 체지방이나 근육량이 아닙니다.

실험 결과에서 말하는 무산소 대사 능력은 ATP-PC에서 젖산 대사로 이어지는 단기 고출력 에너지 단계를 지속하는 능력을 말합니다. 이 능력이 길러졌다는 건 전력으로 달릴 수 있는 거리가 길어졌다는 뜻입니다. 한편 유산소 대사 능력은 장시간의 에너지 시스템인 지구력을 말합니다. 쉬운 예로, 유산소 대사 능력이 14% 향상되었다는 건 '30분 뛰면 자빠지던 사람이 34분 만에 자빠지게 되었다' 정도입니다.

이 정도면 운동선수에게는 장족의 발전입니다만 방송을 본 일반인 대다수가 생각한 '효과'는 아마도 이게 아니었을 겁니다. 애당초 방송 자체가 단식요법을 설명하던 것이었으니 대다수 시청자는 4분 운동으로도 1시간 운동한 만큼 살이 빠지는 것(?)이라고 짐작했겠죠. 게다가 VO₂max 170%라는 어마어마한 운동 강도는 일반인이 쉽사리 시도할 수 있는 수준도 아닙니다.

결론은, 타바타 트레이닝은 이미 강하게 단련된 사람들이 더 강해지기 위해 실시하는 고강도 훈련이지 일반인이 하는 4분짜리 살 빼기를 위한 운동법이 절대 아닙니다.

05

20대 운동부터 100세 운동까지

아무리 나이는 숫자에 불과하다지만 운동에서 나이라는 요소를 배제할 수는 없습니다. 20대 초·중반까지는 어느 운동이든 마음껏 할 수 있고, 대부분의 운동 관련 자료들도 이 시기에 초점이 맞춰져 있습니다. 그런데 인체는 20대 후반부터 본격적인 노화가 시작되기 때문에 몸의 변화를 미리 인지하고 대비하는 것도 필요합니다. 특히 우리 몸에서 전 기간에 걸쳐 완만하게 떨어지는 요소와 특정 시점에서 급격하게 변하는 요소가 무엇인지를 이해하면서 운동하는 것은 중요합니다.

한 번 때를 놓치면 영영 하기 어려운 것

뉴스나 다큐멘터리 등에서 서구, 특히 유럽의 활기찬 노인들의 모습을 본 적이 있을 겁니다. 백발을 휘날리며 스노보드나 서핑보드를 타는 어르신들, 탄탄한 근육을 과시하며 마라톤에 참가한 할머니, 깔끔한 흰 셔츠와 바지를 입고 요트의 돛줄을 당기는 멋진 노부부. 이상하게 한국에서는 이런 모습을 보기가 쉽지 않습니다. 유럽인에게는 늙어도 활기차게 살 수 있는 유전자라도 있는 걸까요?

어찌 보면 당연한 말일 수도 있지만 새로운 운동을 익히는 건 기존 능력을 유지하는 것보다 훨씬 어렵습니다. 그래서 나이에 따라 '배울 수 있는 것'과 '즐길 수 있는 것'이 달라집니다. 젊어서는 두 가지의 차이를 느끼기가 어렵죠. 다리 찢기를 예로 들어보겠습니다. 유치원생, 초등학생이 다리를 찢는 건 어렵지 않은데 중고생만 되어도 고관절이 굳어 가동범위가 좁기 때문에 다리 찢기는 고문입니다. 그래도 어릴 때 일단 다리를 찢어본 사람은 중년, 노년이 되어서도 쉽습니다. 이런 식으로 같은 나이에서 할 수 있는 운동은 '지금 내가 얼마나 열심히 하느냐'보다 '이전에 무얼 했느냐'가 좌우하는 경우가 많습니다.

유럽 노인들의 경우, 뭐가 다른 걸까요? 짐작대로 젊었을 때부터 해왔던 운동이 다릅니다. 레저문화가 늦게 발달한 우리나라의 어르신들이 이제와 스노보드를 타고 요트를 처음부터 배우는 게 불가능하지는 않지만 분명히 어렵습니다. 그래서 복잡한 기술이 필요한 격한 운동보다는 등산처럼 비교적 접근이 쉬운 운동에 몰릴 수밖에 없는 것이죠.

뒤집어 생각하면, 한 살이라도 젊을 때 이것저것 최대한 많이 경험해 보는 것이 풍요로운 노년에 도움이 된다는 뜻입니다. 아마 본격적인 운동과 레저문화를 접하고 자란 1970년대 이후 출생자들이 노년층이 되는 시기에는 우리나라에도 다양한 레저 스포츠를 즐기는 멋진 노인들을 볼 수 있지 않을까 합니다.

정점을 찍은 이후 몸의 변화

20대 후반 ~ 30대 초반 : 아직은 건강한 청년

체력적인 면에서 정점을 찍고 떨어지는 건 20대 중반 이후입니다. 이 시기는 호르몬과 대사 기능이 조금씩 하향곡선을 그리기 시작하고 기초대사량, 활동대사량도 낮아집니다. 좋게 표현하면 적은 에너지로도 생존이 가능하도록 효율이 좋아진 셈입니다.

이 시기에 크게 변하는 건 신경계입니다. 이맘때는 특히 순발력이 떨어져 반응 속도가 느려지고, 거울신경의 기능이 약해져 새 동작을 익히는 능력도 이전에 비해 떨어집니다. 그렇다고 모두 나빠지기만 하는 건 아닙니다. 최근 연구에 따르면 신경 사이의 네트워크는 나이가 들수록 발달하기 때문에 기존 데이터를 활용하는 능력은 나이가 들수록 우수해진다고 합니다. 처음부터 배우는 건 어렵지만 이미 해온 운동이라면 노련해진다는 것이죠.

신경계에 비해 근육의 노화는 매우 천천히 이뤄집니다. 그래서 근력이나 지구력에서는 여전히 절정기이고, 노련함이 더해지면서 운동선수로도 전성기를 맞습니다. 이 시기는 힘을 기르거나 근 부피를 키우는 몸짱 운동을 시작하기에 별 무리가 없습니다. 관절도 일부 노화가 시작되지만 어느 정도 진척되기 전까지는 영향이 없습니다.

몸 안을 보면 신진대사에 변화가 찾아옵니다. 이때부터 회복능력이 떨어지고, 몸이 체지방을 저장하는 쪽으로 기준을 바꿉니다. 이전까지 몸이 말라서 고민이었던 분들 상당수가 복부비만으로 변신하는 순간입니다. 또한 사회생활을 시작하는 시기라 음주, 흡연, 불량한 식사까지 한몫 거듭니다. 겉보기에 아무리 말랐다고 해도 당뇨 등 속병이 있는 경우도 있으니 벌크업이나 체중을 늘리는 데 조심할 필요가 있습니다.

추천 운동

선수가 되려는 게 아니라면 대부분의 운동을 소화할 수 있습니다. 격투기, 달리기, 파워 트레이닝, 구기 종목처럼 전신을 모두 쓰고 신경계를 최대한 활성화하는 격한 운동이 좋습니다. 근육과 골격은 아직 충분히 튼튼합니다.

중요한 건 조금씩 퇴화하는 순발력을 내동댕이친 채 걷기와 숨쉬기 운동에 눌러앉을 때가 아니라는 점입니다. 운동신경과 순발력은 안 쓰면 더 빨리 떨어집니다. 지금 시작하지 않으면 시작하기가 점점 더 어려워집니다.

30대 중반 ~ 40대 중반 : 모든 것을 몸으로 말한다

생활이 크게 망가지지 않는 한 대부분의 사람들은 20대 청년기까지는 대체로 균형 잡힌 몸을 유지합니다. 그런데 청년기가 지나고 30대 중반을 넘어서면 관리한 사람과 아닌 사람이 확연히 달라지기 시작합니다. 옛말에 40세부터는 자신의 외모를 책임져야 한다는데 얼굴만이 아니고 몸에도 통용됩니다.

순발력은 떨어졌지만 근육은 여전히 늙지 않아서 근력이나 근 부피를 유지하는 것은 물론 향상도 가능합니다. 체지방도 노력에 따라 청년기 못지않게 관리할 수 있습니다. 남성의 경우 남성호르몬이 낮아지긴 해도 눈에 띄는 변화는 없습니다. 여성도 에스트로겐과 프로게스테론 수치는 떨어지지만 테스토스테론은 큰 변화가 없어 폐경 무렵까지 운동능력에 큰 영향은 없습니다. 오히려 여성호르몬에 비해 테스토스테론 비율이 높아지며 이 시기에 여성의 공격성과 성욕이 올라간다고 주장하는 학자들도 있습니다.

이 시기는 체조처럼 순발력 위주의 종목 선수들은 대부분 은퇴한 후이지만 근 부피나 근력이 관건인 보디빌더나 파워 리프터들은 상대적으로 선수 생명이 길어 여전히 현역인 경우도 많습니다. 일반인도 청년에게 밀리지 않는 몸매 유지가 가능합니다. 다만 관리가 제대로 안

된 분들은 심혈관계 등 내과 질환이 나타나기 시작하는 시기입니다.

사고 등으로 상해를 입지 않는 한 이맘때에 관절이나 골격계에 문제를 느낄 일은 드뭅니다. 만일 이 시기에 근골격계에 문제가 생긴다면 운동을 너무 열심히 해서가 아니라 잘못했을 가능성이 더 높습니다.

추천 운동

이 시기는 완전히 새로운 운동을 배울 마지막 기회입니다. 이 시기가 지나면 운동신경계와 거울신경의 기능이 떨어져 새로운 동작을 익히기가 매우 힘듭니다. 나이가 들어서까지 할 만한 운동이 필요하다면 나이 들어 찾지 마시고 이맘때까지는 배워두는 게 좋습니다.

아직은 숨쉬기와 걷기에 눌러앉을 때가 아닙니다. 진도가 조금 늦을 뿐 젊은이들과 함께 운동할 수 있습니다. 지금이 아니면 영영 배울 수 없는 즐거운 운동이 천지에 널렸는데 늙어서도 할 수 있는 트레드밀 걷기로 낭비한다면 시간이 너무 아깝습니다.

40대 후반 ~ 50대 후반 : 갱년기

청·장년기에서 노년기로 넘어가는 문턱인 갱년기로 몸은 물론 성격까지 급격하게 변하는 시기입니다. 우리 몸 내부에서는 성호르몬이 가장 크게 변합니다. 여성이 폐경과 함께 단시간에 급격한 변화를 겪는 반면, 남성은 그나마 완만하게 호르몬 수치가 낮아집니다.

이 시기의 특징으로는 생식기에서 분비하는 본인 성별의 성호르몬 수치가 크게 낮아지는 반면, 부신에서 분비하는 반대 성별의 성호르몬 수치는 크게 변하지 않습니다. 그래서 남성은 여성적으로, 여성은 남성적으로 변하기도 합니다.

이맘때는 성격이 전보다 예민해지고, 감정 기복과 잔소리가 심해지고, 외로움도 잘 느낍니다. 남성들은 이런 변화에 대한 반작용으로 종종 공격적으로 돌변하기도 합니다. 이렇게 불안정해지는 모습을 가리켜 갱년기 우울증혹은 조울증이라고 합니다. 그 때문인지 헬스장에서 남의 운동에 시시콜콜 참견하는 오지랖 넓은 분들도 이 연배가 좀 많습니다.

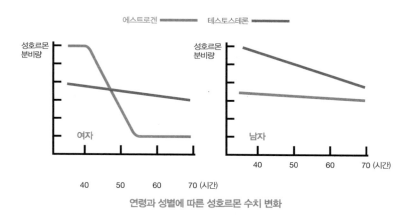

연령과 성별에 따른 성호르몬 수치 변화

운동 관점에서 보면, 중년까지 나름 견실하게 버티던 근력과 근 부피가 급격히 떨어지는 시기입니다. 이전에 운동을 안 했다가 이맘때 시작했다면 '초보자 효과'로 근육량이나 근력이 발달할 수도 있겠지만, 이미 운동을 오래 해왔던 분이라면 추가로 발달시키기는 어렵습니다. 근육의 겉모양은 비슷할지 몰라도 근육을 작동하는 신경계, 혈관계, 미토콘드리아 같은 조직이 젊은 때에 비해 퇴화한 상태입니다. 골격계도 이 무렵부터 골밀도 저하가 눈에 띄게 빨라지고 관절도 본격적으로 탈이 나기 시작합니다.

갱년기 자체를 막을 수는 없습니다. 다만 근육과 골격계는 이전 상태에서 줄어들기 때문에 젊을 때 골밀도, 근육량, 튼튼한 관절을 미리 확보해 두는 게 그만큼 중요합니다.

추천 운동

운동으로 갱년기 증상을 덜 수는 있습니다. 하지만 완전히 새로운 운동을 배우는 건 쉽지 않습니다. 이전에 비슷한 운동을 해온 분이라면 웬만큼 격한 운동이라도 계속 즐기는 것이 가능합니다. 스케이트보드를 탔다면 스노보드와 서핑보드도 쉽게 배울 테고, 스케이트를 잘 탔다면 인라인을 배워도 되고, 마라톤을 했다면 크로스컨트리를, 테니스를 쳤다면 스쿼시를, 수영을 잘 한다면 스쿠버도 금세 배웁니다. 젊을 때부터 여러 운동을 섭렵했던 해외의 노년층이 젊은이들의 전유물로 여기는 격한 운동을 비교적 쉽게 배우는 이유입니다.

다만 이맘때는 고혈압, 당뇨 등 대사 질환이 본격적으로 나타나기 때문에 단순 근력운동처럼 힘쓰는 운동만 했던 남성분들도 유산소성 운동을 늘리는 게 좋습니다. 우람한 근육질 몸이 반드시 건강하지는 않거든요. 가족에게는 몸 좋은 아빠보다 건강하게 오래 사는 아빠가 필요합니다.

반면 이때까지 숨쉬기와 걷기운동 이외의 운동을 안 했던 분이라면 동작이 복잡하거나 체력을 요하는 운동을 바로 시작하는 건 어렵습니다. 수영, 탁구, 배드민턴처럼 비교적 접근이 쉬운 운동부터 천천히 시작하는 게 좋습니다. 이 운동들의 공통점은 여러 사람이 같이 하는 운동입니다.

운동 경험이 없는 분들, 특히 여성이 집이나 헬스장에서 혼자 운동하는 데 적응하기는 어렵습니다. 젊은이들이야 나중에 걸그룹처럼 되겠다는 야무진 꿈이라도 있지만 어머니들의 경우 그런 동기 유발도 어려우니까요. 산에 털끝만큼의 관심조차 없던 분들도 이맘때는 산악회라도 따라가 다른 사람들과 어울리는 편을 선호합니다.

자녀들이 답답한 맘에 가정용 운동기구를 사 드리거나, 경험도 없는 어머니를 아는 사람 없는 낯선 헬스장에 이끌기도 하지만 이전에 운동을 안 한 경우라면 혼자서 제대로 해낼 가능성이 아주 낮습니다. 가능한 한 비슷한 연배의 어르신들과 함께 할 수 있는 단체운동을 권하는 게 좋습니다.

60대 초·중반 이후 : 아직은 계속할 수 있다

갱년기의 급격한 변화 이후, 몸은 노년의 안정기에 접어듭니다. 호르몬 수치나 근육량도 갱년기~노년기 초반에 크게 감소한 이후 다시 완만하게 감소합니다. 운동을 더 해주면 감소를 최대한 막을 수 있고, 젊었을 때 확보한 근육량이 많다면 더 유리합니다. 이런 완만한 패턴이 수명을 다할 때까지 천천히 이어집니다.

노년기에는 감각신경이 눈에 띄게 둔해지기 시작합니다. 평형감각이 둔해지는 것이 가장 치명적인데, 격한 운동을 하면 자칫 중심을 잃거나 넘어지기 쉽습니다. 또 관절과 뼈도 한 번 부상을 입으면 정상 상태로 되돌리기는 사실상 불가능합니다.

이 시기는 평형감각과 공간감각이 둔해지는 것을 근육이 버텨줘야 합니다. 그래서 몸의 중심을 잡아주는 하체 근육이 매우 중요합니다. 이 무렵에 근육 중에서도 하체 근육이 줄어드는 건 굉장히 나쁜 신호이니 항상 근육량 유지에 신경을 써야 합니다.

추천 운동

고중량 리프팅이나 격투기처럼 몸을 부딪치는 운동은 위험합니다. 이 전부터 꾸준히 운동을 해왔다면 달리기, 가벼운 근력운동, 수영, 볼링, 테니스, 골프처럼 몸을 부딪치지 않는 구기운동 정도는 지속해도 됩니다.

미국이나 유럽에서는 60~70대 중산층 이상의 노인 중 달리기를 즐기는 사람이 유독 많습니다. 1960~70년대는 쿠퍼 박사의 저서 《에어로빅스》가 히트를 치고 세계적으로 달리기가 대 유행했던 시기로 두 다리가 온전한 젊은 사람이라면 당연하게 너도나도 달렸습니다. 당시 젊은 시기를 보냈던 사람들이 노년이 된 지금까지 달리고 있는 것이죠. 단, 운동을 안 하던 사람이 이 나이에 달리기부터 새로 시작하는 건 권하지 않습니다.

노년기까지 딱히 운동 경험이 없는 분들께 가장 좋은 건 평지 걷기입니다. 로드바이크는 균형감각이 무너져 위험할 수 있으니 이전부터 타던 분이 아니라면 실내자전거나 스핀 사이클이 안전합니다. 관절이 안 좋은 분이라면 균형감각을 보조하면서 관절에 무리가 덜 가는 수영이나 아쿠아로빅을 권합니다. 다만 수영은 운동 효과는 있지만 뼈에 자극이 없어 골밀도에는 큰 도움이 되지 않습니다. 골밀도, 특히 하체 골밀도를 유지하려면 뼈에 적당한 하중이 가해져야 하니 수영 하나로 운동을 해결하려 들지 말고 걷기 같은 다른 운동을 함께 해 주는 게 좋습니다.

이 외에 탁구나 배드민턴처럼 신체 부담이 덜하고 다른 사람과 함께 할 수 있는 구기운동이나 댄스도 좋습니다. 근력운동은 스스로 운동 부하를 조절할 수 있는 밴드 쪽이 가장 안전합니다.

셀던의 배엽 기원설

1, 2차 세계대전이 발발했던 20세기 초에는 생물학과 역사학이 결합한 인종론과 체질론이 세계적으로 유행했는데, 이 둘은 때로 차별을 정당화하는 수단으로 악용되기도 했습니다. 나치의 인종주의도 당시 트렌드에 힘입은 결과였고, 지금까지도 끈질긴 생명력을 유지하는 수많은 체질에 관한 속설도 그 무렵에 탄생했습니다. 아시아권에서 아직까지 맹위를 떨치는 혈액형 체질론도 당시에 일본에서 등장했습니다.

1930년대 미국의 생리학자이자 심리학자인 윌리엄 셀던(1899~1977)도 수정 직후 발생 과정에서 세포가 세 무리로 갈라지는 배엽 분화현상을 체질과 연관시키는 아이디어를 냅니다. 생물시간에 배웠던 것처럼 3개의 배엽 중 내배엽은 내장, 중배엽은 근골격, 외배엽은 신경과 피부로 분화합니다.

당시는 DNA에 기반한 현대 유전학이 등장하기 전이라 3개의 배엽에 모인 세포들이 실제로는 모두 같은 유전자를 지닌 쌍둥이라는 사실이나, 인간의 형질에 영향을 끼치는 요소가 얼마나 무작위적이고 다양한지 제대로 알려지지 않았습니다. 그래서 발생 과정에서 생겨나는 3개의 배엽에 각각의 속성을 부여하는, 지금 들으면 다소 황당한 시도가 통할 수 있었을 겁니다.

무려 4천 명의 사진을 분석한 셀던은 1940년에 그간의 연구를 집대성한 저서 《인간 체형의 다양성(The Varieties of Human Physique)》을 출간합니다. 이 책에서 세 배엽 중 어디가 가장 발달했느냐를 기준으로 체형을 세 개의 극단적인 영역으로 나눕니다.

- **내배엽이 발달한 내장 긴장형** (Endomorph)

- 중배엽이 발달한 신체 긴장형 (Mesomorph)
- 외배엽이 발달한 두뇌 긴장형 (Ectomorph)

그는 저서에서 이 셋의 극단을 삼각형의 각 꼭짓점에 두고 그 사이에 수많은 중간 영역이 있을 수 있다는 식으로 나름 납득할 만한 설명을 붙였습니다. 하지만 저자가 원했든 아니었든, 결과적으로는 단순화하기 좋아하는 대중의 머릿속에 사람의 체형을 셋으로 나눈다는 고정관념을 박아놓았습니다. 설상가상으로 1942년에 출간한 《인간 성품의 다양성(The Varieties of Temperament)》에서는 전작의 체형 구분을 성격과 생활태도, 성별, 지능까지 연결하여 더 이상 정통 과학이라고 보기는 어려운 선을 건드리고 말았습니다.

현대 일반인이 듣기에 불편한 내용인 건 말할 것도 없고, 이미 당시에도 주류 학자들의 큰 비난을 샀습니다. 그때만 해도 나름 트렌드라 지지자는 확보했지만 학문적인 차원에서는 인정받지 못했습니다.

하지만 예나 지금이나 유행을 타는 건 쇼킹하고 단순한 논리입니다. 한 번 유행을 타고 속설로 자리를 굳히면 학계에서 인정을 받든 말든 수십 년간 사람들의 입소문을 타고 끈질기게 생명력을 유지하기 마련입니다. 1920년대의 혈액형 체질론이 100년이 지난 지금까지도 살아있는 것처럼 말이죠

의학과 유전학 지식이 쌓이면서 배엽마다 성질이 다르다는 전제가 애당초 잘못되었다는 게 알려졌고, 내장이 더 발달하느니 신경이 더 발달하느니 하는 전근대적인 분류와 전형화가 말이 안 된다는 사실도 밝혀진 지 오래입니다. 그런데도 아직 일부에서는 케케묵은 체질론에 멀쩡한 사람을 내배엽, 외배엽, 중배엽으로 나누는 잘못된 관습이 이어지고 있습니다.

실전운동, 이것이 궁금하다

다른 분야도 마찬가지지만, 운동 분야에서도 세간의 관심이 많이 쏠린 이슈일수록 다양한 의견과 속설이 난무해서 방향을 잡기가 어렵습니다. 이번 장에서는 펌핑, 비만, 체지방, 복근 등 '핫한' 이슈에서 쉽게 말려들 수 있는 오해와 속설을 짚어보고, 제 블로그에 유독 많이 올라오는 궁금 증에 대해 답을 내보려 합니다.

01
펌핑, 근육통에 속지 말자

근력운동으로 몸을 만드는 것은 장기간의 고된 작업입니다. 매일 열심히 땀은 흘리지만 당장은 눈에 보이는 변화가 없으니 만족스러운 몸이 되려면 몇 달이 걸릴지, 몇 년이 걸릴지 도무지 알 수가 없습니다. 그러니 '운동 제대로 했다'는 사실을 어떻게든 확인하고 싶은 게 인지상정입니다.

많은 사람들이 확인 수단으로 선택하는 것이 펌핑pumping이나 근육통입니다. 운동 후에 근육이 탱탱하게 커져 있으면 마치 내 몸이 정말로 그렇게 된 것 같고, 뻐근한 근육통이 느껴지면 운동이 잘 먹은 것 같아 만족스럽습니다. 과연 펌핑이 빵빵하게 되고 근육통이 생기는 게 운동이 잘 되었다는 뜻일까요?

펌핑이 뭐길래?

펌핑은 의학적으로 충혈 현상의 하나입니다. 근육을 쓰면, 즉 근육이 수축하면 내부의 압력이 높아지면서 일시적으로 혈액 순환이 멈춥니다. 그러다 수축이 풀리고 이완되면 이번엔 평상시보다 더 많은 외부 체액이 근육 안으로 확 밀려듭니다. 근육 내에 다시 산소를 공급하고 대사노폐물을 빨리 씻어내려는 자연스러운 반응이죠.

과도하게 들어간 체액은 곧 빠져나오는 게 정상입니다. 하지만 이런 수축을 여러 차례 반복하거나 수축 상태가 아주 길게 유지되면 들어간 양이 제때 빠져나오지 못하고 근육 내에 조금씩 정체되면서 근육의 부피가 일시적으로 커지는데, 이를 펌핑이라 합니다. 전문용어로는 '근육의 반응적 충혈 현상'이라 합니다.

그러니 운동 강도가 높다고 해서 펌핑이 잘 생기는 것은 아닙니다. 사실 펌핑이 잘 생기는 운동은 따로 있습니다.

① 등척성 운동 : 아이소메트릭스isometrics라고도 합니다. 매달리기, 벽 밀기, 무거운 물건 들고 서 있기 같은 '힘주고 버티기' 운동입니다. 이때 는 혈류의 정체 시간이 길기 때문에 펌핑이 잘 됩니다.

② 고립성 운동 : 머신, 케이블 운동처럼 특정 근육만 고립시켜 단련하는 운동은 근육의 수축 강도가 동작 내내 비슷하게 유지되어 혈류의 정체도 많습니다.

③ 고반복, 느린 동작, 짧은 휴식 : 반복 횟수가 많아질수록, 수축과 이완 에 걸리는 시간이 길거나 세트 사이의 휴식이 짧을수록 혈류가 빠져나갈 여지가 줄어듭니다.

④ 약물 효과 : 산화질소 같은 일부 성분은 혈관을 확장시켜 혈류를 늘 립니다. 산화질소는 체내에서 아르기닌arginine이 전환되면서 자연적으로 발생하는데, 때로는 보조제로 섭취하기도 합니다.

⑤ 혈류 건강 : 혈류가 건강해야 펌핑이 잘 생깁니다. 고혈압, 당뇨, 고지 혈증이 있다면 혈류가 나쁘거나 심혈관계에 문제가 있기 때문에 펌핑이 잘 생기지 않습니다.

위의 다섯 가지 경우에는 운동 강도와 상관없이 펌핑이 잘 생깁니다.

보디빌딩 대회장이나 인체 프로필 사진을 전문적으로 찍는 스튜디오에는 시합이나 촬영 직전에 근육을 펌핑하기 위해 펌핑룸을 따로 두고 있습니다. 그때는 묵직한 바벨을 드는 대신 쉼 없이 푸쉬 업과 맨손 스쿼트를 하고, 작은 덤벨로 로우와 컬, 레이즈를 계속 실시해 근육이 쉴 틈을 주지 않습니다. 이렇게 계속 움직여주면 많은 힘을 들이지 않고도 펌핑이 일어나니까요.

고중량, 복합근육운동이 펌핑이 잘 안 되는 이유

3대 운동데드리프트, 스쿼트, 벤치프레스으로 대표되는 복합근육운동의 특징은 동시에 여러 근육을 쓰고, 대체로 높은 중량을 다룬다는 점입니다. 이 운동이 근육을 가장 빠르고 왕성하게 성장시킨다는 데는 아무도 이견이 없습니다. 그런데 이상하게도 머신이나 가벼운 중량으로 하는 운동에 비해 펌핑이 잘 되지 않습니다. 왜 그럴까요?

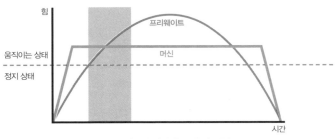

프리웨이트와 머신 운동의 자극 분포

그 이유는 운동 중 자극의 분포 때문입니다. 고중량 복합근육운동이나 파워 트레이닝처럼 순간적으로 큰 힘을 쓸 때, 근육은 시작 동작에서 큰 파워를 내고 그 후로 수축 강도가 점차 떨어집니다. 그래프로 그려 보면 급속히 올라 단시간에 정점을 찍고 바로 떨어지는 정규분포와 비슷한 모양입니다. 고립운동에 비해 근육에 주는 최고 자극이 커서 근성장의 역치를 훌쩍 뛰어넘습니다. 근육이 더 잘 성장한다는 말입니다.

하지만 강한 자극이 지속되는 시간은 고립운동을 하는 시간보다 짧기 때문에 근육 내에 정체된 혈류가 빠져나갈 시간적 여유가 충분합니다. 반면 머신 같은 고립운동은 동작 내내 비슷한 강도가 지속되어 혈류가 장시간 근육 내에 머물러 있습니다. 결론적으로 벤치프레스보다는 펙덱 플라이가, 데드리프트보다 풀리 로우가, 스쿼트보다는 레그 익스텐션이 운동 강도는 낮은데도 펌핑과 단기 근육통이 훨씬 잘 일어납니다.

한편 뒤에 언급할 지연성 근육통은 고중량을 다루는 복합운동에서 잘 생깁니다. 운동 강도가 높아지거나 운동 방법이 바뀌었을 때만 가끔 생길 뿐이라 단기 근육통처럼 자주 생기지는 않습니다.

이런 특징을 숙지하지 않으면 머신 운동이 펌핑이 잘 되고 근육통도 쉽게 온다는 이유로 더 좋은 운동으로 오해하기 쉽습니다. 물론 펌핑 자체는 근육에 많은 수분과 혈류를 공급하는 긍정적인 효과도 있습니다. 그렇지만 근성장 효과가 큰 운동에서는 오히려 펌핑이 적게 일어나기 때문에 펌핑이나 근육통을 운동 효과의 척도로 보는 건 옳지 않습니다.

펌핑, 근육통, 근성장

펌핑은 뒤집어 생각하면 근육 내에 노폐물이 축적되었다는 뜻입니다.

여기서 펌핑과 운동 후 생기는 근육통 사이의 연관성을 볼 수 있습니다. 통설에 따르면 운동 직후부터 24시간 이내에 생기는 단기성 근육통은 근육 내에 젖산과 같은 노폐물이 축적되어서라고 봅니다. 젖산이 근육통의 주된 원인인지에 대해서는 학계에 논란이 있습니다. 펌핑은 이런 단기성 근육통과 연관이 깊습니다. 즉 열심히 움직였다는 의미일 뿐 근육에 근성장을 유도할 만큼의 강한 자극을 주었다는 뜻은 아닙니다.

과거에는 펌핑이 빠지는 것을 근 손실로 오해한 나머지 운동 후 스트레칭이나 유산소운동도 하지 않고, 목욕도 찬물로 했습니다. 하지만 운동 후에는 스트레칭과 마무리 유산소운동을 하고, 따뜻한 물로 샤워해서 혈류를 원활하게 하고 펌핑과 노폐물이 빨리 빠지도록 유도하는 게 회복에는 좋습니다.

한편 운동 후 24~72시간 사이에 생기는 근육통을 지연성 근육통DOMS이라고 합니다. 지연성 근육통은 근육이 수축하며 힘을 내는 단축성 수축포지티브 동작보다는 무게에 저항하며 느리게 이완하는 신장성 수축네거티브 동작에서 더 심해집니다.

지연성 근육통의 원인이 명확하게 밝혀지지는 않았지만 지금까지는 미세하게 손상된 근섬유에서 칼슘Ca 이온이 유출되고 히스타민이나 프로스타글란딘 같은 통증 유발물질이 나오는 것을 원인으로 보고 있습니다. 또는 손상된 미세조직이 스스로 사멸하고, 이를 면역세포들이 먹어치우는 단계에서 생기는 염증과 통증으로 보기도 합니다. 그래야 그 자리에 건강한 새 조직이 들어올 수 있을 테니까요.

과거에는 근육의 미세 손상이 부피 성장을 유도한다고 여겼지만, 최근에는 미세 손상 효과가 과거에 생각한 만큼은 크지 않다고 봅니다. 높은 중량이 핵심이고, 반복 횟수가 두 번째입니다.

근육통이 있을 때 운동을 해야 할지, 쉬어야 할지는 단골손님처럼 받는 질문입니다. 답을 드리자면 운동 당일 시작한 단기성 근육통은 대사노폐물 문제이기 때문에 과로하지 않는 선에서 운동을 계속하는 편이 통증을 더는 데 좋습니다. 하지만 다음날 이후 시작하는 지연성 근육통이라면 고중량 운동은 피하고 저중량으로 천천히 근육을 달래주는 것이 좋습니다.

일부에서는 근육통이 심한 것을 '운동 잘 먹었다'는 의미로 받아들이기도 하지만 사실 운동 후 유산소운동과 스트레칭 같은 쿨다운을 제대로 하지 않아서 생긴 의미 없는 통증인 경우도 많습니다. 지연성 근육통도 마무리 유산소운동을 실시했을 때가 통증이 한결 적습니다. 운동 후 아픈 걸 좋아할 이유는 전혀 없습니다.

때때로 근육통이 너무 심해 아예 운동이 힘든 때도 있는데, 이때는 맨몸운동이나 스트레칭 _{정적이든 동적이든 무방함}이라도 해서 근육을 움직여주는 편이 좋습니다. 어느 쪽이든 아예 운동을 쉬는 것은 근육통을 더는 데도 좋지 않습니다.

몸짱 사진 찍기

굳이 보디빌더나 피트니스 모델이 아니어도(매우 뚱뚱하거나 극도로 마른 경우만 아니라면) 누구나 몸짱 비슷한 사진을 찍을 수 있습니다. 펌핑과 조명의 도움, 원근감이면 충분합니다. 특히나 운동 직후나 푸쉬 업 몇 번 하고 나서 큰 거울 앞에 서면 펌핑 덕분에 잠깐이나마 진짜 몸짱이 된 것 같은 느낌을 받습니다. 게다가 탈의실이나 화장실에 있는 인공조명은 휘도가 높아 햇빛 아래에서는 드러나지 않는 근육도 선명하게 보여줍니다.

한술 더 떠 위에서 내려다보는 몸짱 각도로 피사체를 잡으면 가까운 것은 크게, 먼 것은 작게 보이는 원근 착시가 일어납니다. 덕분에 평범한 몸도 역삼각형으로 보이고, 밋밋한 근육에도 그림자가 져 윤곽이 도드라집니다. 가슴도 실제보다 불룩해 보이고, 정면에서는 절대 안 보이던 복근까지도 보입니다.

자세도 중요한데, 팔을 옆구리에 딱 붙이면 삼각근이 도드라지고 팔도 실제보다 훨씬 굵어 보입니다. 더 막강한 건 팔짱을 끼는 자세인데, 팔만 굵어 보이는 게 아니라 가슴까지 불룩해 보이고 불룩한 윗배도 감춰줍니다. 이 정도면 평상시에는 그냥 지나칠 평범한 몸도 사진 속에서만큼은 몸짱으로 변신합니다. 일반인의 눈 정도는 충분히 속일 수 있죠.

물론 이 모든 것은 눈속임일 뿐입니다. 펌핑은 시간이 지나면 빠지고, 스폿 조명과 몸짱 각도에서 잘 보였던 근육도 막상 밖에 나가 '웃통을 벗어보면' 실망스러운 실체가 고스란히 드러납니다. 그래도 이런 사진을 찍는 게 '언젠가는 진짜 그런 몸이 되겠다'라는 강력한 동기가 유발될지도 모르겠습니다.

비만의 기준이 어디서나 다 똑같지는 않습니다. 서구권에서는 체질량지수_{몸무게(kg)를 키(m)의 제곱으로 나눈 수치} 30이상을 비만으로 보는 반면, 한국을 포함한 아시아권에서는 25이상을 비만으로, 30이상은 고도비만으로 분류합니다. 비만을 바라보는 문화의 차이도 있겠지만 아시아인은 같은 체질량지수에서도 비만 관련 질환의 발생 빈도가 실제로 높기 때문입니다.

무조건 운동이 최선은 아니다

비만을 해소하기 위해 무조건 운동을 하는 것만이 능사는 아닙니다. 비만이냐, 고도비만이냐, 초고도비만이냐에 따라 운동이 도움이 되기도 하고, 오히려 해가 될 수도 있으니까요. 경도~중도비만_{체질량지수 25~29}이라면 운동 열심히 하고, 식사량을 조금 줄이는 등 일반적인 감량법으로 충분합니다. 이 범위에서 체중을 줄이는 관건은 방법이 아닌 본인의 의지입니다. 그런데 고도비만 이상, 즉 체질량지수 30을 넘는 분들이라면 일반적인 운동법을 무작정 따라했다가 오히려 문제가 생길 수도 있습니다.

　체중만으로 비만 여부를 가리는 건 한계가 있습니다. 지방은 적지만 근육이 많아 체중이 많이 나가는 근육형 과체중이 있는가 하면, 체중

은 정상이지만 지방이 많고 근육은 적은 토피족TOFI, Thin Outside, Fat Inside
도 있으니까요. 이런 분들은 일반적인 운동법을 참고하면 됩니다. 이
제부터 다룰 내용은 비만 중에서도 고도비만과 초고도비만에 초점을
맞춰보려고 합니다.

키	저체중 (BMI≤18.5)	경도비만 (BMI≥25)	고도비만 (BMI≥30)	초고도비만 (BMI≥35)
180cm	60kg	81kg	97kg	113kg
170cm	53kg	72kg	87kg	101kg
160cm	47kg	64kg	77kg	90kg
150cm	44kg	60kg	72kg	84kg

체질량지수에 따른 비만도

초고도비만이거나 고도비만인데 관절염을 앓고 있다면 격한 운동은
피해야 합니다. 청소년이라면 모를까 성인이 고도비만 상태라면 이미
관절은 온전치 않을 가능성이 높고, 당뇨나 고혈압처럼 심혈관계에 문
제를 지닌 경우가 대부분이기 때문입니다. 체중은 천천히 줄여도 되지
만 망가진 관절은 그것으로 끝입니다. 고도비만에서는 체중 자체가 운
동 강도를 높이기 때문에 굳이 격한 운동을 안 해도 마른 사람보다 훨
씬 많은 열량을 태웁니다. 체중이 줄어서 고도비만을 벗어나면 그때부
터 살을 빼는 게 진짜로 어렵습니다.

요즘 하드코어 트레이닝이 유행이다 보니 일부에서는 고도비만인
분들에게까지 강도 높은 운동을 권하기도 합니다. 이런 걸 간이 크다
고 해야겠지요. 네, 당장 살은 뺄 수 있을지 모릅니다. '잘만 하면' 부상
을 안 입을 수도 있을 겁니다. 하지만 고도비만인의 몸은 과적 화물차

처럼 과부하에 걸려 있습니다. 같은 실수도 몸에 수십 킬로그램을 더 단 상태에서는 몇 배 치명적인 손상을 입습니다. 운동하다가 무릎과 허리, 발목 망가지는 사람은 본인이지 운동을 권한 사람이 아니라는 것만 기억하세요.

세상에 접촉사고 한 번 안 내는 운전자가 없는 것처럼, 운동하면서 이런저런 실수로 자잘한 부상 한 번 안 입는 사람은 아무도 없습니다. 몇 달이나 몇 년 후, 더 나이 든 후에 골병들어 후회하지 않으려면 격한 운동은 살을 뺀 뒤로 미뤄두세요.

고도비만이라면 가벼운 운동과 함께 일상의 활동량을 늘리고 식단을 조절해 체중부터 줄이는 게 우선입니다. 최소한 고도비만 수준은 벗어나야 남들이 말하는 운동다운 운동을 할 수 있습니다.

죽어도 식욕은 어쩌지 못하겠다면 시중의 어설픈 다이어트 보조제에 혹하지 마시고 차라리 병원에서 비만치료제를 처방받는 게 낫습니다. 물론 단기 처방에 불과하니 약을 끊으면 어차피 식욕은 부활합니다. '의지력'을 지금 시험받느냐, 나중에 시험받느냐의 문제인 것이죠.

근 손실 공포증, 아는 것이 병!

요즘은 옛날처럼 무조건 일단 뛰거나 벤치프레스부터 들지는 않습니다. 운동이든 다이어트든 대부분 인터넷을 뒤져보거나 책을 보고 시작합니다. 어디를 봐도 근 손실을 막아야 한다는 내용들이 넘쳐납니다. 다이어트를 할 때도 근육을 잃으면 요요가 온답니다. 그래서인지 운동을 막 시작하는 분들이 약속이나 한 것처럼 똑같은 말을 합니다. 바로 아래 제목처럼요.

체지방은 줄이고, 근육량은 늘리고 싶어요!

수많은 미디어에서 하나같이 근육을 키우고 체지방을 줄이랍니다. 그런데 모든 사람이 근육을 늘려야 할까요?

간절하게 살을 빼고 싶은 철수라는 친구가 있습니다. 키 170cm, 체중 100kg, 체지방 30%인 전형적인 고도비만입니다. 철수의 꿈은 권상우나 비처럼 날씬한 근육질입니다. 대체로 뚱뚱한 분들은 날씬한 근육질이 꿈이고, 마른 분들은 우람한 근육을 꿈꿉니다. 남의 떡이 더 맛있어 보이는 건 인지상정이죠. 인터넷을 뒤지니 근육량을 늘리고 체지방만 태워야 한답니다. 그래서 근 손실을 막겠다고 잠자리에 들기 전과 운동 전에 보충제를 먹고, 운동 끝나자마자 득달같이 달려가 바나나와 고구마를 먹고 보충제를 또 먹습니다.

철수가 놓치고 있는 건 대부분의 헬스 자료가 보디빌딩을 기본 이론으로 삼는다는 점입니다. 보디빌딩은 근육 크기에 성패가 달렸는데 얄궂게도 근육이 잘 자라는 조건은 체지방이 잘 자라는(?) 조건과 일맥상통합니다. 그러니 근 손실을 막겠다고 하는 행동의 대부분은 철수의 목적인 체지방 감소와는 거꾸로 가게 만듭니다. 게다가 철수처럼 아주 심하게 비만한 사람들은 근육도 일정 수준 버려야 할 때가 많습니다. 수치로 따져보겠습니다.

현재 고도비만인 철수 씨

- 체중 100kg, 체지방 30kg, 제지방(체지방 외의 부분) 70kg
- **골격근량** : 제지방의 55~60% → 40kg내외

> **목표치인 30kg 감량 후 몸짱이 된 철수 씨**
>
> • 체중 70kg, 체지방 8kg(12%), 제지방 62kg
>
> • **골격근량 : 35kg 내외**

표처럼 철수가 바라는 70kg의 몸짱이 되려면 지방을 20kg쯤, 골격근도 5kg쯤은 줄어야 합니다. 고도비만이 되는 과정에서 과도하게 늘어난 근육까지 줄이지 않으면 철수는 원하는 몸매가 될 수 없습니다. 체지방이 증가할 때 그 체지방을 버티기 위해 순전히 '덤'으로 따라오는 제지방량이 체지방의 약 25%입니다. 무거운 몸을 감당하려면 내장도 커져야 하고, 몸통이나 하체 근육도 늘어야 하니까요. 예컨대 운동을 하나도 안 하고 잘 먹고 뒹굴면서 체지방 10kg이 붙었다면 2.5kg의 제지방도 덤으로 늘어납니다. 거꾸로 생각하면 체지방이 빠지면 그만큼의 제지방도 빠져야 하는 것이죠.

살을 빼겠다는 분들은 대개 다음 3가지 중 하나에 해당합니다.

  ① 지방을 많이 빼고, 근육도 약간 줄어야 하는 사람 → 고도비만

  ② 지방을 약간 빼고, 근육은 지켜야 할 사람 → 경도 · 중도비만

  ③ 지방은 빼고, 근육은 늘려야 할 사람 → 저근육형 비만

상황이 이런데도 당장 살을 빼는 게 급한 판국에 '지방은 줄이고, 근육은 늘리고'에 매몰되어 근 손실이 나면 큰일인 것처럼 갖은 보조제에 운동 전후 영양 섭취까지 따지는 건 넌센스입니다.

뚱뚱해서 붙은 근육과 진짜 근육

근육량을 늘리는 진짜 쉬운 비법이 있습니다. 가능한 한 술·담배 안 하고, 인스턴트 음식이든 뭐든 밥은 기본이고 군것질과 야식 마구 먹고, 운동은 아주 조금만, 그것도 싫으면 대충 생존에 필수적인 활동만 합니다. 출퇴근하고, 장 보고, 친구와 수다 떨고 나머지 시간은 잡니다. 이쯤이면 체질적으로 깡마른 멸치만 아니라면 체중이 팍팍 늘어날 겁니다. 물론 대부분 지방이지만 어쨌든 근육량은 분명 늘어납니다. 이때 근육은 몸이 불었으니 그걸 감당하려고 그냥 함께 늘어났을 뿐입니다.

거의 대부분의 고도비만인이 지방뿐 아니라 근육의 양도 같은 키의 일반인보다 많습니다. 그저 체중에 비례해 적을 뿐이죠. 그나마도 체중을 받쳐야 하는 하체에 몰려 상·하체가 불균형하기 쉽습니다. 혼자 비대해진 하체는 나중에 살지방을 뺀 후에까지 고스란히 남아 몸매를 망가뜨리는 원흉이 됩니다. 그런데도 여전히 각종 다이어트 자료에는 근 손실을 운운하며 사람들을 겁주고 있습니다.

사람들이 이렇게 근 손실에 과민해진 건 최근 유행을 탄 소위 체성분 검사기의 영향이 큽니다. 뭐든 숫자가 되어 눈앞에 나타나면 민감해지죠. 하지만 체성분 검사에서 말하는 근육은 그저 몸 안의 단백질량과 수분량을 합쳐놓은 숫자에 불과합니다. 몸매를 망가뜨리는 코끼리 다리도, 바지를 터뜨릴 듯한 엉덩이도 모두 근육이라는 숫자에 뭉뚱그려져 있을 겁니다. 그런데도 여기서 더 늘리게요?

사실 고도비만인은 근 손실을 무조건 막아야 하는 게 아닙니다. 쓸모없는 근육은 빼버리는 한편, 근력운동으로 필요한 근육을 재배치해 이후 밸런스를 맞춰가는 게 관건이죠. 그 과정에서 근육 총량은 도리어 줄여야 합니다. 그러니 체성분 검사보다는 줄자와 거울을 믿으세요.

살 빼기도 단계별로

살 빼기에서 가장 중요한 건 뭐니뭐니해도 식단입니다. 고도비만, 초고도비만이라면 하루 세 끼 모두를 일반인 식사량의 2/3정도로 줄이면 근육을 지키거나 감소 속도를 조절하기에 충분합니다. 보충제, 닭가슴살 등등 다 필요 없습니다. 운동 전후 영양을 보충한답시고 총 열량을 늘려버리면 헛짓한 꼴이 됩니다. 특히 고도비만인은 운동 직후에 뭘 먹으면 폭식이 되는 경향이 있는데, 운동 후 1시간 이상 음식을 멀리해 이를 차단하는 것도 좋습니다.

운동 프로그램도 초기에는 '근력운동 : 유산소운동 = 3 : 7' 정도면 충분합니다. 고도비만 상태에서는 어차피 지방이 넘쳐나기 때문에 몸도 자연스럽게 지방부터 태우려 듭니다. 감량 기간 전체를 통틀어 초기에 지방이 가장 잘 타기 때문에 이 기회를 최대한 이용해야 합니다.

여기서 잠깐, 유산소운동은 필요도 없고 근력운동만으로도 살을 뺄 수 있다는 말이 있던데 사실일까요?

일단 시작은 유산소운동부터

지겹고, 숨 차는 건 싫고, 근 손실이 생긴다고 하고, 바벨을 번쩍번쩍 들며 운동하는 것이 남자다워 보이기도 하고. 남성들에게 유산소운동을 싫어하는 이유를 물으면 답은 많고 많지만 속을 들여다보면 여성들이 근력운동을 싫어하는 이유와 정반대인 쌍둥이입니다. 이유야 어쨌든, 남성의 열에 아홉은 헉헉대며 달리기보다는 끙끙대며 바벨을 드는 편을 택합니다. 물론 고도비만이라고 다르지 않습니다.

문제는 근력운동으로 유산소운동만큼의 에너지를 소모하려면 말 그대로 '죽도록' 운동해야 합니다. 현실에서 근력운동'만'으로 체지방을 뺀다는 건 체질적으로 말랐거나, 이미 운동에 충분히 익숙하거나, 죽도록 운동하도록 옆에서 채찍을 휘둘러줄 전담 트레이너라도 있을 때나 가능한 이야기입니다. 반면 기초체력, 기술 모두가 부족한 고도비만인이 혼자서 근력운동'만'으로 살을 효율적으로 빼기는 힘듭니다.

건강 측면에서도 고도비만에겐 유산소운동이 우선입니다. 앞서 언급했듯 고도비만인은 관절이나 심혈관계에 문제를 가진 경우가 많습니다. 근력운동만 하는 것도 아예 운동 안 하는 것보다야 낫겠지만 유산소운동이, 특히 수영처럼 관절에 부담이 적은 운동이 건강 차원은 물론 부상 위험도 적습니다.

초기에 감량에 주력하는 것은 동기를 유발하고 자신감을 주는 심리적인 효과가 있습니다. 운동 초반부터 근력운동에만 치중하면 감량 속도가 더디고, 한동안 체중이 꼼짝하지 않는 경우도 많습니다. 물론 근육이 먼저 발달한다는 긍정적인 변화일 수도 있지만 힘들여 식이요법과 운동을 해도 거의 변화가 없는 체중계를 보며 몇 달을 묵묵히 기다릴 수 있는 돌부처는 많지 않습니다. 초반에 눈에 띄게 살이 빠지지 않으면 낙담해서 중도 포기할 확률이 높습니다. 운동에서는 적절하게 동기를 부여해서 심리를 다루는 것도 이론 못지않게 중요합니다.

큰 덩어리를 털어낸 이후엔 근력운동 병행

식이요법과 유산소운동 위주의 감량은 지방이 활활 타는 초기에 한정하는 게 좋습니다. 체중이 줄어들수록 지방 연소는 줄고 근육 감소는 빨라지니까요. 달리기나 수영의 참맛을 느끼고 동호인이 되려는 거라면 모를까 남자다운 혹은 여자다운 몸매나 강한 힘이 우선이라면 근육량이 일반인 수준에 근접하는 경도비만 범위부터는 근력운동과 유산소운동을 같은 비중으로 실시하는 게 좋습니다.

거기서 체중이 더 줄어 평균치에 이르면 그때부터는 3:7 정도로 근력운동의 비중을 더 높여도 됩니다. 지금까지는 체중계 바늘이 동기를 부여했다면 이제부터는 거울에 보이는 내 모습에서 나올 곳이 나오고 들어갈 곳 들어가는 것이 동기를 부여할 겁니다.

마른 몸을 최고로 취급하는 현실에서 뚱뚱한 체질은 저주라도 받은 것처럼 오해받고 있지만, 살이 잘 찌는 체질은 마른 사람보다 근육이 잘 붙는 강점이 있습니다. 물론 몸을 완성한 후에 조금만 방심하면 체지방도 붙기 쉽습니다. 그래서 원래 뚱뚱했던 분들은 보디빌더나 운동선수로 변신한 후에도 유산소운동을 하지 않고 체지방 관리를 하기는 어렵습니다.

쉬어가기

지방흡입수술 후 배가 나와요!

인터넷 창만 열면 지방흡입수술 광고가 넘쳐납니다. 일단 뺀 부분에는 다시 살이 안 찐답니다. 당장 살 빼고픈 분께 이리 달콤한 말이 또 있을까요?

일단 수술은 했습니다. 애당초 운동이나 다이어트보다 지방흡입을 택한 사람이 수술 이후라고 식습관과 생활습관을 싹 바꿀 리는 없습니다. 일단 입으로 들어온 것이 4차원 세계로 증발하지는 않을 테니 쓰이거나 몸 어딘가에 저장돼야 합니다. 당연히 체중이 늡니다. 체중도 체중이지만 전에 없던 배가 나오기 시작합니다. 설상가상으로 전엔 멀쩡했던 엉덩이와 팔뚝도 굵어졌습니다.

왜 그럴까요? 이유는 간단합니다. 몸의 지방 분포 비율이 달라졌기 때문입니다. 지방흡입은 피하지방만 가능하기 때문에 수술 부위의 피하지방 세포가 줄어든 만큼 내장지방과 수술을 받지 않은 다른 부위의 피하지방 비중이 높아진 것이죠. 수술 후 새로 붙는 지방은 변화된 비율대로 저장될 테니 이전에는 몸 전반에 고르게 붙던 지방이 이젠 내장과 수술을 안 받은 다른 부위의 피하에 몰립니다. 지방흡입 해서 많이 뺐을수록 비율 변동도 심할 테니 더 심각하게 찝니다. 여우 피하려다 호랑이 만난 꼴이죠.

수술한 곳이 다시 안 찐다는 광고가 틀린 건 아닙니다. 그저 '그 대신 다른 부위가 찐다'는 말을 카피에서 빼먹었거나 혹은 미처 생각하지 못했을 뿐입니다. 예방법 같은 건 없습니다. 수단방법 가리지 말고 체중이 늘지 않게 하거나, 수술 전에 뺄 만큼 빼서 수술로 흡입하는 지방을 최소화하는 것이 그나마 문제를 줄이는 방편 이겠죠.

03

체지방률을 아는 법

과거에는 키와 체중을 기준으로 하는 체질량지수BMI가 비만을 판정하는 잣대였습니다. 그런데 여기엔 한계가 있습니다. 많이 먹어서 지방이 잔뜩 붙은 사람이야 당연히 비만이지만, 같은 키에 근육이 발달해서 체중이 많이 나가는 운동선수도 체질량지수에서는 비만으로 잡히거든요. 특히 역도, 보디빌딩, 레슬링 등 힘을 많이 쓰는 종목 선수들과 쇳덩이 좀 들었다는 일반인들도 이 기준으로는 어처구니없게도 대부분 비만이라고 판정합니다. 반대로 사지의 근육이 부족하고 복부에 지방이 많이 붙은 ET나 토피족들이 체질량지수에서는 정상으로 나오기도 합니다.

최근에는 이런 오류에서 벗어나기 위해 비만의 기준을 체중보다는 체지방으로 보는 경우가 많아졌습니다. 보통 남성은 15~18%, 여성은 22~25% 정도를 정상치로 보는데, 미용의 차원에서는 대개 이보다는 약간 낮은 것을 선호하죠.

체중이야 흔하디흔한 저울만 있으면 쉽게 알 수 있지만, 몸 안에 지방이 얼마나 있는지는 대체 어떻게 알 수 있을까요? 체지방을 산출하는 방법에 대해 간략하게 살펴보겠습니다.

체밀도법

실험실 레벨에서 체성분을 파악할 때 가장 널리 쓰이는 방법입니다. 체성분 중 지방의 밀도는 $0.9g/cm^3$로 물보다 약간 가볍고, 지방을 뺀 제지방의 밀도는 $1.1g/cm^3$으로 그보다 약간 무겁습니다. 그래서 몸의 전체 밀도를 알면 둘의 밀도 차이를 이용해 체지방비율을 추산할 수 있습니다.

초등학교 때 과학시간을 떠올려보면, 밀도를 재기 위해선 부피와 무게가 필요합니다. 체중은 저울로 쉽게 잴 수 있지만, 모양이 제각각인 사람 몸의 부피를 아는 건 쉽지 않습니다. 이때 가장 널리 쓰이는 방법이 아르키메데스의 원리입니다. 피험자가 수조에 들어가 늘어난 물의 부피로 몸의 부피도 알 수 있는 것이죠. 이를 이용하면 몸의 평균 밀도 g/cm^3도 알 수 있습니다.

이렇게 물을 이용하는 수중 체밀도법이 과거에는 체지방률을 파악하는 기본 방법으로 널리 쓰였지만 측정이 번거롭고 큰 장치가 필요한 단점이 있습니다. 그래서 최근에는 물 대신 가스를 이용해 부피를 측정BOD POD법하거나 3차원 레이저로 전신을 스캐닝해 부피를 재기도 합니다. 일단 부피만 파악하면 그 뒤는 과거 수중 체밀도법의 산출법과 같습니다.

피부 두 겹 집기법

몸의 특정 부위에서 피하지방 두께를 측정해 전신의 체지방비를 추정하는 방법입니다. 스킨폴드 캘리퍼Skinfold Caliper라는 간단한 도구만 있으면 됩니다. 똑바로 서서 힘을 빼고 엄지손가락 길이 정도의 피부를 꼬집어 캘리퍼에 물린 살의 두께를 mm단위로 잽니다. 이때 겉의 살갗만 집어선 안 되고 근육을 제외한 피부와 지방층 모두가 잡힐 만큼 깊숙이 세게 집어야 합니다. 캘리퍼가 없다면 일반 자로도 잴 수는 있지만 mm단위로 재기는 오차가 좀 크죠.

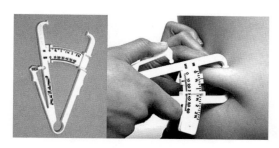

캘리퍼로 체지방 두께 재기

캘리퍼로 재서 나오는 수치가 피하지방 두께입니다. 보디빌더에게는 근육의 선명도를 결정하는 가장 중요한 요소이기 때문에 의미 있는 수치입니다. 한 발 더 나아가 피하지방 두께로 전신 체지방비율을 추정하기도 하고요. 여러 방법이 있지만 그 중 비교적 널리 쓰이는 방법이 4점법입니다.[11]

- **삼두근** : 팔에 힘을 빼고 늘어뜨린다. 손바닥을 앞쪽으로 하고 어깨 끝의 뼈 돌출부와 팔꿈치뼈 사이를 세로로 집어 측정한다.
- **상장골** : 겨드랑이 앞쪽에서 수직으로 내려오는 지점과 장골능(골반 윗부분인 장골을 따라 아랫배에 생기는 V자의 오목한 부분) 윗부분이 만나는 지점을 장골을 따라 45도 각도로 측정한다.

- 복부 : 배꼽의 왼쪽이나 오른쪽 3cm 지점을 세로로 집어서 측정한다. 배꼽 주변의 살이 물리지 않도록 주의한다.
- 허벅지 : 무릎 뼈부터 고관절까지의 중간지점을 세로 방향으로 집어서 측정한다.

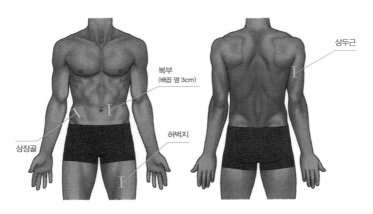

캘리퍼로 체지방 두께 재는 법

전신 체지방비는 이 4개의 수치를 모두 더한 총합 A$_{mm}$를 이용해 산출합니다.

- **남성의 체지방비** : $(0.29288 \times A) - (0.0005 \times A^2) +$

    $(0.15845 \times 나이) - 5.76377$

- **여성의 체지방비** : $(0.29669 \times A) - (0.00043 \times A^2) +$

    $(0.02963 \times 나이) + 1.4072$

예를 들면 삼두근 9mm, 상장골 17mm, 복부 14mm, 허벅지 10mm인 20세 남성이라면 합계(A)는 50mm입니다. 계산해 보면 전신의 체지방비는 약 11%로 추정됩니다.

(0.29288×50) − (0.0005×2,500) + (0.15845×20) − 5.76377

이 방법은 즉각적이고 산출이 쉬워 그때그때 몸의 변화를 확인하기에 좋습니다. 식사량, 대소변, 수분 섭취나 부종, 카페인이나 크레아틴 등 체수분의 변화로 수치가 왜곡되는 일이 없어 일관성 있는 수치를 얻을 수 있습니다. 게다가 보디빌더나 초고도비만처럼 체지방비가 상하 극한의 범위에 있는 사람들은 다른 측정법에서는 대체로 오차 범위가 큽니다. 반면 지방층 두께는 가시적인 수치이므로 제대로만 측정하면 오차의 여지가 거의 없습니다.

다만 측정에 경험과 기술이 필요하고, 내장지방은 측정할 수 없어 전신의 체지방량을 파악하는 데는 한계가 있습니다. 따라서 이 방식은 현재의 정확한 체지방률을 측정하기보다는 체지방의 증감을 확인하는 용도에 가장 적합합니다.

생체전기저항 측정법

생체전기저항법BIA을 이용한 체성분 측정기는 국내에서는 장비 제조사의 특정 상표명으로 더 많이 알려져 있습니다. 이 방법은 체내 수분이 전기를 잘 통과시키는 원리를 이용합니다. 체지방은 수분을 적게 보유해 전기저항치가 높은 반면, 근육은 수분을 많이 보유해 저항치가 낮습니다. 그래서 피험자가 손과 발에 전극을 댄 상태에서 전기를 흘려보내 저항치를 재면 얼마만큼의 체지방이 있는지를 추정할 수 있습니다. 전기가 잘 통하면 근육이 많은 몸으로, 전기가 잘 안 통하면 지방이 많은 몸으로 인식합니다.

이 방법은 측정이 간단하고 복잡한 기술이 필요 없어 헬스장이나 의료시설은 물론 가정용으로도 시판하고 있습니다. 단, 사람의 체수분량이 그때그때 변하는 게 흠입니다. 따라서 검사 직전에는 물을 포함해 아무것도 먹어선 안 되고, 운동을 해서도 안 됩니다. 커피, 카페인, 칼륨 등 이뇨 성분이나 크레아틴, 나트륨처럼 수분을 끌어들이는 성분도 오차를 일으킬 수 있습니다. 여성의 생리주기나 피부의 땀 때문에도 오차가 생길 수 있고, 체내에 금속성 삽입물이 있어도 전기저항치가 교란되어 정확한 측정이 안 됩니다.

짐작하겠지만 이 모든 조건을 완벽하게 만족시키는 건 현실적으로 어렵습니다. 따라서 이 방법으로 측정한 결과는 정확도가 높지 않아 참고치로만 사용하는 게 좋습니다. 한편 체성분 분석에 나오는 기초대사량도 체성분 데이터를 기준으로 했기 때문에 참고치일 뿐입니다. 이런 이유로 유명 학술논문에서는 BIA방식보다는 BOD POD법이나 뒤에 나올 DXA방식을 주로 이용합니다.

한편 체성분 분석기에서는 체지방률 외에 복부비만율이나 신체 사이즈, 지방 면적 등도 보여줍니다. 이 역시 실제 수치와 비교연구 결과 줄자로 재는 편이 더 정확하다는 결론이 나왔습니다. 내장지방 면적도 남성일수록, 나이가 많을수록, 비만도가 높을수록 CT로 확인한 실제 면적과는 큰 오차가 났습니다. 이 연구에서도 복부지방을 확인하는 데는 허리사이즈를 줄자로 재는 편이 신뢰성이 훨씬 높다는 결론을 내렸

습니다.[12]

각종 의료용 장비들

앞에서 언급한 방법들 외에도 병원이나 연구소의 전문 의료용 장비들이 체지방량 측정에 쓰이기도 합니다. CT 단층촬영은 복부, 팔다리 같은 특정 부위에서 체지방 단면적을 측정하는 데 쓰입니다. 핵자기공명 장치인 MRI는 전신의 체지방을 3차원으로 스캔해서 전신 지방부피를 산출할 수 있습니다. 또한 초음파 측정기로는 피하지방 두께를 측정합니다.

한편 최근에는 DXA 혹은 덱사로 불리는 '이중 에너지 엑스레이 흡수측정법'도 체지방 측정에 널리 쓰입니다. 이 방법은 원래는 골밀도를 측정하는 장비인데, 피검자가 서거나 누운 상태에서 저에너지 엑스레이를 쏘아 전신을 스캔하는 방법입니다. CT나 MRI보다 간단하면서도 체지방과 제지방, 무기질량 측정에서 BOD POD법에 필적하는 정확한 수치를 얻는 것으로 알려져 있습니다.

체지방이 근육보다 3배나 크다고?

체지방이 같은 무게의 근육보다 몇 배나 크다는 잘못된 정보를 믿는 분들이 여전히 많습니다. 체밀도법의 산출 기준에도 있듯 체지방은 같은 무게의 근육보다 고작 10~20% 정도 부피가 클 뿐입니다.

체지방이 많으면 같은 체중에서도 뚱뚱해 보인다는 말 역시 주의할 필요가 있습니다. 지방의 부피가 '약간' 크기 때문에 같은 체중에선 체지방률이 높은 쪽이 부피도 조금 큰 건 사실입니다. 하지만 체지방률 차이가 아주 크지 않다면 부피 차이는 무시할 정도입니다.

그런데 체지방비가 높은 사람이 시각적으로 뚱뚱해 보이는 건 분명한 사실입니다. 이건 몸의 부피가 커서라기보다 체형이 달라지기 때문입니다. 근육이 많고 지방이 적으면 나올 곳이 나오고 들어갈 곳이 들어가 몸의 윤곽이 선명해집니다. 반면 체지방이 늘면 복부처럼 가늘어야 할 곳에 지방이 몰려 굵어지면서 체형이 두루뭉술해집니다.

나이도 겉으로 보이는 비만도에 영향을 미칩니다. 어릴 때는 체지방이 전신에 고르게 붙어 체지방률이 높아도 시각적으로는 덜 뚱뚱해 보이죠. 하지만 성인이 된 여성은 엉덩이와 허벅지에, 남성은 복부에 지방이 몰려 같은 체지방률에도 어릴 때보다 더 뚱뚱해 보이기 쉽습니다.

04
대체 복근이 뭐길래?

복근이 섹시 트렌드가 되면서 남녀노소를 막론하고 다른 부위보다 유독 복근에 치중하는 분들이 많아졌습니다. 복근이 몸의 중심을 잡아주는 중요한 근육이긴 합니다. 그런데 흔히 말하는 식스팩은 뱃속의 복근이 '노출되느냐 아니냐'의 차이일 뿐, 운동능력이나 건강과 직결되지는 않습니다. 선수급 운동 능력에 힘이 장사인 분도 복근과는 전혀 인연이 없을 수도 있고, 아사 직전의 빼빼 마른 사람도 복근만 선명할 수 있거든요.

복근이 노출되느냐, 어떤 모양으로 드러나느냐는 '복근의 발달 상태와 그 위를 덮은 피하지방 두께'가 복합적으로 결정합니다. 복근이 아무리 잘 발달해도 복부 피하지방이 두꺼우면 잘 안 드러나고, 반대로 아무리 피하지방이 얇아도 복근이 제대로 발달하지 않았으면 보기도 안쓰러운 소위 '난민 복근'이 드러납니다. 하루하루 끼니를 걱정하는 해외 난민촌에서는 복근 선명하고 팔다리가 젓가락 같은 사람들을 숱하게 볼 수 있습니다.

복근 운동만 한다고 복근이 나오지 않는다는 건 운동 좀 한다는 분들에게는 이제 상식이 되었습니다. 복근 운동은 복근을 드러나게 해주는 게 아니라 복근다운 복근을 만들어주는 운동입니다. 이제 그 뒤에 남는 건 어렵게 만든 복근을 밖으로 드러내기 위해 식사관리든, 유산소운동이든 죽어라 하는 일입니다.

복근의 해부학적 구조

복부는 중요한 장기들이 위치해 있는데도 딱히 지지하는 골격이 없습니다. 대신 근육이 여러 겹으로 감싸서 보호합니다. 정면에는 식스팩이라 불리는 복직근이 있고, 그 양옆을 옆구리 근육인 복사근이 감싸고 있습니다. 1겹인 복직근과는 달리 옆구리 근육은 복사근을 포함해 무려 세 겹입니다. 근육만으로 형태를 유지하며 움직여야 하기 때문에 마치 베니어합판처럼 여러 방향의 근육을 겹겹이 댄 것입니다. 세 겹이라는 말에 감이 왔을지 모르겠습니다만, 삼겹살이 바로 돼지의 옆구리 근육입니다.

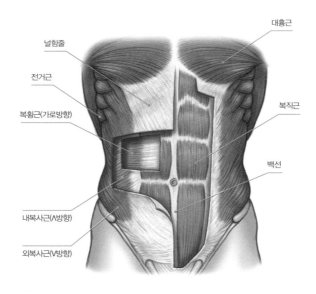

복근의 구조

3겹의 옆구리 근육을 바깥에서부터 차례대로 살피면 다음과 같습니다.

- **외복사근** : 복사근의 제일 바깥층으로, 겉에서 보이는 옆구리 근육이 바로 외복사근입니다. 근육의 결은 정면에서 보았을 때 몸 중심선 가까운 곳일수록 낮아지는 V자입니다.
- **내복사근** : 외복사근의 안쪽에 위치했고, 근육의 결은 앞에서 봤을 때 중심 가까운 곳이 높은 ∧방향입니다.
- **복횡근** : 가장 안쪽 근육입니다. 배를 거들처럼 둘러싼 근육으로, 복부와 내장기관의 형태를 잡아주고, 호흡을 보조하며, 외부 충격에서 내장을 보호하는 등 원초적인 역할을 수행합니다. 근육의 결은 가로방향입니다.

복횡근은 복부 형태를 유지하고, 복직근은 배를 수직으로 당기는 주된 힘을 냅니다. 외복사근과 내복사근은 좌우의 중심을 잡거나 대각 방향으로 움직임을 제어하면서 균형을 잡아주는 축입니다. 복근은 허리를 움직이는 동작이라면 어디든 개입합니다.

복근 운동의 원칙

복부 근육 중 복직근은 두께가 얇고 부피도 잘 자라지 않기 때문에 식스팩이 불룩불룩해지기는 쉽지 않습니다. 그래서 복직근 운동은 최대한 강하게 실시하는 게 좋습니다. 상복근과 하복근을 따로 실시하는 분들도 있는데, 어차피 길이만 길뿐 같은 근육이기 때문에 따로 훈련하는 건 별 의미가 없습니다.

최고의 복근 운동은 행잉 레그 레이즈hanging leg raise, 캡틴 체어captain's chair처럼 상체를 세워 고정하고 하체를 들어 올리는 운동이나 바이시클 매뉴버bicycle maneuver처럼 상·하체를 동시에 조여 주는 운동입니다. 이런 운동들이 너무 어렵다면 크런치나 싯업처럼 대중적인 복근 운동으로 먼저 단련합니다.

복사근은 3겹의 근육으로 이루어져 있어 복직근에 비해 부피를 키우기 쉽습니다. 어느 근육이건 빡세게 운동하면 커지는 게 인지상정이죠. 그런데 복사근은 정면에서 보았을 때 허리 양쪽 라인을 이루기 때문에 복사근의 부피가 너무 커지면 잘록한 허리가 아닌 통통한 허리가 됩니다. '옷발'이 망가지는 거죠. 1장에서도 언급했지만 몸매를 위해 운동한다면 고중량의 사이드 벤드 같은 운동은 피하는 게 좋습니다.

복근에 대해 더 궁금한 것들

Q 저는 복근 모양이 '王'자가 아니라 비뚤어졌는데요?
복근에 대해 흔히 갖는 궁금증입니다. 많은 분들이 복직근의 팩이 바둑판처럼 고른 모양을 선호하지만 실제로는 사다리타기 게임판처럼 팩의 크기가 제각각이고 가로줄이 안 맞거나 비스듬한 경우도 많습니다. 선천적인 것이라 고칠 방법은 없습니다. 그냥 개성이려니 생각하면 됩니다. 저 역시 중간 줄의 팩 중 오른쪽이 더 큰 짝짝입니다. 유명 보디빌더들도 개성 있는 복근 모양으로 더 주목받기도 하니까요.

다만 복직근 전체 윤곽이 바나나처럼 휘었다면 그건 개성이 아닌 척추측만 때문일 수 있습니다. 또 복근의 특정 팩만 유달리 툭 튀어나왔거나 특정 부분만 있는 듯 없는 듯 얇다면 평소 자세가 잘못되어서일 수 있습니다.

Q 저는 아무리 운동해도 6팩밖에 안 나오는데 친구는 8팩이에요!
운동이 부족한 걸까요? 억울합니다!!!

억울할 것 없습니다. 사람의 복직근은 대흉근 안쪽, 갈비뼈 연골에서 시작해 사타구니까지 길게 이어지는 단일 근육이면서 근육 층과 힘줄 층이 격자 모양으로 번갈아 나타나는 특이한 구조입니다. 이때 근육 층, 즉 팩의 총 개수는 6팩도 8팩도 아닌 10팩, 즉 세로로는 5줄이 많습니다. 이 중 제일 아래의 한 줄은 아랫배에서 사타구니까지 직각삼각형을 뒤집은 모양의 긴 근육입니다. 팬티까지 다 벗지 않는 이상 밖에서는 보기 어렵죠.

그 위의 근육이 6팩이냐 8팩이냐 혹은 드물지만 4팩이냐를 가르는 데는 두 가지 원인이 있습니다. 하나는 팩을 나누는 힘줄의 개수가 선천적으로 다른 사람보다 많거나 적은 경우입니다. 또 하나는 사람마다 각 팩의 크기와 모양이 달라서입니다. 특히 복직근의 제일 꼭대기에서 갈비뼈와 붙은 제1배 부분이 대흉근에 완전히 파묻혔느냐, 아니면 일부가 드러났느냐에 따라 겉에서 보이는 팩 수가 달라집니다. 제1배가 유달리 길거나 중간 팩들의 폭이 좁다면 제1배 아랫부분이 흉근 아래로 모습을 드러내는데 이렇게 되면 복근이 8팩으로 보입니다. 그게 아니면 대부분은 6팩인 것이죠.

반드시는 아니지만, 통계적으로 키가 작은 분들에게 8팩이 많습니다. 반면 평균 이상의 신장에서는 6팩이 많습니다. 때로는 둘째 줄까지 거의 흉근에 파묻혀 4팩만 보이기도 하는데, 키가 아주 큰 분들 중에서 드물게 볼 수 있습니다. 다시 말하지만, 복근도 개성입니다.

Q 왜 남자의 복근은 '王'자인데 여자는 '川'자죠?

복근을 포함해 남녀의 근육 모양은 거의 동일합니다. 王자 복근과 川자 복근은 근육 모양의 차이가 아니라 그저 체지방 두께의 차이 때문에 겉에서 다르게 보이는 것뿐입니다.

복직근과 복사근은 별개의 근육이어서 둘 사이를 나누는 세로선은 체지방만 줄이면 복근 라인 중 가장 쉽게 드러납니다. 이때는 '11자' 복근이 됩니다. 그 다음으로 선명한 건 복직근의 중앙 세로선인 백선인데, 남자든 여자든 체지방이 약간 어설프게 낮으면 백선까지 노출되면서 川자 복근이 됩니다. 여기까지는 특별히 강한 운동이 아니어도 약간의 식사조절과 운동으로 체지방만 줄이면 가능하다보니 여성은 川자 복근이라는 고정관념이 생긴 듯합니다.

반면 복직근 내에서 팩을 나누는 가로방향 힘줄은 깊이가 매우 얕습니다. 게다가 복직근의 겉 부분은 양쪽 복사근에서 시작된 넓적한 널 힘줄이 덮고 있습니다. 그래서 근 부피가 웬만큼 커지지 않는 한 개별적인 팩이 드러나기는 어렵습니다. 그런데 여성은 선천적으로 타고나는 벌크가 작고 피하지방까지 두꺼워 개별 팩을 드러내는 것이 남성보다 훨씬 어렵습니다. 어지간히 운동을 열심히 하지 않는 한 川자 복근 이상을 넘어서기가 힘듭니다.

1, 2년 전만 해도 川자 복근이면 만족한다는 여성분들이 대부분이었지만 요즘은 많은 여성들이 고강도 운동의 맛을 하나둘 알아가면서 운동과 몸을 보는 눈도 높아졌습니다. 그래서 체지방만 줄이면 나오는 흔한 川자 복근보다 한 단계 위인 王자 복근을 노리고 운동하는 분들도 많아졌습니다.

05

러닝화를 고르는 기준

스포츠 매장에 가보면 러닝화의 종류도 많고 브랜드도 다양합니다. 기왕이면 기능성을 자랑하는 값비싼 브랜드 러닝화가 좋을까요? 일반용보다 경기용이 더 좋을까요? 밑창이 두껍고 쿠션이 많아야 피로도 적고 무릎 관절에 좋을까요?

비싸다고 내 발에 맞는 것은 아닙니다. 또 경기용 러닝화는 속도를 위해 완충기능을 희생시킨 신발입니다. 쿠션이 좋다고 무조건 좋은 것도 아닙니다. 관절을 해치는 것은 바닥을 디디는 직접적인 충격보다는 자세가 불안정해 생기는 휨이나 뒤틀림 같은 잘못된 외력이기 때문입니다.

이런 여러 요소들을 고려해 개개인의 특성에 따라 고를 수 있는 여러 제품군이 나와 있으니 참고하기 바랍니다.

지지 방식에 따른 분류

러닝화에는 쿠션감도 필요하지만 달릴 때 발과 발목을 안정되게 잡아주는 기능도 필요합니다. 문제는 이 둘이 양립하기 어렵다는 점이죠. 쿠션이 좋은 신발은 안정성이 떨어지고, 안정성을 강조하면 유연성이 떨어져 쿠션감도 나빠집니다. 그래서 전문 러닝화는 발의 움직임을 분석해 쿠션이 필요한 곳과 견고한 지지가 필요한 곳을 찾아내 밑창을 설계합니다. 그런데 이 역시 한계가 있어 실제로 각 브랜드에서는 상대적으로 쿠션을 강조한 러닝화와 안정성을 강조한 러닝화 제품군을 각각 따로 두고 있습니다.

- **안정화** : 안정화는 발바닥의 오목한 아치 부분을 보강해 달릴 때 발이 불안정하게 흔들리지 않도록 잡아주는 신발을 말합니다. 섰을 때 발목이 안쪽으로 기우는 과회내(over pronation)인 발에 맞게 설계되었습니다. 이런 발은 대체로 아치가 낮거나 발끝이 밖으로 벌어진 경우가 많습니다. 해부학적으로 같은 의미는 아니지만 실무에서는 주로 '과내전'이라고 합니다. '과'내전'이라고 하는 이유는 정상적인 발도 약간은 내전을 보이기 때문입니다. 그래서 정상 범위는 중립(neutral)이나 중립내전이라고 합니다. 한국인의 족형과 걸음걸이에는 대체로 안정화가 잘 맞고, 비만인에게도 안정화가 적당합니다. 인구의 70% 정도는 안정화가 적당한 것으로 알려져 있으며, 쿠션화에 비해 내구성도 높습니다.
- **쿠션화** : 쿠션화는 충격 완화와 유연성을 추구하는 신발입니다. 발의 아치가 높고, 섰을 때 발목이 바깥쪽으로 기우는 회외(supination, under pronation)인 발에 적당합니다. 이 역시 실무에서는 흔히 '외전(과소내전)'이라 하는데, 이런 분들은 대체로 발끝이 안으로 모이는 경향이 있습니다. 발목이 잘 발달한 달리기 고급자도 발목 움직임을 자유롭게 하기 위해 일부러 쿠션화를 신기도 합니다. 하지만 일반적으로 쿠션화가 적당한 사람은 그리 많지 않고, 특히 비만한 사람은 피하는 게 좋습니다.
- **제어화** : 제어화 혹은 모션컨트롤화는 기존 안정화에서 안정성을 더 보강한 신발을 말합니다. 그래서 안정화의 한 종류로 보기도 합니다.

평발이거나, 팔자걸음이 매우 심하거나, 비만이 아주 심해 걸음이 흐트러지기 쉬운 분들께 잘 맞습니다.

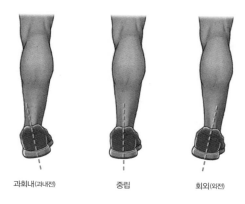

과회내(과내전)　　　　　중립　　　　　회외(외전)

걸을 때 발목의 움직임 (오른발 기준)

용도에 따른 분류

이번에는 착용 목적에 따라 운동화를 나눠보겠습니다. 운동화에도 경기화나 스파이크처럼 특성화된 신발이 있고, 트레이닝용 러닝화처럼 여러 용도에 두루 사용할 수 있는 것이 있습니다. 일반인이라면 특성화된 신발보다는 용도가 다양한 신발이 대체로 유용합니다.

• 레이싱화 vs 트레이닝화 : 레이싱화 또는 마라톤화는 전문 선수의 기록 향상을 위해 최적화된 신발입니다. 가능한 한 가볍고, 주자가 하체에 가하는 힘을 최대한 지면에 전달해야 합니다. 가벼운 만큼 쿠션이

나 보강도 약하고, 내구성도 이런 목적을 위해 희생합니다. 힘을 그대로 지면에 전달할 수 있도록 바닥은 얇고 단단하며 모양도 단순합니다. 그래서 레이싱화는 일반인의 트레이닝에 맞지 않습니다.

기록 경신을 위해 대회에 나갈 일 없는 대다수의 일반인은 쿠션과 안정성, 내구성이 조화로운 일반 트레이닝화를 신어야 합니다. 심지어 전문 마라토너들도 평소 훈련할 때는 트레이닝화를 신습니다. 대다수 마라톤 동호인들도 평상시 신던 트레이닝화를 신고 대회에 나갑니다. 레이싱화보다 무겁지만 발의 피로도 덜하고 달리기 자세도 안정시킬 수 있기 때문입니다.

- 트레일화 : 등산화와 러닝화의 중간쯤에 해당하는 신발로 산악 마라톤이나 트레킹, 크로스컨트리처럼 거친 지면에서 달리기 위해서 만들어졌습니다. 밑창에는 등산화와 비슷한 스터드와 마찰 처리가 되어 있어서 잘 미끄러지지 않고, 돌부리 같은 장애물에 다치지 않도록 발가락 부분이 토캡으로 보강되어 있습니다. 동네 산행이나 트레킹 여행 정도는 굳이 무거운 등산화를 신을 것 없이 가벼운 트레일화로 충분합니다.

- 근력운동 전용화 : 대부분의 사람들은 운동 내내 러닝화 하나만을 신습니다. 가벼운 근력운동이라면 별 문제 없지만 체중에 육박하는 프리웨이트나 역도, 파워리프팅을 할 때는 러닝화의 쿠션 때문에 불안정해지기 쉽습니다. 특히 바닥에 두꺼운 공기 주머니나 스프링이 있는 신발은 금물입니다. 에어가 터지거나 손상되기 쉽고 최악의 경우 중심을 잃을 수도 있습니다.

근력운동에 최적의 신발은 밑창이 눌리지 않도록 단단하며 바닥에 밀착될 수 있어야 하고, 마찰력이 크고 평평해야 합니다. 최근 몇 년간 근력운동에 최적화된 전문 리프팅화가 많이 보급되었습니다. 뒤축과 발 앞쪽과의 높이 차이를 흔히 오프셋Offset이라고 하는데, 오프셋이 낮은 신발, 즉 평평한 신발은 데드리프트에 특히 유용합니다. 한편 뒤축이 많이 올라간 신발은 흔히 역도화라고 하는데 스쿼트와 역도에 유리합니다.

이런 전문 리프팅화 외에도 탁구나 배드민턴 등에 쓰이는 소위 인도어indoor화, 레슬링화, 바닥에 돌기가 없는 풋살화 등도 근력운동에 활용할 수 있습니다.

쉬어가기

땡처리 매장 운동화

거리를 돌아다니다 보면 '눈물의 대처분' 땡처리 행사장 전단이 종종 보입니다. 대개 철 지난 의류나 레저용품들이고, 브랜드의 재고품이나 병행수입 운동화 염가판매도 자주 보입니다. 이런 운동화도 잘만 고르면 대박입니다. 그런데 그런 곳에서는 10년 이상 된 구 모델 운동화도 종종 보입니다. 이런 운동화가 문제는 없을지 생각해 볼 문제입니다. 자동차 타이어를 사보면 아실 텐데, 고무는 시간이 지나면 자연적으로 갈라지기 시작해 점점 탄력이 떨어집니다. 그래서 이후 사용 기간을 고려해 제조일로부터 2년이 넘어간 타이어는 사지 말라고 하죠.

고무의 수명 문제는 자동차의 신발에만 해당되는 게 아닙니다. 운동화 밑창도 시간이 지나면 수명이 다해 탄력이 떨어집니다. 그래서 오래된 재고신발은 한 번도 안 신었어도 쿠션이 나쁘고 밑창이 갈라지는 현상이 빨리 일어납니다. 그러니 이월 상품 신발은 길어도 2, 3년 이내에 제조된 것을 구매하세요. 자칫 본전도 못 찾을 수 있습니다.

운동화를 살 때 유용한 팁

기능성을 갖춘 운동화는 가격도 꽤 비쌉니다. 아무리 비싼 운동화라도 발에 맞지 않으면 꽝이죠. 운동화를 고를 때 알아두면 좋은 팁을 몇 가지 알려드리겠습니다.

첫째, 신발은 이미 신어 본 신발이 아니라면 온라인으로 구매하기보다는 직접 신어보고 사는 게 좋습니다. 신발마다 아치의 높이, 발볼의 폭, 뒤꿈치 힐컵의 크기 등의 특성이 있으니까요. 안 맞아 제대로 못 신거나 발이 고생하는 것보다는 돈을 더 지불하는 편이 낫습니다.

둘째, 발볼에 맞지 않다고 큰 신발을 신어서는 안 됩니다. 볼이 안 맞으면 맞는 메이커와 모델을 찾아야 합니다. 아무리 예뻐 보이는 신발이라도 운동을 위해 신을 거라면 평생 사용할 관절을 위해 당장의 패션 취향은 무시하세요. 앞이든 옆이든 큰 신발은 발과 밀착되지 않아 제 기능을 발휘하지 못합니다. 라인에 따라 차이는 있겠지만 서양 브랜드의 볼이 대체로 좁은 편이고, 일본 브랜드의 볼은 넓은 편입니다. 국내 브랜드는 라인에 따라 다릅니다.

셋째, 서구인은 아시아인에 비해 대체로 볼이 좁고 아치가 높습니다. 그래서 같은 브랜드의 같은 품명 러닝화도 유럽이나 미주에서 팔리는 버전과 아시아인을 대상으로 판매되는 버전이 조금 다릅니다. 서구 스타일의 족형을 지녔다면 모를까 러닝화는 미국이나 유럽판은 구매하지 않는 게 좋습니다.

넷째, 사람의 발 사이즈는 아침, 저녁이 다릅니다. 저녁에는 중력으로 체액이 쏠려 아침보다 더 커집니다. 그래서 신발은 오후에 신어보고 사는 것이 좋습니다.

다섯째, 요란한 외부 노출 쿠션이나 디자인이 예뻐 보이는 신발은 그만큼 기능성을 희생했을 가능성이 높습니다. 무게가 늘었거나, 발볼이 좁거나, 통풍이 떨어지는 경우가 많습니다. 예쁜 신발은 외출할 때 신고, 운동할 때는 운동에 집중하는 게 좋습니다.

여섯째, 어느 신발이든 특정한 목적에 최적화시키려면 다른 기능을 희생해야 합니다. 등산화는 등산을 위한 신발입니다. 발을 보호하고, 덜 미끄러지고, 하중을 분산하기 위해 바닥을 강화한 신발입니다. 대신 완충이나 체중 이동, 유연성을 모조리 희생해야 합니다. 아무리 아웃도어가 트렌드라지만 등산화를 신고 멀쩡한 도심 평지에서 걷기 운동을 하는 건 관절을 버리는 지름길입니다. 부모님들이 혹시 등산화를 신고 운동하신다면 러닝화 한 켤레 장만해드리기 바랍니다.

영양

과

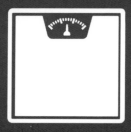

**THE ESSENCE
OF HEALTH**

체중
관리

02

3대 영양소＋α

운동하는 사람들에게 영양 섭취는 운동능력은 물론이고 몸의 외형 변화에도 중요한 영향을 끼칩니다. 운동학은 영양학과 서로 뗄 수 없는 관계에 있습니다.

영양의 핵심인 3대 영양소는 탄수화물, 단백질, 지방입니다. 주된 역할은 에너지를 만들어 내거나 몸의 일부가 되는 것입니다. 궁극적으로는 연료와 몸의 구성 성분 둘 다 될 수도 있습니다. 심지어 서로 영향을 주고받으며 모습을 바꿔 변신하기도 합니다. 3대 영양소는 먹는 방법에 따라 약이 되기도 하고, 병을 주기도 합니다.

이번 장에서는 기본 영양소인 3대 영양소와 그에 못지않게 중요한 영양소인 비타민과 무기질, 물에 대해 짚어보겠습니다.

01
탄수화물

탄수화물carbohydrate은 식물의 구성 성분이나 동물의 에너지원으로 주로 쓰입니다. 좀더 깊이 파고들면 동물의 경우도 단순히 연료의 역할만 하지는 않습니다. 인슐린 분비를 통해 체중이나 신진대사에 영향을 주고, 필요에 따라서는 체내의 다른 필수 성분으로 변화무쌍하게 얼굴을 바꾸기도 하니까요. 현대인의 가장 큰 관심사인 비만이나 각종 질환에도 가장 크게 연관되어 있기 때문에 잘 먹으면 몸의 활기를 높이는 약이 되지만, 잘못 먹으면 건강을 해치는 독이 될 수도 있습니다.

운동과 연관해서도 탄수화물은 가장 기본이지만 제대로 섭취하기는 가장 까다로운 영양소이기도 합니다.

탄수화물이라는 화학물질

탄수화물은 탄소C, 수소H, 산소O의 비율이 1:2:1인 화합물입니다. 분해하면 탄소C+물H_2O로 나뉘기 때문에 탄소의 수화물이라는 뜻으로 붙여진 이름입니다. 탄수화물에 산소를 더해 태우면 이산화탄소와 물이 나온다는 뜻이기도 합니다. 적은 산소로도 잘 타는 우수한 연료로, 우리가 먹는 탄수화물의 대부분은 1g을 태우면 약 4kcal의 열량을 냅니다.

탄수화물의 종류

영양소로 쓰이는 탄수화물의 기본 단위는 단당류에서 시작합니다. 탄소가 몇 개 결합해 있느냐에 따라 구분하는데, 식품에 널리 분포하는 단당류는 6탄당^{탄소가 6개인 포도당, 과당, 갈락토오스 등}입니다. 이 단당류가 몇 개 합쳐졌느냐에 따라 단순당류^{단당류, 이당류}와 다당류로 분류합니다.

일부 인공감미료나 과일에 녹아 있는 경우를 빼면 일반인이 단당류를 일상에서 접하는 일은 많지 않습니다. 두 개의 단당류가 합쳐진 이당류가 일상에서는 더 익숙하죠. 이당류에는 설탕^{또는 자당 : 포도당+과당}, 맥아당^{또는 엿당 : 포도당+포도당}, 유당^{또는 젖당 : 포도당+갈락토오스} 등이 있습니다.

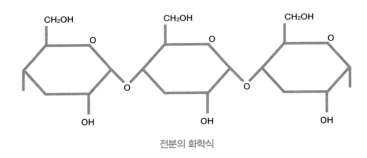

전분의 화학식

다당류는 단당류가 3개 이상 합쳐진 화합물입니다. 위의 그림은 우리가 주식으로 먹는 곡물의 탄수화물인 전분^{녹말}의 화학식입니다. 이때 포도당이 일직선으로만 연결되어 있으면 멥쌀의 주성분인 아밀로오스고, 중간 중간 가지를 쳐서 나가면 쫄깃한 찰밥의 주성분인 아밀로펙틴입니다. 밥이나 빵에 들어 있는 자연식 탄수화물은 아밀로펙틴과 아밀로오스가 약간씩 섞인 상태로, 세포의 구조 안에서 보호받습니다.

한편 단순당류와 다당류 사이에 애매하게 걸쳐 있는 소당류라 불리는 올리고당이 있습니다. 올리고당은 단당류가 3~10개로, 이당류보다는 길고 일반적인 다당류보다는 짧습니다. 몇몇 올리고당은 장내미생물의 먹이가 된다고 하여 기능성 당으로 주목받기도 하지만 에너지로서의 기능은 크지 않습니다.

탄수화물의 소화

다른 영양소와 마찬가지로 탄수화물도 분해 과정을 거쳐 가장 작은 단위인 단당류만 장에서 흡수합니다. 잠시 학교에서 배운 내용을 복습해보겠습니다. 우리가 섭취한 식품 중에 녹말은 1차로 입에서 아밀라아제를 만난 후 위로 내려가고, 위 배출을 거쳐 다시 소장으로 내려갑니다. 이 단계에서 녹말은 이당류까지 분해됩니다.

소장에서는 이당류의 2차 소화가 이루어집니다. 소화 효소인 말타아제가 맥아당을 포도당 2개로, 수크라제가 설탕을 과당과 포도당으로, 락타아제가 유당을 락토오스와 포도당으로 쪼개면서 소화가 끝납니다. 탄수화물은 소화까지 걸리는 시간이 특히 중요한데, 다음과 같은 특징이 있습니다.

- 물리적으로는 식품의 덩어리가 클수록 위 배출까지 오래 걸려 소화시간이 깁니다.
- 화학적으로는 다당류일수록 아밀라아제에 의해 맥아당까지 분해되는데 시간이 걸려 소화가 느립니다. 다당류라 해도 전분, 말토덱스트린처럼 순수한 포도당만 추출한 전분당 종류는 분해가 빨라 설탕이나 다를 게 없습니다.

- 물에 녹아 있는 당류는 농도가 낮을수록 흡수가 빠릅니다.
- 섬유소는 물리적·화학적 소화를 지체시킵니다.

탄수화물과 인슐린

우리 몸에 흡수된 단당류 중에서도 근육에서 직접 에너지로 쓰는 것은 포도당입니다. 과당이나 갈락토오스는 일반적인 에너지원은 아닙니다. 이 둘은 일부 장기나 특정한 체내 대사에서 중간물질로 쓰이거나 간에서 포도당으로 바뀐 후에 에너지로 쓰입니다.

췌장에서 분비하는 호르몬인 인슐린은 혈액 속에 들어 있는 포도당을 세포 안으로 빨아들여 혈당을 떨어뜨립니다. 혈액 속에 포도당이 많을수록 인슐린을 많이 분비하는데, 몸에 빠르게 흡수되는 탄수화물을 섭취해 혈당이 갑자기 올라가면 그만큼 많은 인슐린이 한 번에 분비되는 것이죠.

문제는 인슐린이 빠르게 분비되지만 그만큼 빠르게 사라지지는 않는다는 겁니다. 혈당은 빠르게 올라간 만큼 강한 인슐린 펀치를 얻어맞고 빠르게 떨어지는데, 정작 인슐린은 제때 브레이크가 걸리지 않아 결국 정상치 아래의 저혈당까지 곤두박질친 후에야 비로소 조금씩 정상을 회복합니다.

이처럼 당분을 과다 섭취해 고혈당과 저혈당을 오가는 것을 롤링 현상이라고 합니다. 저혈당 상태에서는 무기력증이 오거나 신경질적으로 변하기도 하고, 인슐린과 혈당이 높은 상태가 장기간 지속되면 내장지방 증가와 인슐린 저항성, 당뇨의 원인이 되기도 합니다.

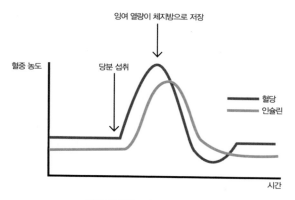

혈당 및 혈중 인슐린의 농도 변화

에너지원으로서의 탄수화물

에너지연료는 내가 얼마나 움직이느냐에 따라 달라지는 동적動的인 요소입니다. 우리 몸은 24시간 에너지가 필요하지만 콘센트에 연결한 전기 제품처럼 필요한 에너지를 실시간 공급받지는 않습니다. 에너지를 받아들이는 때먹는 때가 정해져 있죠. 에너지로서의 탄수화물을 생각할 때 가장 궁금한 점이 있습니다. 이렇게 간헐적으로 들어오는 탄수화물을 어떻게 24시간 내내 우리 몸에 안정적으로 공급할 수 있을까요?

탄수화물은 산소가 적은 환경에서도 즉각 불러내 빠르게 사용할 수 있는 최고 품질의 에너지원입니다. 식물은 전분을 만들어서 탄수화물을 저장하지만 동물은 글리코겐이라는 다당류 형태로 저장하죠. 글리코겐을 저장하려면 물이 4배나 필요합니다. 글리코겐은 간에 약 100g, 근육에 약 300~400g 정도 저장되지만 물과 합쳐지면 무게가 2kg에 육박합니다.

물론 인간이 이 정도의 에너지만으로 생존할 수는 없습니다. 그래서 대부분의 잉여 에너지는 지방으로 저장됩니다. 지방은 단위중량당 저장 열량이 높을 뿐 아니라 피하에 두르면 외부 충격이나 온도 변화로부터 몸을 보호할 수도 있어 일거양득입니다. 그런데도 굳이 중량의 부담을 감수하면서까지 글리코겐이라는 탄수화물 상태로 소량의 에너지를 따로 저장하는 이유는 지방보다 쉽게, 빨리 타서 비상시에 사용하기 쉬워서입니다.

간에 저장한 글리코겐은 혈액 속으로 분비되어 혈당을 유지하는 게 주목적입니다. 혈당은 주로 뇌의 에너지원이 되죠. 인간의 뇌는 하루에 거의 100g에 가까운 포도당을 소모할 정도로 많은 에너지를 소비하는 기관이기 때문에 간에 저장된 글리코겐은 생존 차원에서 대단히 중요합니다. 반면 근육에 저장한 글리코겐은 혈액 속으로 분비되지 않고 거의 그 근육 내에서 사용합니다.

글리코겐 로딩

탄수화물은 지방보다 저장이 어렵지만 대신 에너지를 쉽고 빠르게 만들어냅니다. 마라톤처럼 지구력이 중요한 종목에서는 체내 글리코겐 보유량이 기록에 영향을 끼칠 수밖에 없습니다. 지방을 연료로 태우며 달리는 것보다 글리코겐을 태우며 달리는 편이 훨씬 출력이 높기 때문이죠. 1960년대에 스웨덴에서 운동 효과를 높이기 위해 글리코겐 저장치를 평소보다 높이는 방법을 찾아냈는데, 이를 글리코겐 로딩 혹은 카보 로딩이라고 합니다.

전통적인 방식에서는 3일간 탄수화물을 완전히 끊고 단백질만 섭취하며 고강도 운동을 수행하는 것이 1단계입니다. 1단계에서 글리코겐을 완전히 고갈시켜 몸이 당분을 갈구하게 만든 후, 4일간 고 탄수화물 식사를 합니다. 몸이 일시적으로 글리코겐을 과다 충전하면서 체내 글리코겐을 평상시의 최대 2배까지 저장할 수 있습니다.

하지만 1단계에서 심한 저혈당으로 부작용을 겪는 사례가 속출하면서 비인도적이라는 비난도 많았습니다. 그래서 최근에는 약 5일 전까지 고강도의 운동을 마친 후, 강도를 점차 낮추며 탄수화물을 총열량의 80%까지 조금씩 높이는 방법을 사용합니다. 이 방법 역시 과거의 방식과 글리코겐 저장량에서 큰 차이가 없습니다. 한편 오렌지나 귤에 많은 시트르산구연산도 글리코겐의 저장을 촉진합니다.

보디빌딩에서도 방법과 목적은 조금 다르지만 경기 직전에 글리코겐 로딩을 합니다. 흔히 밴딩 로딩이라고 하는데, 빵이나 잼 등 순수한 탄수화물을 섭취하면 글리코겐이 물과 함께 근육에 축적되어 일시적으로 근 부피가 커지고 윤곽이 선명해집니다.

일일 탄수화물 섭취량

탄수화물의 필요량은 활동량에 따라 편차가 크기 때문에 상한선을 잡기가 어렵습니다. 국내 권장량은 총 섭취열량의 60~70%입니다. 하지만 육체노동을 위주로 지방과 단백질 섭취량이 적었던 시절이 기준이기 때문에 사무직 노동자가 다수이고 육류 섭취가 늘어난 최근 상황에는 맞지 않는다는 지적이 있습니다. 활동량이 적다면 탄수화물을 더 적게 섭취하는 편이 좋습니다.

미국의 권장섭취량RDA에서는 권장량을 정하는 대신 혈당 유지에 지장이 없고 지방의 불완전연소물인 케톤을 생성하지 않는 범위107~108쪽 참조, 즉 몸에 큰 부작용을 주지 않는 일일 최소 탄수화물 양만

130g 520kcal 으로 규정하고 있습니다. 본인의 활동량에 따라 추가로 탄수화물을 섭취해 총 섭취열량 대비 45~65% 사이에서 유동적으로 적용하면 됩니다.

한편 탄수화물 중 다당류에서 80% 이상, 설탕이나 액상과당 등 단순당의 열량은 20% 미만으로 잡습니다. 보충제나 보조제에 탄수화물을 보충하기 위해 흔히 넣는 합성탄수화물인 말토덱스트린은 화학적으로는 다당류에 속하지만 구조가 매우 허술하고, 혈당지수GI가 90이 넘어 혈당을 빠르게 높이는 당류이기 때문에 사실상 단순당으로 보는 것이 적당합니다.

혈당지수, GI

한때 혈당지수인 GI Glycemic Index가 열량만큼이나 중시되면서 많은 착각과 오해를 불러왔습니다. GI는 흔히 '식품을 먹었을 때 혈당이 올라가는 정도'로 설명하는데, 실제 그리 단순하지는 않습니다.

퀴즈를 하나 내겠습니다. GI 50인 파운드케이크 100g을 먹었을 때와 GI85인 으깬 감자 100g을 먹었을 때 어느 쪽 혈당이 많이 올라갈까요? GI 수치가 더 높은 감자가 많이 올라갈까요?

답을 말씀드리기 전에 GI의 산출법부터 알아보겠습니다.

① 대상 식품에서 열량으로 쓰일 수 있는 탄수화물 양을 산출한다.

② 건강한 실험 대상자 10명에게 ①의 탄수화물 10~50g에 해당하는 대상 식품을 먹게 한다.

③ 2시간에 걸쳐 혈당 변화를 주기적으로 측정한다.

④ 실험 대상자가 안정된 후, ②의 탄수화물과 같은 양의 순수 포도당을
  먹게 한다.

⑤ 2시간에 걸쳐 혈당 변화를 주기적으로 측정한다.

⑥ 포도당을 섭취했을 때 혈당을 100으로 보고, 대상 식품을 섭취했을
  때의 혈당을 환산한다.

⑦ 10명의 비율을 평균한 수치가 GI이다.

예를 들어 포도당 50g을 먹었을 때 대상자의 혈당이 평균 100만큼 변
했고, 같은 대상자들이 빵 한 개탄수화물 50g를 먹었을 때 혈당이 평균 70
만큼 변했다면 이 빵의 GI는 70입니다.

GI가 식품마다 다른 이유

인체의 소화와 흡수 속도는 식품마다 제각각입니다. 단단한지, 무른지,
섬유소처럼 소화를 늦추는 성분이 있는지, 뭘 함께 먹었는지 등등이
모두 영향을 줍니다. 음식을 먹었을 때 그것이 실제 혈당으로 반영되
는 속도가 매번 다른 건 그 때문입니다.

  앞에서 낸 퀴즈의 정답을 알아보겠습니다.

- GI 50인 파운드케이크 100g 중 탄수화물은 50g
- GI 85인 으깬 감자 100g 중 탄수화물은 15g

감자와 파운드케이크를 같은 양 섭취했을 때 실제 혈당치 변화는 탄수
화물량에 GI를 곱한 결과를 비교해야 합니다. GI는 상대치이기 때문에 혈당이 정
확히 얼마나 올라가는지는 모릅니다. 동량의 탄수화물당 혈당 상승치가 GI이기

때문에 탄수화물량이 많을수록 비례해 올라갑니다.

- **파운드케이크** : 탄수화물 50 × GI 50 = 2,500
- **으깬 감자** : 탄수화물 15 × GI 85 = 1,275

설탕범벅이고 GI 50인 파운드케이크는 GI 85인 감자보다 탄수화물이 압도적으로 많기 때문에 결과적으로는 혈당과 인슐린에 2배의 영향을 미칩니다. 어쨌든 결론은 다음과 같습니다.

- 탄수화물이 많으면 GI가 낮아도 혈당이 크게 오릅니다.
- 탄수화물이 적으면 GI가 높아도 혈당은 별로 오르지 않습니다.

즉, GI는 탄수화물 총량을 고려하지 않고는 의미가 없습니다.

저인슐린 다이어트

혈당이 천천히 올라가는 식품GI가 낮은 식품을 먹어 살을 뺀다는 저인슐린 다이어트저GI 다이어트는 부분적으로는 맞는 방법입니다. GI가 낮은 식품은 대체로 단당류가 적고 섬유소 등이 많아 소화·흡수가 느려서 포만감이 크고 적게 먹을 수 있기 때문입니다. 하지만 이건 곡류나 감자, 과일 등 탄수화물 위주의 식재료에 한정된 이야기입니다. 또한 GI가 낮다고 해서 배 터지게 먹어도 된다는 말이 아닙니다. 같은 양, 같은 열량이라면 GI가 낮은 재료를 택하는 편이 그나마 체중 관리에 도움이 된다는 의미입니다.

한편 삼겹살, 버터, 일부 케이크나 빵류 등 고지방 식품은 지방 때문에 소화가 느려져 순수한 탄수화물 식품보다 GI가 낮은 편입니다. 그런데 그것만 보고 '살 빼기 좋은 식품⑴'이라 착각하면 큰 낭패를 볼 수밖에 없습니다. 탄수화물은 탄수화물대로 열량이 되고, 지방은 지방 형태 그대로 체지방 세포에 저장되니까요. 먹은 만큼 살로 가는 건 상식입니다.

실험실 GI, 식탁 위 GI

GI를 실제 식단에 응용하기는 상당히 어렵습니다. 아니, GI를 아는 것부터가 어렵습니다. 온라인에서 보는 GI 수치는 말 그대로 참고치이고, 실제 GI는 식품의 상태나 조리 방법에 따라 달라집니다. 조금이 아니라 널을 뛰듯 크게 달라집니다. 아래는 GI 표준수치를 제공하는 호주 시드니 대학교의 데이터베이스 http://www.glycemicindex.com/로 '감자'를 검색한 결과입니다. 괄호 안의 숫자가 GI 수치입니다.

전자레인지에서 조리한 감자(82) / 프랑스산 으깬 감자(74) / 아이다호 으깬 감자(97) / 소금물에서 삶은 인도산 감자(76) / 소금 뿌린 감자 칩 (57) / 삶은 캐나다산 감자(54) …… (뒤로 무수히 많음)

인터넷 검색에서 90이라고 쿵 하고 찍혀 나오는 감자의 GI가 실제로는 이렇게 수십 단위를 오르내리며 널뛰기를 합니다. 심지어 같은 사과도 단물이 가득한 사과가 있고, 싱겁게 물만 찬 것이 있으니까요.

먹는 방법에 따라서도 달라집니다. 현실에서는 여러 음식을 같이 먹습니다. 흰쌀밥에 생선구이와 나물 반찬을 놓은 식사의 GI는 어떻게 산출해야 할까요? 흰쌀밥의 GI가 높으니 혈당이 확 오를까요? 천만에요. 단백질과 섬유소가 많은 반찬이 소화를 늦춰 혈당은 훨씬 느리게 오를 겁니다. 반대로 GI가 낮다는 현미밥을 먹어도 물엿 범벅의 감자볶음을 반찬으로 먹는다면 혈당은 천장을 찍을 겁니다. 즉 여러 음식을 함께 먹는 현실의 식단에서 GI는 그저 대략적인 참고치만 제공할 뿐 중요한 기준이 되기 어렵습니다.

혈당부하, GL

GI의 현실성이 낮다는 비판이 이어지자 혈당부하GL, Glycemic Load라는 개념이 등장했습니다. GL은 GI에 탄수화물량을 곱한 것으로, 음식의 실제 섭취량을 기준으로 혈당치 상승을 보여줍니다. 혈당치 상승도 개인차가 크기 때문에 상대 치이지만 두 가지 이상의 식품을 비교할 때는 GI보다 현실적입니다.

GL은 원래 당뇨 환자들의 혈당 관리와 인슐린 투여량을 조절하는 기준이지만 체중 조절에서도 안정적인 혈당 관리가 여전히 중요하니 참고할 만합니다. 다만 살이 찌고 빠지는 문제는 총열량이 가장 중요하므로 GL도 탄수화물에 한해 제한적으로 적용될 뿐입니다. 앞으로 가든 뒤로 가든, 먹어서 남는 열량이 없으면 어쨌든 살은 빠집니다.

탄수화물 식품군

편의상 탄수화물 식품이라고 썼지만 엄밀히 말해 탄수화물'만' 함유한 식품은 전분 같은 일부 가공 원료를 빼고는 자연계에 존재하지 않습니다. 대부분의 식품은 탄수화물, 단백질, 지방을 조금씩은 포함하고 있습니다. 그 중 탄수화물 비중이 절대적으로 큰 감자나 고구마도 있고,

동물성 식품이나 콩이나 견과류처럼 두 가지 이상의 영양소가 고루 든 것도 있습니다. 그래서 우리는 일상 식사에서도 알게 모르게 기본이 되는 세 가지 영양소를 다 섭취하고 있습니다.

우리가 일상에서 흔히 접하는 식품들 중 탄수화물이 주성분을 이루는 재료들의 특징을 간단히 짚고 넘어가겠습니다.

서류

서류薯類라고 하니 뭔가 낯선 느낌이지만 감자, 고구마로 대표되는 뿌리열매나 땅속줄기를 이용하는 작물을 말합니다. 서류는 지방, 단백질은 거의 없고 미량의 섬유질과 다당류 탄수화물로 이루어져 있습니다. 순수한 탄수화물이고 지방이 거의 없기 때문에 영양소 섭취량을 엄격히 관리해야 하는 체급경기 선수들이나 글리코겐 로딩 등에서 단기적으로 쓰입니다. 특정 영양소에만 치중해 있어 단독으로는 주식에 적당하지 않습니다.

감자

섬유소가 적고 GI 수치도 80~90으로 높은 것이 특징입니다. 하지만 수분이 많아 열량은 60~80kcal/100g 정도로 낮은 편입니다. 감자는 조리를 해도 열분해가 적어 단맛이 거의 없습니다.

고구마

감자에 비해 섬유소가 조금 많습니다. 날 고구마의 GI는 60 내외로 낮은 편이지만 수분 함량이 매우 적어 열량은 130kcal/100g으로 감자보다 훨씬 높습니다. 가열하면 일부 성분이 맥아당으로 분해되며 특유의 단맛이 생깁니다. 어차피 내부에 존재하는 전분이 분해된 것이기 때문에 열량에는 차이가 없지만 GI는 급격히 상승합니다. 고온에서 장시간 구운 고구마의 GI는 90을 웃돕니다.

일부 매체에서 고구마를 다이어트 식품처럼 다루어 일반인의 다이어트 식단에도 고구마가 단골메뉴입니다. 하지만 반찬 없이 먹을 수 있는 게 장점일 뿐 열량 대비 포만감도 낮고 간식이라는 개념이 강해 과식하기 쉽습니다. 반찬이 필요 없다는 건 반찬을 통해 섭취하는 섬유소나 다양한 비타민, 미네랄을 모두 포기한다는 의미이기 때문에 일반인이 매 끼니를 고구마로 때우며 감량하는 건 권할 만한 방법이 아닙니다.

정히 한두 끼를 고구마로 대치한다 해도 반드시 그램 단위를 확인해야지 '주먹만 한 크기로 1개'니 하는 주먹구구 계량은 절대 안 됩니다.

곡류

쌀, 맥류보리, 귀리, 밀, 콩, 옥수수 같은 곡류는 서류보다 치밀한 복합구조의 다당류 탄수화물로 이루어져 있습니다. 곡류는 다른 탄수화물 식품군과 달리 단백질, 지방을 비교적 많이 포함하고 있습니다. 콩을 제외한 곡류는 건조 중량 기준으로 6~12% 내외의 단백질을 함유하는데, 육류의 절반 정도에 해당하는 높은 수치입니다. 단, 익히거나 밥을 지은 후에는 수분 때문에 중량이 늘어 단위중량당 영양소는 절반으로 줄어듭니다.

곡류는 3대 영양소를 모두 갖추었기 때문에 곡류만으로도 인간이 생존은 가능합니다. 영양소 조성이 대체로 비슷해서 건조 중량을 기준으로 열량 또한 350~400kcal/100g 정도로 일정합니다.

쌀

쌀은 7~10% 정도의 단백질을 제외하면 거의 대부분이 탄수화물입니다. 도정을 많이 할수록, 식감이 좋은 쌀일수록 단백질 함량은 적습니다. 백미는 소화가 잘 되고 GI가 매우 높은 반면, 현미는 단백질이나 무기질 등 기타 영양소가 풍부하고 열량이 높지만 GI는 낮습니다.

쌀 단백질의 질은 곡류 중에서 우수한 편이지만 필수아미노산 중 리신 함량이 조금 낮습니다. 리신은 콩을 함께 섭취하면 보완할 수 있습니다. 200g의 백미밥 한 공기는 300kcal의 열량과 6~8g 정도의 단백질을 포함하고 있습니다.

밀

밀은 대개 가루를 내어 사용하는데 품종과 가공법에 따라 영양 특성이 다양합니다. 듀럼밀로 만든 파스타는 GI가 60대로 낮고, 고도로 정제된 밀을 쓰는 바게트 빵은 GI도 매우 높아 90대까지 올라가기도 합니다. 밀가루로 만든 음식의 단위중량당 열량은 버터나 마가린, 생크림 같은 지방을 쓰지 않는 한 거의 비슷합니다.

밀은 쌀보다 많은 8~14% 내외의 단백질을 함유하고 있습니다. 밀 단백질은 쌀 단백질보다는 소화·흡수율이 떨어지는 편이지만 함유량이 많아 인간의 주식으로 손색이 없습니다. 다만 밀에 알레르기나 소화 장애를 보인다면 밀 식품은 피하는 게 좋습니다.

맥류

보리, 귀리오트, 호밀 같은 맥류는 쌀과 밀의 장점을 고루 지니고 있습니다. 탄수화물 구성은 여느 곡물과 비슷하지만 단백질 함량이

10~14%로 곡류 중 가장 높고, 질도 쌀과 필적할 만큼 우수합니다. 씨눈과 섬유소를 포함한 입자 상태 그대로 섭취할 수 있고 비타민B군 함량도 높습니다. 한편 맥류에는 베타글루칸이라는 특수한 식이섬유가 있어 콜레스테롤을 낮추는 데 도움이 되는 것으로 알려져 있습니다.

옥수수

우리나라에서는 옥수수를 여름 한철 간식으로 삶아먹는 찰옥수수만 생각하기 쉽습니다. 하지만 세계적으로 가장 많은 양이 생산되는 곡물입니다. 옥수수는 모양 그대로 식탁에 오르기보다는 여러 탄수화물 가공품, 사료, 바이오에너지 같은 공업용으로 널리 쓰입니다. 가공식품에 들어 있는 액상과당, 말토덱스트린 같은 각종 전분당 종류도 거의 옥수수로 만듭니다. 가공하지 않은 원래의 옥수수를 먹지 않더라도 우리는 알게 모르게 어마어마한 양의 옥수수를 섭취하고 있다는 말입니다.

가공하지 않은 옥수수 자체의 탄수화물은 소화·흡수가 느립니다. 나쁘게 말하면 소화·흡수율이 나쁜 편이고, 좋게 말하면 오랫동안 영양소를 공급합니다. 같은 양이라면 당분을 오래 공급하여 포만감이 오래 지속되는 편이죠. 하지만 전분, 말토덱스트린처럼 공업적으로 정제된 옥수수 가공품은 성질이 완전히 달라져서 흡수가 매우 빠릅니다.

옥수수는 단백질을 5~10% 정도 함유하는데 필수아미노산이 많이 결핍되어 질이 나쁜 편입니다.

과일류

과일은 대개 단순당류 탄수화물만 포함하고 있지만 바나나, 아보카도처럼 다당류나 지방을 다량 함유한 것도 있습니다. 과일의 단당류는 과당과 포도당의 혼합물로 이루어져 있는데, 이 비율은 과일의 종류에 따라 다릅니다.

운동 후 바로 에너지를 공급하기 위해서는 포도당이나 다당류 함량이 높은 과일이 유리합니다. 과당은 간을 거쳐야 에너지로 쓰일 수 있어 포도당보다는 체내 활용이 더딥니다. 사과, 오렌지, 배 등은 과당이 많고 딸기를 포함한 베리류와 포도, 바나나는 포도당 함량이 높습니다.

바나나

바나나는 과일로는 특이하게 다당류를 많이 함유해 포만감이 있고, 곡류와도 유사한 성격을 지녔습니다. 숙성되어 껍질이 검게 변할수록 다당류가 분해되어 단당류의 비율이 높아지고 단맛도 강해집니다.

단호박

단호박은 엄밀히 말해 과일은 아니고 채소인데, 채소류치고는 드물게 당분이 많습니다. 단호박은 겨울호박의 일종으로 단백질과 지방은 거의 없지만 남미에서 주식으로 썼을 만큼 탄수화물이 많고 열량도 높습니다. 반찬용으로 쓰이는 주키니 등 여름호박은 수분이 많고 열량이 낮습니다. 단호박 100g당 탄수화물 19g 식이섬유 2.6g, 열량은 88kcal로 감자와 고구마의 중간 정도입니다.[13]

과당, 설탕, 각종 감미료

탄수화물은 에너지 공급원으로서 주식 역할과 함께 음식의 단맛과 식감을 돋우는 감미료로도 중요합니다. 꿀이나 설탕처럼 과거부터 사용해온 감미료 외에도 최근에는 여러 감미료들이 사람들의 입맛을 유혹합니다.

과당

과당은 포도당과 함께 단당류의 일종인데, 이름 그대로 과일에 상대적으로 풍부합니다. 포도당과 마찬가지로 1g에 4kcal를 냅니다. 포도당은 몸 전체에서 쓰이는 반면, 과당은 간 외에는 거의 쓰이지 않습니다. 핏속에 포도당이 부족하면 과당은 간에서 포도당으로 전환됩니다. 즉, 한 다리 건너 포도당이 되기 때문에 GI가 20에 불과할 만큼 혈당을 더 디게 올립니다. 이 때문에 혈당을 관리하려는 사람들이 100% 과당인 '결정과당'을 감미료로 쓰기도 합니다. 또한 운동 전에 포도당과 적정량 혼합해서 쓰면 혈당을 안정적으로 유지하고 지구력 향상에도 도움이 됩니다.

한편 혈액 속에 포도당이 충분하면 과당은 중성지방으로 전환됩니다. 이 때문에 과잉 섭취하면 혈중 지질을 악화시키거나 내장지방을 축적하기 쉽습니다. 또한 같은 열량에서도 인슐린을 자극하지 않아 포만감을 덜 느끼게 하므로 먹는 양이 늘기도 쉽습니다. 지속적으로 노출될 경우 높은 당도에 익숙해져 단맛에 둔감해지는 문제도 있습니다. 한편 통풍 환자의 증세를 악화시키기도 합니다.

설탕

최근 설탕이 '나쁜 탄수화물'의 대명사로 못매를 맞고 있지만 과용이 문제일 뿐 설탕 자체에서 문제점을 찾기는 어렵습니다. 설탕은 사탕수수에서 추출한 자연식품으로, GI 100인 포도당과 GI 20인 과당이 1:1

로 글리코시드 결합된 이당류입니다. GI는 둘의 중간치인 60~70 정도로 그리 높지도 않습니다.

우리나라에 시판되는 대부분의 설탕은 사탕수수 원액에서 당밀을 완벽히 정제한 분밀당입니다. 가열·추출 시간에 따라 백설탕과 갈색설탕이 나눠지는데 영양상의 차이는 없습니다. 흑설탕_{삼온당} 역시 캐러멜 때문에 검은색을 띨 뿐 성분 자체는 백설탕이나 갈색설탕과 같은 분밀당입니다.

한편 당밀을 분리하지 않고 사탕수수액을 그대로 농축한 함밀당은 분밀당에 없는 특유의 맛과 약간의 미네랄을 함유하고 있습니다. 격한 운동 직전이나 운동 중에 섭취하는 저농도의 당분 미네랄워터를 만드는 데 쓸 수도 있습니다.

기타 유리당

같은 탄수화물이라도 사람들이 혀와 몸에서 느끼는 단맛은 조금씩 다릅니다. 과당과 포도당의 비율, 당류의 결합 상태 등에 따라 다양한 단맛을 느끼는 것이죠.

이에 따라 여러 감미료가 등장했는데, 대표적인 것이 고과당 옥수수 시럽HFCS, High Fructose Corn Syrup입니다. 흔히 액상과당이라고 하죠. 옥수수의 전분포도당 결합체에서 포도당 일부를 효소 처리해 과당으로 변화시킨 제품입니다. 과당의 함량 퍼센트에 따라 HFCS-42, 55, 90 등으로 나뉘는데 숫자가 높을수록 당도가 높습니다. 과당과 포도당의 1:1 결합체인 설탕보다 값이 싼데다 단맛이 강하고 깔끔해 가공식품에 널리 쓰입니다. '무설탕' 딱지를 단 가공식품에 설탕 대신 들어가기도 하는데, 가장 흔한 HFCS-55는 과당 55%로 분해 흡수되면 체내에서는 설탕과 크게 다르지 않습니다.

꿀은 약 45%의 과당과 40%의 포도당, 약간의 수분에 꽃가루를 비롯한 미량성분을 함유한 천연 감미료입니다. 과당과 포도당의 비율만 보면 설탕과 유사하지만 벌의 소화액에 의해 둘의 결합이 미리 분리되어 있는 게 가장 큰 차이입니다. 이 때문에 설탕보다 소화 흡수가 빨라 운동 직전이나 운동 중, 탈진 상태에서 급히 에너지 공급이 필요할 때 유리합니다.

메이플 시럽도 포도당과 과당의 비중이 비슷하지만 꿀과는 달리 둘이 결합한 상태로 사실상 설탕과 거의 같습니다. 반면 한때 설탕 대체물로 인기를 끌었던 아가베 시럽은 70~90% 정도가 과당으로 GI는 낮으면서도 매우 당도가 높습니다. 따라서 혈당은 덜 올리지만 내장지방이나 혈중 지질 관리 시에는 주의해야 합니다.

전분

미숫가루나 귀리가루 등의 곡물이나 곡물가루, 감자나 고구마 등에는 주성분인 다당류와 함께 식물 세포를 이루는 셀룰로오스, 단백질, 미네랄 등 미량원소도 포함되어 있습니다. 이런 곡물에서 소화 가능한 탄수화물만 뽑아 정제한 것을 전분이라고 합니다. 전분은 여전히 많은 포도당이 연결되어 분자가 큰데, 이것을 더 잘게 가수분해하면 변성전분이 됩니다. 단맛이 전혀 없는 전분에서 달달한 엿이나 포도당이 되어가는 중간 단계입니다. 단맛은 없지만 분자가 작아 소화가 빠르고 GI가 매우 높습니다. 설탕과 달리 장기간 보관해도 변질되지 않으며 가격도 무척 쌉니다. 흔히 마가린을 '플라스틱 지방'이라 비아냥거리는데, 변성전분은 '플라스틱 탄수화물'쯤 됩니다.

변성전분의 대표주자인 말토덱스트린은 각종 가공식품과 보충제에 널리 쓰입니다. 미숫가루, 귀리가루 등 통곡물 가루와 달리 세포 구조가 제거된 순수 탄수화물 상태라 훨씬 소화가 빨리됩니다. 일단 소화기에 들어가면 그 어떤 탄수화물, 심지어 설탕보다도 더 빨리 혈당을 올립니다. 다당류의 탈을 쓴 단당류라 해도 무리가 없을 정도죠. 말토덱스트린의 GI는 97이니 포도당과 거의 차이가 없습니다.

쉬어가기

호밀빵엔 호밀이 얼마나 들었을까?

호밀빵 같은 잡곡빵이라고 하면 주원료가 호밀이라 생각하기 쉽습니다. 실상은 일부 소규모 전문 베이커리를 제외한 대부분의 프랜차이즈 브랜드 잡곡빵은 해당 잡곡을 고작 많아야 20% 남짓 첨가한 제품입니다. 그 정도 함량으로는 진짜 잡곡빵 특유의 검은색이 나지 않아 흑설탕으로 색을 내기도 합니다. 물론 열량도 거기서 거기입니다. 맛으로 드시는 건 별개 문제지만 영양적인 가치에서 큰 차이가 없다는 말이죠.

흔히 건강빵으로 언급되는 진짜 잡곡빵은 잡곡을 주원료로 하거나 약간의 밀가루와 섞어 만든 발효빵을 말합니다. 거칠고 신맛이 강해 상당수의 한국인 입맛에는 잘 맞지 않습니다.

02
단백질

단백질은 물과 함께 생명체를 구성하는 주성분입니다. 단백질은 특정 화학식의 단일 성분을 말하는 게 아니라 기본 단위인 아미노산이 합쳐진 고분자 화합물을 총칭하는 넓은 개념입니다.

　동물의 몸을 이루는 주성분은 물 〉 거짓말 살짝 보태 안드로메다만큼의 거리 〉 단백질 〉 지방, 탄수화물, 무기질, 기타 잡다한 것들의 순서입니다. 결국 우리 몸은 단백질을 주성분으로 한 큼직한 물주머니라고 봐도 무방합니다. 따라서 생각보다 근육을 만드는 데 필요한 단백질이 그리 많지는 않습니다. 우리 몸에서 단백질을 이용하는 방법과 단백질을 건강하게 섭취하는 방법에 대해 차례로 짚어보겠습니다.

레고 조각 같은 아미노산

아미노산은 단백질을 이루는 기본 분자입니다. 유기물의 기본 원소인 탄소C, 수소H, 산소O를 뼈대로 하고 질소N가 포함된 아미노기가 붙어서 만들어집니다. 지방, 탄수화물과의 가장 큰 차이는 바로 질소가 포함되었다는 점입니다. 그 때문에 식품에서 단백질 함량을 측정할 때도 질소량을 재는 방법이 널리 쓰입니다. 일부 아미노산은 여기에 황S이 더해진 것도 있는데, 이를 함황 아미노산 메티오닌, 시스테인 등이라고 합니다.

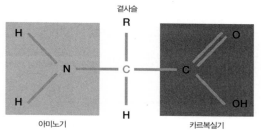

아미노산의 분자 구조

자연계의 수많은 아미노산 중에서 인체의 단백질을 구성하는 것은 22종입니다. 새로 발견되거나, 유사한 아미노산도 있어 이 숫자는 기준에 따라 차이가 있습니다. 그렇다고 이 모두를 하나하나 챙겨먹어야 하는 건 아닙니다. 우리 몸은 이 중에서 십여 개의 필수아미노산EAA, Essential Amino Acid을 이용해 나머지 비필수 아미노산을 만들 수 있으니까요.

인체를 구성하는 아미노산

20종 남짓의 아미노산들이 어떻게 결합했느냐에 따라 거의 무한한 종류의 단백질이 만들어집니다. 근육과 피부의 단백질이 다르고, 적혈구와 백혈구의 단백질이 다릅니다. 이런 수많은 단백질을 일일이 찾아먹을 수는 없기 때문에 생명체는 기초 단위인 아미노산을 레고처럼 짜맞춰 필요한 단백질을 직접 조립합니다. 우리가 아는 DNA의 염기서열은 이런 각각의 단백질을 만들 때 아미노산의 배열순서입니다.

필수아미노산은 일반적으로 성인에게는 8~9종, 유아기에는 10종이 있습니다. 이 가운데 일부가 부족해 구멍이 나면 다른 아미노산을 아무리 많이 먹어도 문제가 생깁니다. 게다가 동물의 피부 주성분인 콜라겐, 손발톱의 케라틴처럼 단백질로 분류하지만 인간이 제대로 소화를 못 하는 경硬단백질도 있습니다. 따라서 식품에서 단백질을 말할 때는 단순히 얼마나 많이 먹느냐보다는 얼마나 소화가 잘 되는 단백질인지, 유용한 아미노산을 골고루 포함하고 있는지가 중요합니다.

아미노산 명	특징
알라닌 alanine	
시스테인 cysteine	메티오닌, 셀레노시스테인과 변환
아스파르트산 aspartic acid	
글루탐산 glutamic acid	
페닐알라닌 phenylalanine	필수아미노산
글리신 glycine	
히스티딘 histidine	필수아미노산 (성장기)
이소류신 isoleucine	필수아미노산, BCAA
라이신 lysine	필수아미노산
류신 leucine	필수아미노산, BCAA
메티오닌 methionine	필수아미노산, 함황아미노산
아스파라긴 asparagine	
피롤라이신 pyrrolysine	
프롤린 proline	
글루타민 glutamine	글루탐산에서 전환
아르기닌 arginine	필수아미노산 (성장기)
세린 serine	
트레오닌 threonine	필수아미노산
셀레노시스테인 selenocysteine	시스테인, 메티오닌과 변환
발린 valine	필수아미노산, BCAA
트립토판 tryptophan	필수아미노산
티로신 tyrosine	

인체를 구성하는 아미노산

몸에서 원하는 필수아미노산 비율은 대체로 일정합니다. 그래서 단백질에서는 가장 부족한 필수 아미노산 하나가 전체의 쓰임을 결정합니다. 예를 들어 레고로 집을 짓는데 각각의 집에 빨강, 노랑, 파랑이 각각 1개씩 총 3개가 필요하다고 합시다. 이때 빨강과 노랑이 11개씩 있고 파랑이 8개뿐이라면 레고의 총 개수가 30개라도 파랑이 부족해 집은 8채밖에 짓지 못합니다. 빨강과 노랑 3개씩은 쓸모가 없어지고, 집의 총수를 결정하는 건 파랑이죠.

단백질에서는 이처럼 가장 부족한 필수아미노산을 제한아미노산이라고 합니다. 일상에서는 제한아미노산이 그리 중요치 않습니다. 우리가 흔히 먹는 육류, 생선, 우유 같은 대부분의 동물성 식품이나 콩에 인체 필요량과 거의 유사한 비율로 아미노산이 들었기 때문이죠. 설사 육식 비중이 높지 않아도 주식인 쌀의 단백질 구성이 비교적 양호해서 다른 식품의 단백질과 합치면 제한아미노산을 서로 보완해 별 문제가 없습니다. 이런 의미에서 단백질은 되도록이면 다양한 식품을 통해 섭취하는 편이 좋겠습니다.

일부에서는 채식 단백질이 근육을 만드는 데 도움이 되지 않는다는 속설이 있지만 단백질은 어차피 아미노산이라는 레고 조각으로 쪼개져 흡수됩니다. 단백질이 쪼개지는 순간 고기에서 왔는지, 쌀에서 왔는지는 의미가 없어집니다. 다만 순수한 채식주의자나 육식을 거의 하지 않는다면 드물게 제한아미노산의 효과가 누적되면서 문제가 생길 수 있는데, 이때는 식품별 아미노산 특성을 파악해서 식품들끼리 서로 보완하는 방식으로 식단을 짜는 것이 좋습니다. 자세한 내용은 '식품별 단백질 특성'295~297쪽 참조에서 다루겠습니다.

세간에는 이런저런 아미노산의 효과를 말하는 자료가 많습니다. 일상의 식사로 어차피 매일 먹는 아미노산을 마치 보약인 양 팔기도 하고, 특정 아미노산의 생화학적인 역할을 들어 그 아미노산을 더 먹으면 몸이 크게 변할 것처럼 말하기도 합니다. 류신은 근육 생성에 필수적이라고 하고, 글루타민은 면역력을 높이는 필수물질이라고 합니다.

물론 맞는 이야기입니다. 아미노산은 각각의 역할이 있으니 그것을 생화학적으로 분석한 자료가 틀린 것은 아닙니다. 다만 그 아미노산이 부족하다면 분명 문제가 되는데, 필요량보다 더 먹는다고 해서 일부 광고문구와 같이 그 효과가 강해질까요? 단백질은 기본적으로 몸의 부품입니다. 자동차의 핸들은 방향을 바꾸는 매우 중요한 부품이지만 핸들을 2개 단다고 방향 전환이 빠른 슈퍼카가 되지는 않습니다. 바퀴 4개짜리 자동차에 5개를 달아 봤자 주변의 눈총밖에 얻을 게 없습니다.

아미노산이 효과를 보이는 건 대개 특수한 사례입니다. 정상적인 신진대사가 어려운 노약자, 소모성 질환을 앓는 환자, 극한의 운동을 수행하며 소화도 힘들 만큼 탈진한 상황 등등입니다. 이처럼 애당초 몸에 문제가 있는 상태가 아니라면 건강한 일반인이 더 먹는다고 해서 특별한 효과를 기대하기는 어렵습니다. 바퀴가 터진 차에는 예비 타이어가 구세주가 되겠지만 멀쩡한 차에 예비 타이어는 짐만 됩니다. 더 자세한 내용은 6장 스포츠 보충제 425~432쪽 참조에서 다루겠습니다.

단백질의 질을 판별하는 기준

단백질은 단순히 총량이 문제가 아닙니다. 아미노산이라는 변수 때문에 아무리 총량이 많아도 쓸모없는 아미노산이라면 쓰레기만 됩니다. 그래서 실제 필요량과 식품의 아미노산 구성을 비교해서 얼마나 일치하는지를 평가하는 여러 기준이 등장했습니다. 원래는 영양학계나 농축산업에서 주로 쓰이고 일반인에게는 생소한 내용이었지만 최근 보충제 마케팅이나 다이어트 산업과 관련해서 운동 분야에서도 자주 언급되고 있습니다.

생물가

생물가 BV, Biological Value는 가장 널리 쓰이는 단백질 평가 기준으로, 몸에 흡수된 질소량 Na 대비 몸에 남는 질소량 Nr을 말합니다.

$$BV = (Nr / Na) \times 100$$

단백질은 몸의 주요 구성 성분 중 유일하게 질소를 가지고 있어 질소량만 알면 대략적인 단백질량을 추산할 수 있습니다. 흡수된 단백질 중 얼마만큼이 단백질의 원래 역할인 몸을 구성하는 데 쓰였고, 얼마만큼이 아미노기를 박탈당하고 당분이나 지방 같은 다른 용도로 전환되었는지를 보는 것입니다.

질소량을 재는 방법은 1차로 먹은 질소량에서 대변으로 배출된 양을 빼서 흡수된 양을 찾아내고, 2차로 흡수는 되었지만 소변을 통해 빠져나간 양을 다시 찾아냅니다. 언뜻 생각해도 인간에게 실시하기는 현실적으로 무리가 따르는 방법입니다. 지금 나와 있는 생물가의 대부분은 인간과 식성이나 소화기가 유사한 쥐를 대상으로 실험한 결과입니다.

생물가는 백분율로 표기하기도 하고 인체 필요량과 가장 유사한 아미노산 조성을 지닌 계란을 100으로 한 상대수치로도 표시합니다. 일반적으로 학계에서는 백분율을 많이 쓰고, 상업적 자료에서는 상대수치를 많이 씁니다. 달걀의 백분율 생물가 %BV는 94%, 즉 흡수한 질소량의 94%가 몸에 보존됩니다. 상대 생물가 상대BV는 100이므로 백분율 생물가보다 6.4% 정도 높습니다. 쇠고기는 %BV는 75%, 상대BV는 80입니다. %BV는 100%를 넘어갈 수 없고 상대BV는 106이 이론상의 한계입니다.

아래의 표는 몇 가지 대표적인 단백질 식품의 질을 평가한 결과입니다. 구체적인 수치는 자료 출처에 따라 차이가 약간씩은 있습니다.

	백분율 생물가	PER	NPU	PDCAAS	제한아미노산
달걀	94	4.5	90	1.0	없음
우유	84	3.0	75	1.0	함황아미노산
생선	76	3.0	70	0.8~0.9	트립토판
쇠고기	75	2.7	73	092	함황아미노산
유청	98	3.2	92	1.0	없음
카제인	77	2.5	76	1.0	함황아미노산
대두	65	2.1	55	0.99~1.0	함황아미노산
쌀	68	2.2	60	0.58	라이신, 트레오닌
통밀	58	1.5	47	0.42	라이신, 트레오닌

출처 : US Dairy Export Council / Hilmar Ingredients Co.

식품별 단백질의 질

생물가 개념이 중요하게 쓰이는 곳은 식품보다는 가축 사료입니다. 사료에서 가장 단가가 높은 부분이 단백질 성분인데, 최소한의 단백질을 공급해 최대한 살을 불려야 하기 때문에 20세기 초부터 단백질의 효율성에 대한 연구가 가장 활발했습니다.

인간보다 가축을 위한 생물가 연구가 활발한 이유는 사료를 만들 때 단가 문제로 한 가지 단백질 공급원 대개 콩 부산물을 쓰기 때문입니다. 하지만 인간은 사료만 편식해야 하는 가축과 달리 여러 단백질을 섭취합니다. 그래서 부실한 단백질도 아미노산 구성이 정반대인 것을 섞으면 완벽한 단백질이 될 수도 있고, 그 반대가 될 수도 있습니다. 결국 섭취한 전체 아미노산으로 따지면 특정 식품의 단백질 생물가는 의미가 희석되니까요.

또 한 가지 고려할 것은 단백질 지표를 실험한 동물의 단백질 필요량이 인간과 다르다는 점입니다. 표에 보면 동물성 식품 중 함황아미노산이 제한아미노산인 것들이 유독 많습니다. 함황아미노산은 메티오닌, 시스테인 등을 말하는데 모발이나 털을 만드는 데 많이 쓰입니다. 따라서 동물 중에서도 특히 조류에게 많이 필요하고, 달걀에도 당연히 많이 들었습니다. 달걀을 먹은 후 방귀 냄새가 유독 구린 것도 바로 이 성분들이 소화되면서 발생하는 황 화합물 때문입니다.

이 덕분에 다른 멀쩡한 동물성 식품들이 '함황아미노산 부족'이라는 덤터기를 쓰곤 하지만 털 없는 원숭이인 인간은 함황아미노산이 많이 필요하지 않아 별 문제가 되지 않습니다.

순수 단백질 이용률

순수 단백질 이용률NPU, Net Protein Utilization은 섭취한 질소량 대비 잔류량을 나타냅니다. 생물가와 혼동하기 쉬운데, BV는 '흡수된' 질소량 대비 잔류량입니다.

$$NPU = BV \times 소화율$$

실제 그런 경우는 없겠지만 100% 소화되는 단백질이라면 BV와 NPU는 동일할 테고, 90% 소화되는 단백질이라면 NPU는 BV의 90%일 겁니다. 즉, NPU는 BV보다 높을 수 없습니다. BV와 NPU의 차이가 적을수록 소화·흡수가 잘 되는 단백질로 볼 수 있습니다.

단백질 효율

단백질 효율PER, Protein Efficiency Ratio 은 정량의 단백질을 먹었을 때, 실제 몸이 불어난 정도를 나타내는 수치입니다. 기준만 명확하다면 BV나 NPU보다 측정이 쉽기 때문에 과거부터 널리 쓰였습니다. 이 역시 동물을 기준으로 한 수치로, 원래는 가축의 살을 찌울 때를 기준으로 개발되었습니다.

소화율이 적용된 아미노산가

측정 기술이 발달하면서 단백질 지표도 변하고 있습니다. 소화율이 적용된 아미노산가PDCAAS, Protein Digestibility Corrected Amino Acid Score 는 이름부터 굉장히 깁니다. 직역하면 '아미노산 스코어에 따라 수정된 단백질 소화성 지표'라는 뜻의 정신없이 긴 내용입니다. 1990년대부터 국제연합식량농업기구FAO와 세계보건기구WHO에서 공식적으로 사용한 가장 최근의 지표입니다.

기본적으로는 '아미노산 스코어 × 변으로 배출된 것을 뺀 실제소화율'로 산출합니다. 아미노산 스코어는 아미노산 필요량을 기준으로 제한아미노산의 개수와 그 결핍된 정도를 수치화한 것입니다.

PDCAAS 수치는 1.0 이상이 될 수는 있지만 1.0을 넘어서면 더 높아져도 실질적인 차이가 거의 없는 것으로 보아 모두 1.0으로 처리합니다. 1.0이면 심각하게 결핍된 아미노산이 없고 소화에도 문제가 없는 거의 완벽한 단백질로 봐도 무방합니다. 유청, 카제인, 대두, 달걀 등이 1.0의 영예를 안았습니다. 카제인과 콩은 생물가에서 망가진 명예를 회복한 셈이죠.

단백질 섭취법과 근육의 합성

단백질 섭취에서 가장 먼저 고려할 것은 하루 섭취량입니다. 양이 부족하다면 시간이든 배분이든 상관없이 총량부터 채워야 합니다. 다음으로는 필요한 타이밍에 효율적으로 먹는 방법을 찾아야 합니다. 열량과 건강을 관리하려면 단백질이라고 무한정 먹을 수는 없기 때문이죠.

골격근의 합성은 단백질을 먹어 혈중 아미노산이 최고조일 때 시작되지만 성장 자체는 안정된 상태에서 왕성하게 일어납니다. 일단 단백질을 먹고 나면 운동 직후는 2시간, 평상시엔 3~5시간 정도는 단백질을 더 먹어도 근성장 자극이 높아지지 않는 '무반응기'입니다. 그러니 단백질을 시시때때로 들이부을 필요까지는 없습니다. 근육이 안 만들어지지는 않겠지만 한정된 단백질량을 활용한다는 측면에서 비효율적입니다.

그렇다면 한 번에 얼마나 먹는 게 가장 유리할까요? 육류나 생선, 유청단백질처럼 질 좋은 단백질이라면 한 번에 20g 정도까지는 섭취량에 비례해 근성장 신호가 강해지고, 그 뒤로는 증가 폭이 둔화됩니다. 40g 이상이 되면 유의미한 차이가 없습니다. 따라서 몸이 작은 사람은 한 번에 최소 20g 이상, 몸이 큰 사람은 30~40g 정도 드시는 게 적당합니다. 곡류 등의 식물성 단백질만으로 섭취한다면 대개는 질이 떨어지므로 이보다 많은 양을 먹어야 합니다. 세간에는 한 번에 흡수할 수 있는 단백질량이 20~30g이고 그 이상 먹어 봤자 배설된다는 말이 있지만 사실이 아닙니다. 흡수는 되지만 근성장에 도움이 되는 효율이 낮아질 뿐입니다.

하루 필요 단백질량을 가장 효율적으로 나누고 싶다면 3~5시간 이상의 간격이 적당하니 어렵게 생각할 것 없이 셋으로 나눠 매 끼니 드시면 족합니다. 단, 몸이 크거나 격한 운동을 수행하는 선수라서 단백질 필요량이 매우 많다면 40g으로 세 번 먹어서는 필요량을 채우기가 어렵습니다. 이때는 식간이나 취침 전에 한두 번 추가하는 것도 좋습니다.

돌고 도는 단백질

단백질은 우리 몸을 구성하는 주성분입니다. 몸 안에서 끊임없이 순환하고 재사용되다가 정말로 쓸모가 다하면 비로소 버려집니다. 그런 의미에서 탄수화물이나 지방처럼 '한 번 쓰면 없어지는' 영양소와는 차이가 있습니다.

한 달 전 나는 지금의 내가 아니다

우리 몸은 매일 똑같아 보이지만 실제는 낡은 부분이 제거되고 또 그만큼 새로 생기며 균형을 유지합니다. 한 달 전의 나는 지금의 내가 아니라는 말입니다. 장 점막은 5일이면 죽고, 피부세포의 수명도 4주가 되지 않으니 한 달 전 찍은 사진에 있는 뽀샤시한 피부는 지금의 내 피부가 아닌 셈이죠. 체내 단백질의 4% 정도가 이렇게 매일 파괴되고 재생되는데, 근육·효소·호르몬·혈구 등 거의 모든 조직이 포함됩니다.

근육도 마찬가지입니다. 근섬유 자체는 수명이 굉장히 길지만 내부적으로는 끊임없이 분해와 복구를 반복합니다. 없어지는 양이 더 많으면 세포의 부피와 근육량이 줄고, 복구량이 더 많으면 늘어납니다. 이때 소멸되는 속도는 거의 일정하기 때문에 사실상 복구량이 근육량 변동을 좌우합니다. 운동과 적절한 영양 공급은 복구를 자극해 근육량을 늘립니다. 한편 음주 등으로 간이 충격을 받을 경우엔 복구 기능이 저하되어 근 손실로 나타납니다.

체중 70kg의 보통 남자가 보유한 체내 단백질이 10kg 정도니까 위의 내용에 따르면 매일 400g의 단백질, 아미노산이 파괴되고 복원됩니다. 그만큼의 단백질은 고기로 치면 무려 2kg, 10인분을 먹어야 보충할 수 있다는 얘깁니다. 이걸 매일 먹어서 충당할 수 있을까요?

설상가상으로 단백질은 구하기 어려운 영양소입니다. 요즘이야 먹을 게 넘쳐나서 탈이지만 야생동물이나 원시인들에게 단백질은 사냥에 성공하거나 운 좋게 죽은 동물을 발견하는 로또라도 잡지 않는 한 먹기 힘든 귀한 영양소였을 겁니다. 그래서 우리 몸은 수명이 다해 세포에서 빠져나온 아미노산을 가능한 한 재사용합니다. 일단 입에 들어온 단백질은 최대한 흡수하고, 몸 밖으로도 잘 내보내지 않습니다. 이 귀한 단백질을 에너지로 쓴다는 건 정말 피눈물 나는 상황입니다.

크게 보면 체내 순환되는 단백질의 약 80% 이상은 재활용분이고, 먹어서 새로 들어온 건 20% 이내에 불과합니다. 지금 내 가슴의 멋진 대흉근을 이루는 단백질이 어제까지는 맘에 안 드는 처진 엉덩이 살의 일부였을 수도 있고, 그 전에는 뱃속에서 꾸르륵거리는 창자의 일부였을 수도 있다는 말입니다.

남는 단백질의 행방

단백질이 남는다고 무조건 근육이 만들어지는 않습니다. 아미노산은 24시간 핏속을 돌고 있습니다. 세포가 죽거나 토해내면서 실업자가 된 류신은 새 일자리를 찾아 혈액 속을 떠다니고, 아침식사의 토스트 빵을 타고 들어온 글루타민도 피를 타고 다니며 새 직장을 찾습니다.

강한 운동으로 이런 무직 상태의 아미노산들이 정착할 자리를 만들어주어야 근육이 비로소 성장합니다. 그러니 운동이 부족한 대다수 현대인들은 단백질이 남아돌아 탈입니다. 건강한 사람의 단백질 섭취 상한선은 딱히 알려진 바가 없지만 최소한 과도한 섭취가 '몸을 버리거나, 돈을 버리거나' 둘 중 하나인 것만은 분명합니다.

단백질의 재활용

재활용품 분리수거 센터처럼 아미노산의 재순환을 총괄하는 기관은 간입니다. 간은 핏속의 아미노산이 적절한 비중을 유지할 수 있게 조절하고, 필요한 아미노산을 합성하는 일도 합니다.

단백질 섭취가 너무 많거나 탄수화물이 부족해 혈당을 유지하기 어렵다면 아미노산에서 질소를 떼어내는 강제 성형수술을 시켜 당분을 만드는 '당신생'도 일어납니다. 당신생은 단백질 외에도 지방을 분해할 때 나오는 글리세롤, 일부 특수한 지방산이나 젖산 등 여러 경로를 통해 다양하게 일어납니다. 단백질을 많이 먹어도 남는 건 버려진다는 이야기는 절반만 맞습니다. 단백질을 버리는 게 아니라 단백질을 당분으로 성형하는 과정에서 나온 질소 노폐물을 버리죠.

이렇게 단백질은 소화와 흡수, 활용 면에서 낭비되는 부분이 매우 많습니다. 이게 체중 감량 관점에서는 도움이 되기도 하죠. 단백질은 이론적으로 1g당 4kcal의 열량이 발생하지만 에너지로 쓰려면 30% 이상이 중간 단계에서 소실되기 때문입니다. 게다가 다른 영양소 대비 포만감이 커서 식사량을 줄이는 간접적인 효과도 있습니다. 따라서 산술적으로 같은 열량을 먹었다 해도 단백질의 비중이 커지면 체중 감량에는 유리합니다.

단백질 과잉이 문제가 될까?

단백질의 과잉 섭취가 문제가 될지는 논란 중입니다. 최근 단백질을 체중 1kg당 2.2~4g까지 섭취했어도 문제가 없었다는 몇몇 연구 결과가 나오면서 과잉 섭취에 관한 기존 견해를 부정하는 측도 있습니다. 하지만 오랜 기간 해롭다는 연구와 주장이 축적되었고, 굳이 그렇게까지 먹어야 할 중대한 이유가 없다면 결론이 나기까지는 신중할 필요도 있습니다.

기존 주장에서 제시하는 첫 번째 우려는 질소 노폐물인 암모니아입니다. 암모니아는 독성이 강해 요소로 바뀐 후 소변으로 내버립니다. 이 과정에서 간과 신장에 부담이 실립니다. 이미 내과적인 문제가 있다면 논란과 무관하게 의사 처방에 따라 섭취량을 제한해야 한다는 건 분명합니다.

두 번째 우려는 과도한 단백질 노폐물을 중화하기 위해 뼈에서 칼슘이온을 빼와 골밀도가 낮아진다는 지적입니다. 뼈 자체가 단백질과 미네랄의 복합체이니 단백질이 부족하면 골밀도에 해로운 건 분명한데, 과잉일 때도 역시 해롭다는 지적이죠. 대부분의 전문가들은 고단백질 식사를 한다면 칼슘도 충분히 섭취할 것을 권장합니다. 단, 혈중 칼슘이온이 증가하면 신장 등에 결석을 불러올 우려가 있으므로 물을 충분히 마셔서 최대한 희석해 소변으로 배출해야 이런 문제를 예방할 수 있습니다.

이런저런 우려들이 여전히 논란으로 남아 있습니다. 그렇다면 단백질을 얼마만큼 먹어야 이런 문제에서 자유로워질 수 있을까요?

단백질의 일일 섭취량

하루에 단백질은 얼마나 먹어야 할까요? 단백질은 몸을 구성하는 성분이고, 운동으로 몸을 만들려는 분들이 가장 관심을 많이 두는 영양소입니다. 그래서 체중 ㎏당 몇 그램의 단백질을 먹으라는 내용을 온라인 등에서 흔히 볼 수 있습니다.

문제는 그 수치라는 게 몇 배까지 차이가 난다는 겁니다. 극단적으로 채식을 옹호하는 일부에서는 단백질을 독약에 가깝게 말하기도 하고, 보충제나 닭 가슴살 업계에서는 어마어마한 양을 먹어야 한다고도 합니다. 잘 가려듣는 현명함도 필요하겠지만 기본적인 명제는 과하든 부족하든 좋을 건 없다는 만고불변의 진리지요.

인체에서 단백질은 몸의 크기에 관련된 정적인 요소입니다. 자동차로 치면 부품에 비유할 수 있죠. 차를 많이 몰면 소모품을 좀 더 자주 갈기야 하겠지만 주행 시간에 비례해 확 많아지지는 않습니다. 결국 차를 운행할 때 들여야 하는 부품 값의 가장 중요한 결정 요소는 차 자체입니다. 반면 탄수화물, 지방은 에너지이기 때문에 쓰는 만큼 더 필요한 동적인 요소입니다. 말하자면 기름과 비슷합니다. 기름은 차가 주행한 만큼 정확히 비례해서 늘어나니까요.

같은 원리로 단백질 필요량을 정할 때는 몸 크기가 가장 중요합니다. 대부분의 단백질 권장량을 체중이나 근육량 기준으로 산출하는 것이 그 때문입니다. 다음으로 고려할 것이 운동량과 식단의 목표입니다. 체중 유지가 목표라면 필요량만큼 먹으면 될 테고, 체중을 늘리고 싶다면 더 먹어야 합니다. 체중 감량의 경우는 복잡합니다. 이론적으로는 단백질을 덜 먹어도 되겠지만 현실에서는 포만감 유지나 근육 보존을 위해 더 먹는 것을 권장할 때가 많습니다.

주요 기관, 논문에서 제시하는 단백질 권장량

단백질 섭취 권장량은 발표 주체의 성격에 따라 편차가 매우 큽니다. 체성분 검사가 따로 필요한 복잡한 방법을 빼고 간단히 산출할 수 있는 기준을 몇 가지 나열해 보면 다음과 같습니다.

- 운동을 하지 않는 일반인을 기준으로, 한국 영양학회에서는 체중 1kg당 0.91g을 권장합니다. 2015년에 개정된 미국의 성인 일일 권장량도 체중 1kg당 0.8g입니다.
- 미국체력관리협회(NSCA) 퍼스널트레이너 과정에서는 체중 1kg당 1.5~2.0g을 처방할 것을 권장합니다.
- 캐나다 맥마스터대학 마크 타노폴스키(Mark Tarnopolsky) 박사의 연구
  - 주당 3~5회, 45분~1시간의 운동량 → 체중 1kg당 1.0g
  - 주당 5회 이상, 1시간 이상의 운동량 → 체중 1kg당 1.2g
  - 고도로 훈련하는 운동선수급 → 체중 1kg당 1.7g

이외에 해트필드 공식, 체단백질 비율 등 몇몇 방식이 더 있지만 대개는 위에 적은 타노폴스키 박사의 수치와 유사합니다.

현실적인 단백질 권장량

'나는 단백질을 충분히 먹고 있을까?'가 궁금하다면 제일 먼저 따질 건 삼시 세끼 먹고 있는 단백질량입니다. 한국인의 일일 평균 단백질 섭취량은 60~70g 정도인데, 이것만 보면 권장량은 채운 것 같지만 실은 평균치일 뿐 현실에서의 단백질 섭취는 천차만별입니다. 반찬이 채소뿐이라면 사실상 밥에 든 단백질이 전부일 테니 한 끼에 10g도 안 되겠지만, 생선구이100g나 달걀찜달걀 2개 같은 동물성 반찬 하나만 더해도 단백질은 20~30g 이상으로 확 올라갑니다. 이 정도면 건강을 유지하고, 여름 해변에서 자신 있게 웃통 벗을 정도의 근육을 만드는 데는 아무 문제없습니다.

그렇다면 남들 앞에서 어깨에 힘 줄 정도의 근육질이 목표일 때, 혹은 다이어트 중일 때는 어떻게 할까요? 현실적인 측면을 감안해 블로그 등에서 제가 개인적으로 제시하는 기준은 다음과 같습니다. 남녀가 동일합니다.

- 근육량 증가를 목표로 운동하는 일반인은 체중 1kg당 1.5~2.0g까지
- 준프로나 선수급으로 운동하는 사람은 체중 1kg당 2.0~2.5g
- 다이어트 시 포만감을 높이려면 체중 1kg당 2g 이상(고도비만 제외)
- 달리기나 사이클 등 유산소 운동을 위주로 한다면 체중 1kg당 1.2~1.5g
- 고도비만인은 체중 기준으로 단백질량을 뽑으면 비현실적인 수치가 되므로 총열량에서 20~30% 정도를 단백질의 열량으로 산출
- 나이가 들수록 단백질의 근성장 촉진 효과가 떨어지는 '아나볼릭 레지스턴스'가 나타나므로 단백질 섭취를 제한해야 할 질환이 없다면 중년

일상 음식의 단백질 함량과 특성[14]

육류, 생선은 살코기 기준 100g에 20~24g 남짓의 단백질이 들어 있습니다. 살코기라고 이름이 붙은 것이라면 붉은 고기든 닭고기든, 생선이나 오징어든 종에 따른 차이는 크지 않습니다. 질도 매우 양호해서 딱히 부족한 아미노산도 없습니다. 단, 일부러 비계를 드시는 분은 없겠지만 비계 부위는 살코기에 비해 단백질 양이 절반 이하고, 상당량이 소화가 안 되는 콜라겐이라 질도 나쁩니다.

달걀에는 흰자와 노른자를 합쳐 작은 것은 6g, 반찬용으로 주로 쓰는 왕란은 8g 정도의 단백질이 들어 있습니다. 달걀은 식물성, 동물성 식품을 통틀어 함황아미노산이 가장 풍부합니다.

우유 200ml 한 팩은 단백질이 7g 정도로 달걀 1개 수준이라 아주 높지는 않습니다. 다만 우유단백질은 질이 매우 좋아 채식을 위주로 먹는 분에게는 좋은 아미노산을 보완해줍니다.

마른반찬 재료인 오징어포, 북어포에서 단백질의 질은 원물과 같습니다. 내장과 껍질, 수분이 제거되어 중량 대비 단백질이 최고 70%에 육박합니다. 마른멸치도 40% 이상이 단백질입니다.

햄, 소시지, 햄버거 패티 같은 가공식품의 단백질량은 살코기 함량에 따라 달라집니다. 특히 햄버거 패티는 구웠을 때 육즙과 부드러운 질감을 위해 지방_{비계}을 일정량 섞습니다. 햄, 소시지 같은 육류가공품은 비계나 전분을 섞고 대두단백으로 단백질을 인위적으로 높이기도 합니다. 그래서 고단백질 식품일 것이라는 예상과는 달리 단백질 함량이 낮은 제품도 많습니다. 꼭 성분표를 확인하고 구입하세요.

밀의 단백질 함량은 10% 남짓으로 고기의 절반 정도입니다. 질기고 단단한 빵일수록 강력분을 써서 단백질이 많습니다. 식빵 한 장엔 4g 정도의 단백질이 들어 있습니다. 밀단백질에는 라이신과 트립토판이 적은데, 우유에는 라이신과 트립토판이 풍부합니다. 역시 빵과 우유는 찰떡궁합입니다.

맥류보리, 귀리의 단백질은 10~14%로 곡류 중 매우 높습니다. 곡류는 대체로 라이신이 적고 메티오닌이 풍부합니다. 이 문제도 콩이나 동물성 식품을 추가하면 해결됩니다.

쌀은 단백질이 적어서 6~9% 정도지만 질은 밀보다 좋습니다. 쌀 역시 다른 곡류처럼 라이신이 적기 때문에 콩이나 다른 동물성 식품을 보완해주면 좋습니다. 현미는 아미노산 불균형이 백미보다 덜한 편입니다. 밥 한 공기300g 기준 흰쌀밥의 단백질은 약 7~9g, 현미밥이나 보리밥은 약 10g, 검은콩밥은 15g 정도입니다.

콩은 대두류soy를 기준으로 '단백질 : 탄수화물 : 지방 = 2 : 2 : 1'의 고단백, 고지방 식품입니다. 마른 것을 기준으로 100g당 단백질은 40g 정도 들어 있습니다. 강낭콩은 지방이 적어 열량은 낮지만 단백질이 대두의 절반 정도에 불과하고, 완두는 이보다도 더 낮습니다. 콩 가공품인 두부는 대부분이 수분이라 단백질은 100g당 8g 남짓에 불과해서 두부반찬만으로 하루 단백질을 충족하기는 현실적으로 어렵습니다. 콩단백질은 곡류와는 정반대로 라이신이 많고 메티오닌이 적어 서로 아미노산 공백을 메워주는 관계로 보기도 합니다. 그런데 콩의 메티오닌도 달걀과 비교해 부족하다는 것이지 인체 소모량을 기준으로 하면 크게 부족하지 않습니다. 단, 대두는 단백질이 많지만 영양소의 소화, 흡수를 방해하고 건강에 해를 끼칠 수 있는 항抗영양소가 많고, 과량 섭취 시 이소플라본에 의한 호르몬계 부작용 사례가 보고된 바도 있습니다. 한때 심혈관계 질환을 예방하는 효과가 있다고 했지만 실제로는 크지 않다고 하여 미국심장학회AHA에서도 권장을 철회한 바 있습니다. 일상적인 대두나 대두 가공품두유, 두부, 된장 등 섭취는 문제될 것이 없지만 대두류만 대량 섭취하는 것은 권장하지 않습니다. 384~386쪽 참조

곰탕이나 도가니탕, 국밥이나 뼈 우린 국물처럼 고기나 결합조직 부산물을 장시간 삶은 국물에는 콜라겐 단백질이 많습니다. 동물의 껍질 등도 마찬가지인데, 이런 경硬 단백질은 소화 흡수도 잘 되지 않을 뿐더러 아미노산 구성도 나쁩니다. 각종 자료 등에서 제시하는 수치상 의미 있는 단백질로 볼 수는 없으니 눈에 보이는 살코기 양만을 감안해 단백질을 계산합니다.

쉬어가기

정액과 단백질?

정액이 아주 고단백이고 사정을 많이 하면 단백질을 잃어 근육이 안 큰다는, 남자들을 기겁하게 할 속설이 있습니다. 정액을 생명의 원천으로 보았던 과거의 미신에서 비롯했든 어쨌든 황당무계한 건 분명합니다. 인간이 한 번에 사정하는 양은 1~5cc인데 대부분 수분이고, 단백질은 전체의 5% 정도에 불과합니다.[5] 사정량을 중간치 3cc로 치면 1회 사정할 때의 단백질은 150mg 정도입니다. 즉, 500번(!)쯤 사정하면 한국인 평균 일일 단백질 섭취량(70g)이 되겠군요. 하루에 백 번 이상 사정하는 분이 아니라면 단백질 부족과 아무런 관계가 없으니 걱정은 접어두셔도 됩니다.

03

지방

지방은 우리 몸의 에너지 공급원으로, 몸을 구성하는 주성분으로 반드시 필요한 영양소입니다. 앞서 인체를 구성하는 두 번째 구성요소가 단백질이라고 했는데, 현대에 들어서는 그 순위도 그리 정확하지 않습니다. 여성은 단백질보다 지방이 더 많은 경우가 대부분이고, 남성도 이젠 체지방이 체단백보다 더 많은 경우가 흔합니다.

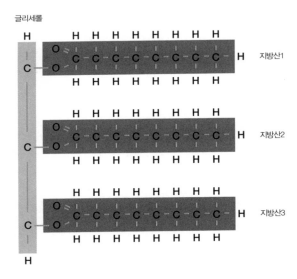

중성지방의 구조

지방도 탄수화물처럼 수소와 탄소, 산소로 이루어지지만 그 비율이 다릅니다. 우리가 흔히 지방으로 부르는 중성지방의 모양새를 보면 글리세롤을 뼈대로 해서 지방산 분자 3개가 줄줄이 매달려 있습니다. 트리-글리세라이드 tri-glyceride라는 이름이 붙은 것도 그 때문입니다.

그런데 식품으로 지방을 섭취했을 때 이 상태로는 분자가 너무 커서 바로 소화가 되지 않습니다. 그래서 췌장에서 분비되는 리파아제가 지방을 글리세롤과 지방산으로 쪼갠 후에야 림프관을 통해 혈액 속으로 들어옵니다.

지방산, 지방의 얼굴마담

형태가 일정한 글리세롤과는 달리 지방산은 모양과 크기에 따라 다양한 형태가 있습니다. 글리세롤이라는 뼈대에 어떤 지방산 분자가 붙느냐에 따라 우리가 일상에서 접하는 수많은 지방이 만들어집니다.

지방산은 줄줄이 엮인 탄소 사슬에 수소가 매달린 모양인데, 이 탄소 사슬의 길이에 따라 체내에서 연소 속도가 달라집니다. 탄수화물로 치면 단당류냐 다당류냐의 구분과도 비슷합니다.

- **탄소 사슬 8개 미만** : 단쇄지방산(Short Chain Fatty Acid, Sct's)
- **탄소 사슬 8~12개** : 중쇄지방산(Medium Chain Fatty Acid, Mct's)
- **탄소 사슬 14개 이상** : 장쇄지방산(Long Chain Fatty Acid, Lct's)

일반적으로는 탄소 사슬의 길이가 짧을수록 쉽게 흡수되고 에너지화합니다. 단쇄지방산은 일상의 식품에는 거의 들어 있지 않습니다. 주로 세균의 대사산물로 만들어집니다. 중쇄지방산도 그리 흔하지는 않아서 일상에서 볼 수 있는 건 코코넛 오일이나 모유에 들어 있는 포화지방산인 카프릴산C8, 카프릭산C10, 라우르산C12 정도입니다. 중쇄지방산은 보통의 지방보다 훨씬 빨리 흡수되고 연소되어 지용성 약물을 체내에 빠르게 흡수시키는 매개로 활용하기도 합니다. 한편 화장품이나 식용 엠씨티Mct오일로 팔리고, 일부 식이보충제나 건강보조식품에도 들어 있습니다.

그렇다면 우리가 먹는 지방의 대부분은 탄소 사슬이 매우 긴 장쇄지방산입니다. 이름 그대로 사슬이 너무 길어서 그 자체로는 미토콘드리아에서 바로 태우지 못하기 때문에 아미노산의 일종인 카르니틴의 도움이 필요합니다. 일부 다이어트 보조제에도 카르니틴이 들어 있는데, 몸에서 스스로 만들어내는 성분이기 때문에 건강한 성인이라면 별도로 섭취할 필요는 없습니다. 다만 고령이나 심각한 영양 부족, 채식주의자나 일부 대사 장애 환자가 카르니틴을 보충하면 부분적으로 체지방 감소에 도움이 된다는 연구 결과는 있습니다.

지방산의 구조

지방산을 흔히 포화지방산과 불포화지방산으로 분류하는데, 지방산의 뼈대인 탄소 사슬의 구조에 따라 나뉩니다.

포화지방산은 이중결합이 없고, 탄소 사슬마다 하나씩 주인이 차지하고 있어 매우 안정적입니다. 산소, 빛, 고온에 노출되어도 산소와 결합해 변질되는 현상산패이 덜 일어납니다.

불포화지방산은 수소가 군데군데 빠진 자리에 탄소들이 자기들끼리 이중으로 손을 잡고 있습니다. 그래서 이중결합에 수소가 어떻게 붙느

나에 따라 성격이 달라집니다. 이때 수소가 특정 방향으로만 쭉 붙은 시스Cis와 이리저리 다른 방향으로 비뚤비뚤하게 붙은 트랜스Trans로 나뉩니다.

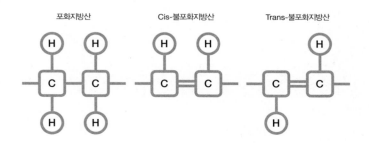

지방산별 탄소 사슬의 구조

인간관계처럼 여기서도 양다리가 취약지점이라 불포화지방산은 화학적으로 불안정한 상태입니다. 이중결합 한쪽이 다른 놈과 눈이 맞아버리면 언제든 사달이 날 수 있습니다. 이때 산소와 눈이 맞으면 산패가되어 '쩐내'를 풍기기 시작합니다.

한편 자연계의 불포화지방산은 대개 시스인데, 열이나 화학반응으로 수소 사슬이 본처를 버리고 이중결합 반대쪽으로 방향을 바꾸면 트랜스가 될 수도 있습니다. 이렇게 변성된 것이 악명 높은 트랜스지방입니다.

우리가 먹는 대부분의 지방은 포화지방산과 불포화지방산의 혼합물입니다. 동물성이든 식물성이든 비율만 다를 뿐이죠. 삼겹살에도 불포화지방산이 많이 들었고, 식물성 지방에도 포화지방산이 들어 있습니다. 안정적인 포화지방산이 많으면 상온에서 쉽게 굳고, 불안정한 불포화지방산이 많으면 액체가 됩니다.

쉬어가기

튀긴 시리얼이라니요?

모 시리얼 광고에서 '튀기지 않고 구웠습니다'라는 거의 자폭 수준의 어처구니없는 카피가 등장한 이후로 시리얼이 원래는 튀긴 음식이라고 오해하는 분들이 많아졌습니다. 사실 우리나라에는 애당초 튀긴 시리얼이 없습니다. 홈메이드 시리얼이라면 모를까 공장에서 생산하는 시리얼은 튀겨서 만들 수가 없거든요. 포테이토칩 같은 튀긴 과자는 포장을 뜯으면 끝장입니다. 바로 안 먹으면 눅눅해지고 몇 시간만 지나면 기름이 산패해 쩐내가 나니까요. 적어도 며칠을 두고 먹어야 하는 시리얼을 튀긴다는 건 말도 안 되는 짓입니다. 그래서 공장에서 만드는 시리얼은 소위 다이어트용이든 설탕 범벅인 어린이용 시리얼이든 모두 기름 없이 구워서 만듭니다.

포화지방과 트랜스지방

지방과 건강 이야기가 나올 때마다 단골 악역으로 등장하는 것이 포화지방과 트랜스지방입니다. 이 둘은 마치 세상에 있어서도 안 되고, 절대 먹어서는 안 되는 독약 같습니다. 그런데 이 둘이 정말로 그렇게까지 나쁜 놈들일까요?

포화지방을 먹으면 살이 찐다고 믿는 경우가 많습니다만, 정작 살이 찌는지의 여부는 기본적으로 남는 열량이 있느냐 없느냐에서 결정됩니다. 포화지방산은 지방산의 한 종류일 뿐 독이 아닙니다. 열량이나 체내에서의 연소 과정도 거의 같습니다. 심지어 연소가 매우 빠르고 체중 관리에 도움이 된다고 알려진 중쇄지방산도 화학적으로는 포화지방산의 한 종류입니다.

한편 포화지방이 혈관 건강을 해치는 주범이라는 '지방가설'은 1960년대부터 통설로 받아들여졌지만 최근에는 해악이 과장되었다고 봅니다. 특히 혈중 중성지방치는 지방보다 탄수화물이나 알코올의 영향이 더 큽니다. 그렇다고 지방이 완전히 무해하다거나 심지어 유익하다는 확대해석도 곤란합니다. 과도한 포화지방은 LDL콜레스테롤과 인슐린 민감성에 악영향을 끼칩니다. 항상 그렇듯 문제는 양입니다.

학계의 논란을 떠나, 포화지방은 열에 안정적이고 고소하며 산패가 적다는 장점이 있습니다.[16] 그래서 서구권에서는 돼지기름 라드이나 우지 같은 동물성 지방을 조리용으로 쓰고, 우리나라에서도 고소한 맛을 내려고 전을 부칠 때 식용유 대신 돼지비계를 쓰는 식당이 많습니다. 한편 근력운동으로 근육을 키우는 사람들에게는 적절한 포화지방 섭취가 남성호르몬 수치를 높이는 데 도움이 됩니다.[17]

다만 지방은 열량이 높으니 총열량 관리 차원에서 과도하게 먹지 않는 것은 상식입니다. 남는 열량이 결국 몸에서 문제를 일으킬 테니까요. 삼겹살에 소주, 마블링 낀 쇠고기를 입에 달고 사는 것이 몸을 망치는 지름길이라는 사실은 변하지 않습니다.

포화지방과 한데 싸잡아 악당 취급을 받는 놈이 또 하나 있습니다. 바로 트랜스지방입니다. 트랜스지방은 수소 결합의 방향이 비틀려 있는 불포화지방산입니다. 포화지방산과는 태생부터 다르죠. 트랜스지방은 몸에 잔류하는 기간이 길어 건강에 해롭다는 의심을 받고 있지만 그 자체도 지방이고, 결국 태워 없어집니다. 중금속처럼 몸에 잔류해 안 빠져 나간다는 속설은 반감기가 길다는 것을 과장한 괴담일 뿐입니다.

트랜스지방에 대한 또 다른 괴담은, 현대에 들어와 만들어진 유독성 변성 괴물이라는 것이죠. 이도 명백히 잘못된 내용입니다. 모든 지방은 열이나 빛을 받으면 자연적으로 조금씩 트랜스화가 되고, 동물의 대사과정에서도 자연적으로 생겨나기 때문에 어떤 지방이든 조금씩 다 포함되어 있습니다. 심지어 모유도 1% 이상이 트랜스지방이고, 건강기능식품으로 알려진 공액리놀렌산CLA도 몸에서 자연적으로 만들어진 트랜스지방의 일종입니다. 트랜스지방이 0이라고 되어 있는 식품도 전혀 안 들어 있는 게 아닙니다. 0이라고 봐도 될 만큼 아주 미량만 들어 있다는 것이죠.

현실이 이렇다보니 트랜스지방을 완전히 안 먹는다는 건 불가능하기 때문에 주요 국가에서는 전체 지방 섭취량의 0.4~1% 정도로 상한선을 정하고 있습니다. 어느 영양소나 그렇듯, 먹는 총량의 문제일 뿐입니다.

과거 트랜스지방의 대명사는 마가린, 쇼트닝에 들어 있는 부분경화지방이었습니다. 군데군데 수소의 이가 빠져 불안정한 불포화지방에 수소를 투입해 강제 결혼시켜 포화지방처럼 안정적인 형태로 만든 제품입니다. 80년대 이전까지는 이 공정이 불완전해서 트랜스지방이 다량 생성되곤 했습니다. 최근에는 공정이 개선되면서 마가린도 트랜스지방 함량을 0으로 표기할 만큼 줄어 과거의 오명은 벗은 셈입니다.

현재는 마가린보다는 산패로 발생하는 불포화지방의 트랜스화가 더 문제입니다. 오래된 기름, 여러 번 재사용했거나 발연점 이상의 고온으로 가열한 기름, 공기 중에 오래 노출된 기름일수록 산패 우려가 큽니다. 개봉 후 방치하거나 오래 된 가공식품도 마찬가지입니다. 발연점이 높은 기름을 쓰고, 지방이 많은 식품은 필요한 만큼 사서 빨리 섭취합니다.

불포화지방산의 종류

포화지방산은 탄소 사슬마다 수소가 빠짐없이 달려 있어서 길이를 달리하는 것 외에는 변형을 줄 여지가 없습니다. 반면 불포화지방산은 군데군데 생기는 이중결합과 빈틈의 위치에 따라 여러 가지로 나뉩니다. 흔히 '오메가' 뒤에 숫자가 붙는데 이는 불포화지방산에서 이중결합이 있는 위치를 나타냅니다.

- **탄소 9개마다 이중결합** : 오메가−9 (단일불포화지방산)
- **탄소 6개마다 이중결합** : 오메가−6 (리놀레산 등)
- **탄소 3개마다 이중결합** : 오메가−3 (리놀렌산, DHA, EPA 등)

이 중 오메가−9단일불포화지방산은 체내에서도 만들어지므로 필수지방산은 아닙니다. 이중결합이 많을수록 산패변질되기 쉬운데, 오메가−9은 불포화지방산 중에서는 이중결합이 가장 적어 산패에 강하고 콜레스테롤 수치를 낮춰주는 효과로 알려져 있습니다. 올리브유는 80% 이상이 단일불포화지방산이라 산패는 적지만 열에 약한 게 단점입니다. 오메가−6와 오메가−3는 다가불포화지방산으로 몸에서 합성되지 않는 필수지방산입니다. 다만 오메가−3는 이중결합이 많아 변질되기가 쉽습니다.

올리브유와 카놀라유를 제외한 대부분의 식용유콩기름, 포도씨유, 해바라기

^{씨유 등}는 오메가-6 지방산이 대부분입니다. 한편 카놀라유는 올리브유처럼 단일불포화지방산이 많고, 오메가-3도 10% 내외로 식용유 가운데서는 가장 높은 편입니다. 우리가 일상에서 흔히 접하는 유지류의 지방산 구성을 백분율로 나타내면 다음과 같습니다.

*코코넛유의 포화지방은 대부분 중쇄지방산

	백분율 생물가	불포화지방산		
		단일불포화 지방산	오메가-6	오메가-3
아마씨유	9	18	16	57
카놀라유	7	61	21	11
들깨	8	15	13	64
참깨	12	42	46	-
홍화씨유	8	77	14	1
해바라기유	12	16	71	1
옥수수유	13	29	57	1
올리브유	15	75	9	1
콩기름	15	23	54	8
땅콩유	19	48	33	-
면실유	27	19	54	-
돼지기름	43	47	9	1
팜유	51	39	10	-
버터	68	28	3	1
코코넛유	91*	7	2	-

출처 : Canola Council of Canada (http://www.canolacouncil.org)
농촌진흥청 국립식량과학원 (http://www.nics.go.kr)

유지류의 지방산 구성

오메가-3는 좋은 기름, 오메가-6는 나쁜 기름?

오메가-6와 오메가-3는 세포막의 구성, 면역이나 염증 반응, 호르몬 합성 등에서 조금씩 다른 역할을 수행하며 균형을 맞춥니다. 흔히 오메가-6는 나쁘고, 오메가-3는 좋다는 식으로 말하지만 실제로는 어느 한쪽이 좋다 나쁘다가 아니고 양쪽의 균형이 중요합니다. 다만 현대인이 흔히 섭취하는 각종 기름이나 육류, 가공식품 등에는 오메가-6가 훨씬 많이 들어 있어 이 균형이 무너지기 쉽다는 게 문제입니다.

오메가-3 지방산은 뇌와 신경세포 구성에 관여하고, 혈중지방 관리에도 좋다고 알려져 있습니다. 식물성 오메가-3는 호두, 들깨, 아마씨, 카놀라유에 들어 있고, 동물성 오메가-3는 풀을 먹는 동물, 등 푸른 생선, 물범 같은 수상 포유류에 들어 있습니다. 보통의 육류에도 소량은 들어 있습니다. 한편 오메가-3가 마냥 좋기만 한 것은 아닙니다. 해산물을 주식으로 삼아 오메가-3를 과잉 섭취했던 북극의 이누이트_{에스키모}들은 상처가 생기면 지혈이 되지 않아 과다출혈로 사망하는 일이 잦았습니다. 현대에도 수술 전후 환자나 와파린 같은 혈전용해제를 복용하는 경우 오메가-3 보조제를 함부로 섭취해서는 안 됩니다.

오메가-3와 오메가-6의 이상적인 비율은 1:4인데 대부분의 현대인은 이 비율이 1:15 이상입니다. 그러니 일상에서 식품_{등 푸른 생선, 들기름, 호두 등}으로 오메가-3를 보충해 주는 편이 가장 좋습니다. 평소 인스턴트식품이나 튀김류를 아주 많이 먹는다면 오메가-3 보조제도 도움이 될 수는 있습니다. 단일불포화지방산과 오메가-3가 둘 다 많이 들어 있는 카놀라유를 쓰는 것도 현실적이고 편한 방법입니다.

콜레스테롤에 대한 오해

콜레스테롤은 '동물성의 담즙chole'과 '스테롤sterols'이 결합한 말로, 이름 그대로 동물에게만 있는 특수한 지질입니다. 지질은 왁스나 스테로이드 등을 포함하는, 지방보다 넓은 개념입니다. 즉 콜레스테롤은 지방의 사촌쯤 된다고 보면 됩니다.

일부에서는 식물성 식품을 놓고 콜레스테롤이 없어 좋은 식품이라는 어감으로 광고하기도 하는데, 식물의 스테롤은 피토Phyto스테롤이라고 합니다. 즉 식물성 식품에 콜레스테롤이 없다고 광고하는 건 말장난입니다.

콜레스테롤의 역할
콜레스테롤은 동물의 몸에서 필수 구성성분이며, 에너지로는 쓰이지 못합니다. 소화액, 뇌와 신경계, 세포막, 혈관벽의 중요 성분이고 성호르몬 등 스테로이드계 호르몬의 원료이기 때문에 격한 운동을 한다면 일반인보다 더 많은 콜레스테롤이 필요합니다.

그렇다고 콜레스테롤을 꼭 직접 먹어야 하는 것은 아닙니다. 간에서 매일 콜레스테롤을 2,000~3,000mg씩 만들어내니까요. 이 정도 양이면 일일 제한 섭취량으로 알려진 200~300mg의 열 배에 달합니다. 이 가운데 상당량은 쓸개즙에 섞여 음식물의 소화를 돕습니다. 쓸개즙의 콜레스테롤은 음식에 든 콜레스테롤과 함께 흡수되어 간에서 재활용됩니다.

HDL과 LDL

콜레스테롤을 이야기할 때 LDL과 HDL이 등장합니다. 흔히 HDL은 좋은 콜레스테롤, LDL을 나쁜 콜레스테롤이라고들 하지만 정확한 표현은 아니고 역할이 다를 뿐입니다.

지방과 콜레스테롤은 물에 녹지 않기 때문에 혈액에 녹을 수 있도록 표면을 단백질로 포장합니다. 이때 목적지가 간이면 고밀도 지단백HDL, High Density Lipoprotein 목적지가 조직세포면 저밀도 지단백LDL, Low Density Lipoprotein으로 만들어집니다. 똑같은 콜레스테롤인데 포장 방식에 따라 HDL과 LDL로 운명이 갈리는 것이죠.

LDL은 간 외부의 어디서나 내용물을 토해놓을 수 있어 과하게 높아지면 혈관에 문제를 일으킵니다. 반대로 콜레스테롤을 간에 돌려보낼 때는 HDL 형태가 됩니다. HDL은 조직에서는 콜레스테롤을 내놓지 않고 간에서만 내놓기 때문에 혈관에 문제를 일으키지 않습니다. 그래서 일반적으로는 LDL이 낮고 HDL이 높을수록 콜레스테롤 관리 상태가 양호한 것으로 봅니다.

간에서는 원칙적으로는 필요한 만큼의 콜레스테롤을 만들지만 포화지방과 트랜스지방 섭취가 많아지면 분비량이 증가합니다. 식사로 섭취하는 콜레스테롤이나 운동의 영향은 상대적으로 적습니다. 콜레스테롤 섭취를 하루 100mg 줄여도 혈중 수치는 고작 10mg/dL 남짓 떨어지는 것으로 알려져 있습니다.[18] 하지만 이미 혈중 콜레스테롤에 문제가 있다면 이것도 줄이는 편이 안전합니다. 콜레스테롤이 에너지가 되는 것도 아니라서 운동을 한다고 직접 줄지는 않습니다. 다만 운동으로 잉여 열량과 체지방이 줄면 간에서 만드는 콜레스테롤도 감소하는 간접적인 효과가 있을 뿐입니다.

중성지방과 콜레스테롤

혈액검사에서 나오는 중성지방은 글리세롤과 지방산 세 개가 결합해 있는 바로 그 지방입니다. 음식으로 섭취한 지방이 소화 흡수되어 혈중 중성지방이 되기도 하지만 한국인에게는 탄수화물 과잉이나 알코올의 영향이 더 큽니다. 쉽게 말해 잉여 열량이 중성지방이 되기 때문에 밥이든 술이든 고기든 많이 먹는 족족 수치가 올라갑니다. 반대로 열량 섭취를 줄이고 운동을 해서 살을 빼면 LDL보다는 쉽게 떨어집니다.

중성지방이 높다면 열량, 특히 탄수화물을 줄이는 게 급선무인데 엉뚱하게 음식에서 지방과 콜레스테롤을 줄이는 데 급급해 동물성 음식을 모두 배제하고 밥, 감자, 고구마 등 탄수화물 식품에 치중하면 도리어 상황을 악화시킬 수 있습니다.

쉬어가기

스테로이드 연고를 바르면 근육이 생길까?

저는 오늘 아침에도 스테로이드를 먹었습니다. 아마 이 글을 읽고 있는 분들도 드셨을 테고요. 놀라셨나요?

화학적으로 스테로이드와 그 화합물은 동식물에서 흔한 성분입니다. 크게 보면 콜레'스테롤', 비타민D 에르고'스테롤', 소화액인 담즙산(콜산) 등이 모두 스테로이드에 속합니다. 인삼의 사포닌도 스테로이드고 가지와 감초에도 어마어마한 양(?)의 스테로이드가 들었습니다. 전 아침에 달걀을 2개나 먹었으니 당연히 스테로이드를 먹은 셈입니다.

수많은 스테로이드들이 호르몬이나 몸의 필수성분으로 쓰이고 있고 의약품으로도 다양하게 활용됩니다. 합성스테로이드 약물은 효과가 강하고 부작용도 덩달아 강해서 의사의 처방에 따라야 합니다. 그 중 하나가 생식기에서 분비되는 아나볼릭-안드로겐 스테로이드입니다. 일부에서 근육을 만드는 데 악용해 물의를 빚는 바로 그놈입니다.

'스테로이드'라는 이름을 가졌다보니 일반인들이 이걸 엉뚱한 부신 스테로이드제와 종종 혼동하곤 합니다. 주로 항염제나 진통제로 사용되는 부신 스테로이드는 근 생성과 무관합니다. 사실 일반인이 병원 처방에서 접하는 스테로이드의 대부분은 부신 스테로이드입니다. 물론 이것도 나름의 부작용은 있지만 아나볼릭-안드로제닉 스테로이드와는 근본적으로 다릅니다. 그러니 애꿎은 피부연고나 염증 치료제를 근육 만드는 약으로 오해하는 일은 없었으면 합니다.

우스갯소리가 아닙니다. 근육을 만든다고 정말로 팔에 스테로이드 연고를 바르는 엽기적인 분을 본 일이 있거든요.

에너지원으로서의 지방

지방의 첫 번째 역할은 우리 몸의 에너지원입니다. 이론적으로 순수한 지방은 탄수화물의 2배가 넘는 1g당 9kcal의 에너지를 냅니다. 한편 몸에 이미 저장된 체지방 조직은 순수 지방 외에도 소량의 수분과 단백질 등을 포함하고 있어 1g에 약 7.7kcal를 냅니다.

24시간 뛰는 심장은 특이하게도 에너지의 대부분을 지방에서 얻기 때문에 혈중 지질에 유독 예민합니다. 너무 많이 먹어 비만해져도 심혈관 질환으로 일찍 죽지만 난민촌의 뼈만 남아 굶어죽는 아이들이나 과도한 다이어트로 돌연사할 때도 직접적인 사인의 상당수는 아이러니하게도 심장질환입니다.

우리 몸은 평상시에도 최소한의 생명 반응과 일상의 활동을 위해 일정량의 탄수화물을 태웁니다. 그 한편에서는 지방도 일정량은 태우고, 일정량은 저장하며 균형을 이룹니다. 체지방을 빼려면 태우는 양을 늘리거나_{운동}, 저장하는 양을 줄이는_{식단 조절} 방법이 있습니다. 물론 둘 다 해 주는 것이 가장 좋습니다.

지방은 탄수화물의 불꽃에서 탄다

지방을 태워 에너지를 내려면 탄수화물을 태울 때보다 산소가 12%쯤 더 필요합니다. 바꿔 말하면 같은 운동을 해도 지방을 태울 때 숨이 더 찬다는 의미입니다. 그런데 탄수화물은 일정량 이상은 저장이 어려워서 있는 족족 써 버려야 합니다. 그래서 몸에선 '혈당이 높거나 다량의 에너지가 급히 필요할 때'는 주로 탄수화물을, 그렇지 않은 때는 지방을 함께 씁니다. 이 균형을 어떻게 조절해야 할까요?

지방세포는 평소 혈액 속으로 지방산을 분비하는데, 혈당이 높고 인슐린이 많으면 내놓지 않습니다. 여기서 첫 번째 조절이 이루어집니다. 어찌어찌 혈관으로 나온 지방산은 근육처럼 에너지가 필요한 세포로 들어갑니다. 지방산이 에너지, 즉 ATP를 만들려면 미토콘드리아에서 TCA회로_{크렙스 사이클}라는 화학공장을 거칩니다. 지방산은 아세틸 CoA라는 형태로 TCA회로에 들어가는데, 문제는 포도당 대사의 산물인 옥살아세트산과 결합해야 합니다. 즉 탄수화물이 먼저 타고 있어야 지방산도 편승해서 연소할 수 있습니다. 자동차로 치면 배터리로 엔진 시동을 걸어야 비로소 연료인 휘발유나 경유가 들어가서 타는 것과 마찬가지입니다. 이 때문에 '지방은 탄수화물의 불꽃에서 탄다'는 유명

한 명제가 태어났습니다.

한마디로 탄수화물이 너무 많으면 지방산 분비가 안 되어 지방이 연소하기 어렵고, 아주 없어도 지방이 제대로 연소하기 어렵습니다. 탄수화물이 부족하면 몸은 당신생 등을 통해 만들어 내지만 그만큼 에너지 동원이 느리고 비효율적입니다. 쉽게 말해 힘이 달리는 결과가 되죠.

살이 덜 찌는 기름은 없다

단백질도 아미노산 구성이 좋아야 하는 것처럼 지방도 여러 지방산을 골고루 먹는 것이 좋습니다. 한국의 식문화에서 필수지방산을 섭취하는 주된 경로는 식용유콩기름, 포도씨유, 카놀라유 등입니다. 시판하는 조리용 기름은 대개 85~90%의 불포화지방산과 10% 내외의 포화지방산으로 이루어져 있습니다.

불순물 함량에 따라 미세한 차이는 있지만 값비싼 올리브유든 평범한 식용유든 열량은 1g당 9kcal로 똑같습니다. 비싼 기름이라고 해서 살이 덜 찌는 건 아닙니다. 고급 엑스트라버진 올리브유를 향과 맛으로 즐기는 건 본인 취향이지만 비만 관리 차원에서 보면 기름은 그저 기름일 뿐입니다. 엑스트라버진 올리브유는 추출과정에서 열을 가하지 않고 유전자 변형이 없다는 것이 나름의 장점이지만 열에 약해 생으로만 먹는 게 좋은데, 한국의 식문화에 잘 맞지 않는 면도 있습니다.

몸을 구성하는 성분으로서의 지방

최근 '체지방'이라는 단어 자체가 건강과 미용의 적으로 몰매를 맞고 있다 보니 지방이 몸의 필수성분이라는 사실조차 이런 흑백논리에 묻혀버리곤 합니다. 지방은 저장 지방으로, 세포의 핵심성분으로, 신진대사의 필수물질로 몸을 구성하는 큰 축의 하나라는 사실을 잊어선 안 됩니다.

내장지방과 피하지방

어디 있는 지방인지는 이름에 딱 나와 있습니다. 내장지방은 주로 간과 장 주변에 분포합니다. 반면 피하지방은 진피 아래에 위치해 에너지를 저장하고 외부 충격에서 몸을 보호하는 역할을 합니다.

에너지를 저장한다는 차원에서는 둘의 역할이 같지만 내장지방이 교통요지에 위치하고 있어 피하지방보다는 먼저 사용되는 경향이 있습니다. 빨리 타고, 미용상 악영향도 상대적으로 적다는 건 내장지방의 장점입니다. 그런데 뒤집어 생각하면 그만큼 혈관에 지방을 잘 토해 놓기 때문에 고지혈증이나 고혈압 등 각종 질환의 주범이기도 하고, 인슐린의 효과를 떨어뜨려 당뇨를 악화시키기도 합니다. 그래서 건강을 위한 다이어트에서는 내장지방을 줄이는 데 중점을 둡니다.

물론 크게 보면 당연히 피하지방도 신경을 써야 합니다. 그런데 피하지방은 에너지 저장과 몸의 보호 외에도 소소한 역할이 많습니다. 포만감을 자극하는 렙틴을 분비해 과식하지 않게 하고, 때로는 여성호르몬도 분비합니다. 이런 생리적인 역할을 수행해야 하니 몸에서는 피하지방을 가능한 한 나중에 소비하려 드는 게 당연합니다.

한편 살이 빠질 때도 피하지방은 전신에 걸쳐 분해됩니다. 성별, 체질 등에 따른 개인별 편차 정도만 있을 뿐 특정 부분을 운동한다고 그 부분 피하지방이 먼저 분해되지는 않습니다. 피하지방은 몸을 보호하는 갑옷인데 한 곳만 약점을 만들면 큰일이게요. 감량에 대한 상식이 널리 알려진 지금까지도 여전히 복부, 팔 같은 특정 부분 지방만 빼는 비법을 찾는 분들이 있지만 지방흡입술이라도 하지 않는 이상 그런 방법은 없습니다.

또한 엉덩이, 허벅지, 배 등 몸의 중심에 가까운 지방은 움직임을 덜 방해하고 생존에 필수적인 기관을 보호하고 있기 때문에 다른 부위의 피하지방보다 상대적으로 두껍습니다. 그러니 빼지는 데도 당연히 더 오랜 시간이 걸립니다.

한편 양은 적지만 근육 사이에도 약간의 지방이 존재하는데, 이를 근간지방이라고 합니다. 돼지 목살이나 삼겹살을 먹다보면 살코기 사이사이에 제법 도톰한 지방층이 있는데 이것을 말합니다. 생리적으로는 피하지방과 유사합니다.

근육 내에도 미량의 지방이 존재하는데, 이를 근내지방이라고 합니다. 꽃등심을 먹을 때 살코기 사이로 보이는 미세한 마블링입니다. 심하게 비만해지거나, 특정 근육을 낮은 강도로 아주 오래 사용할 때 많이 축적된다고 알려져 있습니다. 근내지방은 주로 해당 근육 내에서 쓰입니다.

체지방 0%는 개뻥!

지방은 단백질, 물과 함께 몸을 이루는 필수성분입니다. 지방은 내장지방, 피하지방처럼 소문난 지방조직에만 있는 게 아닙니다. 지방은 세포막의 주성분이고 호르몬 성분도 지방, 지질입니다. 몸의 근육, 내장도 일부는 지방이라는 의미입니다.

내장지방, 피하지방 같은 순수 지방조직을 빼면 지방이 가장 많은 곳은 신경계입니다. 뇌와 신경은 단일 기관 중에서는 가장 많은 지방을 포함하고 있습니다. 뇌는 수분을 제외하면 절반 이상 지방으로 이루어져 있는 말 그대로 기름 덩어리입니다. 신경세포 단위에서 보면 내용물의 70% 이상이 지방이죠. 혹 알 만한 사람이 체지방 0%라는 말을 공개적으로 했다면 거짓말쟁이이거나 아니면 정말로 뇌가 없다는 뜻일지도 모릅니다.

일부에서는 체지방이 낮으면 무조건 좋은 것으로 생각하지만 사람에게는 생존에 필수적인 지방 양의 하한선이 있습니다. 뇌와 신경, 세포막, 호르몬 등 기본적인 구성물질도 있지만 피하지방이나 내장지방 같은 보통의 지방도 생존을 위해 반드시 필요합니다. 체지방이 너무 적으면 기초대사량과 면역력이 떨어지고, 쉽게 피곤하고, 심하게 추위를 타고, 작은 충격에도 쉽게 멍들고 상처를 입습니다. 경험적으로도 남성은 체지방비 10% 이하, 여성도 20% 아래에서는 대개 추위를 많이 타고 잔병치레도 많아지기 시작합니다.

대회나 사진 촬영을 앞두고 체지방을 극단적으로 줄인 보디빌더나 모델들의 몸은 자세히 보면 멍투성이인 경우가 많습니다. 그런 몸으로는 겨울에 버틸 수도 없습니다. 사진으로야 근육이 자글자글하고 멋지지만 생존 차원에서는 빛 좋은 개살구일지 모릅니다. 그래서 그들도 그 상태를 오래 유지하지는 못합니다.

여성은 유방조직과 여성호르몬 분비, 임신을 대비한 여분의 지방이 더해져 남성보다 필수지방이 훨씬 많습니다. 기준에 따라 조금씩 차이는 있지만 남성의 필수지방은 약 2~3kg, 여성은 8~9kg입니다. 몸에서는 이 이하로는 체지방을 낮추지 않으려고 저항하기 때문에 체지방 감량도 이 정도에서 벽에 부딪히는 경우가 많습니다.

체중·체지방비·체지방량의 삼각관계

요즘 트렌드는 체지방량이 아닌 체지방비를 더 따지는 것 같습니다. 체지방비는 체중 대비 지방의 무게를 말합니다.

하지만 살을 뺀다고 뇌가 비례해 작아지는 것도 아니고, 덩치가 크든 작든 비슷한 크기의 신생아를 낳습니다. 몸이 작다고 지방 필요량이 그에 비례해 줄어드는 건 아니라는 뜻입니다. 이 때문에 체지방이 일정 수준 이하로 줄면 비율보다 절대량이 더 중요한 단계가 옵니다. 그래서 몸이 큰 사람은 작은 사람보다 체지방비를 낮추기가 수월합니다. 몸이 작은 사람이 건강을 위한답시고 체지방비를 억지로 낮추려 했다가는 오히려 건강을 해칠 수 있기 때문이죠.

특히 필수지방이 남성보다 몇 배는 많고 체중 문제에 상대적으로 예민한 여성들에게 더 큰 문제가 됩니다. 한때 여성은 무조건 체중이 4자로 시작해야 하는 것처럼 난리더니, 이젠 1자로 시작하는 체지방비가 몸매 좋은 여성의 기준이라고 매스컴에서 떠듭니다.

몸이 크고 체중이 많이 나간다면 체지방비를 낮추기도 쉽고 몸에도 부담이 덜합니다. 하지만 몸이 작고 체중도 적게 나가는 상태에서 체지방 비율까지 낮추려다가는 필수지방량의 함정에 빠지고 맙니다. 예를 들어, 체중이 55kg인 여성이라면 체지방비 16%는 건강에 큰 문제가 없는 수치입니다. 하지만 체중이 45kg이라면 같은 16%라도 체지방량이 7kg밖에 되지 않아 몸에 탈이 생기기 딱 좋은 수치가 됩니다. 그러니 마른 사람에게는 무조건 낮은 체지방이 좋은 게 아니라는 사실을 인지하고, 아예 근육을 키워 건강 체중으로 만든 후에 체지방비를 다시 생각하거나, 최소한 자신의 체중에 맞는 적절한 체지방비로 목표를 현실화하는 게 필요합니다.

쉬어가기

검투사들이 채식주의자?

로마 검투사나 고대 그리스 군인들을 다룬 미국 드라마나 할리우드 영화를 보면 하나같이 멋진 식스팩의 근육질을 자랑합니다. 그런데 실제로도 그랬을까요?

빈 대학의 역사학자 칼 그로스슈미츠는 고대 로마제국의 대도시였던 에페수스(오늘날의 터키)를 발굴하던 중 당시 검투사들의 거주지와 집단 매장지를 발견했습니다. 박사는 뼈에 남은 미량물질과 문헌을 분석해 그들의 식생활을 연구했는데, 놀랍게도 채식을 위주로 섭취했을 때 나타나는 특징이 확연했고 육식의 흔적은 거의 없었습니다.

실제 당시 문헌에도 검투사들을 일컫던 '홀디어리hordearii'라는 말은 '보리를 먹는 사람'이라는 뜻으로, 주식은 보리와 콩이었다고 기록되어 있습니다. 보리는 살을 찌우기 위한 탄수화물 공급원이었고, 당시 지중해 연안에서 먹던 콩은 아시아가 원산지인 대두가 아니라 완두콩, 병아리콩, 렌즈콩 종류입니다. 한편 부족한 칼슘은 나무나 뼈를 태운 재로 섭취했다고 합니다.

검투사들이 곡물을 위주로 먹은 건 피하지방을 최대한 두르기 위해서였습니다. 식스팩 선명한 자글자글한 몸은 칼침 한 번 잘못 스치기만 해도 근육이나 혈관이 끝장나지만 피하지방은 아물면 흉터만 남고 끝이니까요.

그런데 그 외의 오락적인 요소도 있습니다. 당시엔 부상을 입으며 계속 싸우고, 몸에 흉터도 많아야 관중들에게 깊은 인상을 줄 수 있었습니다. 그러니 두툼한 지방을 두른 몸은 칼에 베여도 치명적이지 않아 약간의 부상을 입고도 계속 싸울 수 있고, 그만큼 흉터도 많이 남길 수 있어 인기를 유지하는 데 유리했다고 합니다.

지방에 대한 속설들

사람들이 다이어트에 관심이 많은 만큼 몸에 대해 가장 속설이 넘쳐나는 분야가 바로 체지방입니다. 사실인 것도 있고, 틀린 것도 있지만 대부분은 전문적인 이론에서 일부분만 왜곡되어 전혀 엉뚱한 결론으로 일반에 잘못 알려진 것들입니다. 널리 알려져 있는 지방에 대한 속설 중에서 몇 가지만 짚어보겠습니다.

남자와 여자의 체지방 차이

성별에 따른 체지방의 차이는 분명히 존재합니다. 크게 보면 남성이 여성보다 지방을 줄이는 데는 훨씬 유리합니다. 남성호르몬이 체지방 분해를 자극하고, 몸 자체도 크고, 근육량이 많고, 기초대사량도 커서 조금만 운동해도 훨씬 많은 열량을 소모하기 때문입니다. 몸에 체지방이 붙는 양상도 다릅니다. 남성은 전신이 찌고, 전신이 빠지며, 피하지방보다는 내장지방이 잘 붙습니다. 남성의 노화는 완만한 편인데 나이가 들수록 내장지방이 더 쉽게 붙는 체질로 변합니다.

반면 젊은 가임기 여성은 엉덩이와 허벅지에 피하지방은 잘 붙지만 여성호르몬의 영향으로 내장지방은 잘 붙지 않습니다. 심혈관계 질환에서는 가임기 여성이 남성보다 훨씬 적은 이유입니다. 그런데 폐경이 되면 여성의 몸이 급속히 변합니다. 남성처럼 내장지방이 잘 붙고, 엉덩이와 허벅지의 피하지방이 줄면서 체형이 밋밋해집니다. 젊은 여성들이 당장은 큰 엉덩이와 굵은 허벅지를 고민하지만, 나이가 들고 나면 젊었을 때의 풍만한 엉덩이와 탄탄한 허벅지가 그리워질 때가 올지도 모릅니다.

단단하면 다 근육일까?

가끔 배가 불룩하거나 허벅지가 굵은 분들이 자신의 배나 허벅지는 지방이 아닌 근육이라며 스스로를 합리화합니다. 이유는 딱 하나, 물렁하지 않고 단단하기 때문이라네요. 체지방이라고 하면 보통은 출렁거리는 기름 덩어리를 떠올리니까요. 그런데 심각한 고도비만으로 지지조직이 아예 무너지지 않는 한 피하지방은 꽤 단단합니다. 피하지방의 주된 역할은 몸을 외부 충격에서 보호하는 것인데 너무 물렁하면 쓸모가 없겠죠.

실제 피하지방은 그 밑의 근육부터 바깥의 피부까지 마치 말뚝 같은 질긴 섬유가 관통하며 지지하고 있습니다. 그 사이로 단단한 세포막을 지닌 지방세포들이 서로를 꽉 붙들고 있죠. 지방흡입수술도 파이프만 꽂는다고 지방이 줄줄 나오지는 않습니다. 초음파 같은 물리적인 충격을 주어 세포 사이의 결합을 깨지 않으면 지방은 꿈쩍도 하지 않거든요.

불룩한 복부도 마찬가지입니다. 복부지방의 대부분을 차지하는 내장지방은 복근 안쪽에 있기 때문에 지방이 잔뜩 끼어도 복근이 복대처럼 받쳐주니 밖에서 만져서는 단단한 게 당연합니다. 아니, 도리어 불룩할수록 더 단단해질 수도 있습니다. 뚱뚱한 다리, 지방이 잔뜩 낀 술배를 근육이라고 여기는 건 그저 현실을 인정하기 싫은 자기최면입니다.

지방은 20분이 지나야 탄다?

지방에 대해 가장 널리 퍼진 속설이 아닐까 합니다. 심지어 20분 혹은 30분을 채울 수 없다면 아예 운동을 안 한다는 웃지 못할 이야기도 종종 듣습니다.

지방세포는 운동 후 20분이 지나야 땡~ 하고 지방을 분해하는 게 아닙니다. 지방은 평상시에도 계속 분해되고 있고, 한편에서는 계속 합성되고 있습니다. 장시간 운동을 하면 그때는 일시적으로 지방을 더 태우지만 하루 전체로 보면 체지방을 더 태운 만큼 생긴 잉여 열량음식물 섭취로 남은 열량이 다시 체지방이 될 테니 어차피 아랫돌 빼서 윗돌 괴는 꼴입니다.

20분이든, 30분이든, 설사 2분이든 움직이려면 에너지를 써야 하고, 이 에너지는 절대 공짜가 아닙니다. 지방이든 탄수화물이든 태워야 합니다. 그런데 몸에 붙어 있던 체지방에서 빠져나갔든, 오늘 먹은 밥알을 태워 미래의 내 체지방에서 차감을 했든 궁극적인 결과는 똑같습니다. 기본적인 에너지 보존의 법칙입니다.

사실 지방을 원활히 태우는 연구는 영양소 모두를 잘 태워 최고의 에너지 출력을 내야 하는 운동선수들을 위한 것인데, 엉뚱하게도 살을 빼는 일반인에게 오용되고 있는 것입니다. 도리어 탄수화물을 많이 쓰는 강한 운동을 했을 때 잉여 열량이 지방 대신 근육을 만드는 데 쓰인다는 점을 고려하면 단순히 감량 목적에서 지방 연소율은 따져봤자 실익이 없습니다.

알코올은 체지방이 되지 않는다?

일설에 알코올은 체지방이 되지 않는다고도 합니다. 원칙적으로 틀린 이야기는 아닙니다. 알코올은 그램당 7kcal의 고열량으로, 간에서 유기산을 거쳐 생물시간에 지긋지긋하게 배웠던 TCA회로에 들어가 ATP를 만듭니다. 따라서 직접 지방으로 변하지 않을 뿐 에너지는 냅니다.

우리 몸은 평상시에도 지방의 생성과 분해가 균형을 이룹니다. 에너지로서 알코올은 지방과 탄수화물의 중간쯤 되는데, 지방이 그렇듯 알코올도 이미 당분을 태우고 있는 회로에 합승해야 연소됩니다. 지방연소와는 서로 자리다툼을 벌이는 경쟁관계지요. 그런데 몸에서는 독성물질인 알코올이 들어오면 최대한 빨리 없애야 하기 때문에 지방보다는 알코올을 우선 태웁니다. 지방을 태우려면 당분이 발동을 걸어줘야 하듯, 알코올을 태우기 위해서도 당분이 불꽃을 살려줘야 합니다.

결론은 알코올이 직접 지방이 되지는 않지만 없어져야 할 지방이 그만큼 덜 줄기 때문에 체지방 총량이 늘기는 매한가지입니다. 설상가상으로 알코올의 분해는 주로 간에서 이루어지기 때문에 근육이나 피하보다는 간과 내장에서 이런 에너지 불균형이 나타납니다. 술을 많이 먹을수록 간 주변에 지방이 축적되어 지방간과 복부비만이 되는 것이죠. 알코올중독자들이 겉보기는 멀쩡하거나 심지어 말라보여도 실제 뱃속에는 지방이 가득한 경우가 많습니다.

또한 알코올은 간의 아미노산 대사도 저해하기 때문에 상당 기간 근육의 합성도 방해를 받습니다. 근육의 생성과 파괴가 균형을 이루고 있는데, 근육 생성을 막는다는 건 결국 근육이 쪼그라든다는 의미입니다.

흡연이 체지방을 줄인다?

과도한 스트레스, 흥분하면 분비되는 아드레날린, 코르티솔은 잉여 에너지를 내장지방으로 저장하도록 자극하고 근육을 분해해 최대한 혈당을 높이도록 지시합니다. 이런 호르몬이 분비되었다는 건 우리 몸이 일종의 비상사태를 선포한 것입니다. 전쟁이 일어날 거라는 소문이 돌면 사람들이 미래를 대비해 집을 고치기보다는 은행에서 돈부터 찾고 쌀과 라면을 사재기하는 것과 비슷합니다.

담배의 니코틴은 체내에서 스트레스 호르몬과 유사한 반응을 나타내 복부비만을 촉진하고 근 손실을 유도합니다. 아이러니하게도 그 덕분에 피하지방이 적게 쌓이는 효과로 담배를 피우면 겉으로는 살이 빠져 보이기도 하고, 시각적인 근육 선명도에도 별다른 영향이 없습니다. 이런 이유로 흡연을 하는 운동선수나 모델이 꽤 있죠. 수치상의 체지방비는 낮을 수도 있습니다. 하지만 실제 CT로 확인해보면 내장지방이 상대적으로 많은 것을 볼 수 있습니다.

소아기형 비만과 성인형 비만의 차이

체지방의 증가는 지방세포의 개수가 많아지거나 지방세포의 크기가 커져서 일어납니다. 일반인의 지방세포는 약 300~500억 개인데, 대부분 16세 이전에 만들어집니다. 청소년기 이전에 비만해지면 또래보다 두세 배 많은 지방세포를 갖게 되므로 성인이 된 후 체중을 빼도 평생 관리에 어려움을 겪습니다. 성인기 이후로는 주로 지방세포의 크기 증가를 통해 비만해지는데, 개수가 정상이면 상대적으로 관리가 쉽습니다.

최근에 밝혀진 바에 따르면, 지방세포의 수명은 10년 정도로 수명이 다해 사멸한 지방세포를 새로운 지방전구세포preadipocyte가 자라 대치하면서 총 개수를 유지합니다. 그런데 몇몇 상황에서는 예외적으로 성인기에도 개수가 제한적으로나마 증가할 수 있습니다.

- 단기간에 살이 확 쪄서 기존의 지방세포로는 감당하기 어려울 때
- 극단적인 다이어트로 살을 과도하게 뺀 후 요요현상이 일어날 때
- 여성의 임신 기간

체지방률과 몸짱 논리

앞에서도 언급했지만 젊을 때는 피하지방이, 나이가 들면 내장지방이 많아지는 특징이 있습니다. 미용적인 관점과는 정반대일지 몰라도 같은 체지방비라면 흔히 데피니션definition, 세퍼레이션separation이라고 하는 근육의 선명한 정도가 떨어지는 사람이 사실 더 건강하다고 할 수 있습니다. 이런 분들은 건강에 악영향을 주는 내장지방보다는 피하지방이 많다는 뜻이기 때문입니다. 주변에 보면 겉보기에는 뚱뚱한데 무척 건강하게 장수하는 분들이 있습니다. 이런 분들은 남녀 막론하고 다음과 같은 공통점이 있습니다.

① 두리뭉실해 보이지만 배는 많이 안 나왔다.
② 이것저것 잘 먹고 평소에 많이 움직인다.
③ 상체에 비해 하체, 특히 허벅지가 굵다.

의사 선생님에게 많이 들어본 말일 겁니다. 미용 차원에서 요즘 젊은 분들에게 통할 만한 기준은 아니지만 중년이 지나면 실감할 거라 생각합니다. 간단히 말하면, 허벅지 근육은 인슐린 저항성을 떨어뜨리고 체지방 분해를 촉진해 당뇨 같은 대사질환을 예방하는 효과가 있습니다.

좀 생뚱맞은 질문이지만 젊은 사자와 늙은 사자를 어떻게 구분할 수 있을까요? 목과 다리가 굵직하고 근육이 흐릿하면 젊고 건강한 사자입니다. 반면 선명한 근육질에 말 그대로 각이 잡혀 있으면 늙은 사자입니다. 사자뿐만이 아니라 대부분의 동물이 마찬가지입니다. 체지방비는 별 차이가 없거나 도리어 늙은 놈이 더 높을 텐데도 이런 차이가 나는 건 늙을수록 피하보다는 내장에 지방이 쌓이기 때문입니다.

사람도 노년기에 접어들면 피하지방이 내장지방으로 옮겨가면서 근육이 선명해지고 탄력 있던 살이 처지기 시작합니다. 이런 현상을 두드러지게 볼 수 있는 것이 바로 얼굴이죠. 근육질 몸짱이 되었다는 사람들이 정작 얼굴은 순식간에 노안이 되어버리는 것도 지방이 빠져 몸이 자글자글해지면서 얼굴도 덩달아 자글자글(?)해진 결과죠. 애석하지만 현대의학도 몸의 지방은 빼고 얼굴의 지방만 보존하는 마법은 부리지 못합니다. 몸이든 얼굴이든 둘 중 하나는 포기해야죠. 온몸을 고루 덮은 탄력 있고 적당한 피하지방이야말로 젊은 사람만의 특권일지도 모르겠습니다.

04
물

우리 몸에서 가장 많은 비중을 차지하는 물은 물질 순환을 일으키는 주체입니다. 생명체는 물속에서 태어나 진화해왔습니다. 육상 생물도 물리적으로는 원래 살던 고향을 벗어났지만 체내의 대사반응은 대부분 여전히 체액, 생명이 처음 태어났던 물속에서만 이루어집니다. 몸 자체인 물은 여전히 중요할 수밖에 없습니다.

운동인이 물을 더 마셔야 하는 이유

운동인에게 유독 물이 중요한 이유는 첫째, 체온조절과 혈류 유지입니다. 운동을 하면 체열이 발생해 땀을 많이 흘리고 신진대사와 혈류도 활발해져 물을 평소보다 더 마시게 됩니다. 둘째, 노폐물의 배출입니다. 특히 단백질을 많이 먹는 만큼 물도 함께 먹어야 소변을 통한 질소계 노폐물이나 칼슘 배출이 원활해집니다. 운동 후 쌓인 피로물질을 제거하는 데도 충분한 물이 필요합니다. 셋째, 변비도 단백질과 연관이 있습니다. 단백질 흡수와 이용에도 물이 많이 필요합니다. 단백질을 많이 섭취할수록 소변량이 많아져 탈수가 유발되기 쉽고, 목도 많이 탑니다. 이때 물과 섬유소가 부족하면 대장에서 대변이 제대로 만들어지지 않아 변비가 되기 쉽습니다. 체중 관리를 위해 식사량을 줄이기라도 하면 대변이 줄어 상황은 더 나빠집니다.

그렇다면 물을 어느 정도 섭취하는 게 적당할까요?

하루에 필요한 물의 양

세계보건기구WHO가 정한 성인의 하루 물 섭취 권장량은 1.7~2리터 입니다. 물론 전 세계 평균치를 낸 수치이기 때문에 식습관, 날씨, 생활 방식에 따라 달라질 수밖에 없습니다. 그런데 언젠가부터 방송에서 물 섭취를 강조하면서 일부에서는 거의 강박적으로 물을 많이 먹기도 합니다. 이게 과연 몸에 도움이 되는 걸까요?

성인이 하루에 필요한 1.7~2리터의 물 중 음료 형태로 마시는 물은 1.5리터 정도로 봅니다. 식사에 포함된 수분도 상당량이고, 한식은 서구식 식단에 비해 국물 섭취가 많아 2리터 모두를 물의 형태로 마실 필요는 없습니다. 물을 특별히 많이 마셔야 하는 결석 환자들도 3리터 정도가 한계입니다. 그 이상 넘어가면 도리어 신장에 부담을 준다고 보기 때문에 운동을 하는 분들도 이 정도는 넘지 않는 게 좋습니다.

물 중독

물은 소량씩 나눠 마시는 게 좋고, 특히 대사조절능력이 약한 노인, 신장질환자, 영아들은 과도한 수분이 신장을 손상할 수 있어 주의가 필요합니다. 쉴 새 없이 갈증을 느껴 하루 2~3리터 이상의 물을 마셔도 여전히 갈증이 해소되지 않는다면 당뇨 등 다른 질병의 전조증상일 수 있으니 병원을 찾는 게 좋습니다.

물은 한 번에 과도하게 마시면 부작용이 생길 수 있습니다. 심한 운동이나 더위로 갈증을 느꼈을 때 다량의 물을 벌컥벌컥 들이켰다가 갑자기 머리가 멍해지거나, 두통이 오거나, 헛구역질로 온몸의 힘이 빠지는 증상을 겪어본 적이 있을 겁니다. 흔히 '물 중독'이라고 합니다. 우리 몸은 땀을 흘리면 무기질도 함께 배출해 전해질 농도를 유지합니다. 원래 균형이 맞았던 몸에 갑자기 다량의 물을 들이부으니 미처 적응할 새도 없이 전해질 농도가 확 떨어져 이런 증상이 나타나는 겁니다. 탈수와 물 중독은 양극단이면서도 동반되는 경우가 많습니다.

가벼운 물 중독은 대개 곧 해소되지만 드물게 뇌부종으로 사망까지 이르기도 합니다. 그런데 그 정도까지는 아니어도 일상의 운동에서 물을 과하게 마셨을 때 맞닥뜨리는 가장 현실적인 문제는 운동을 제대로 못 한다는 겁니다.

물과 운동

운동을 하고 땀을 많이 흘리면 목이 마른 게 당연하지만 뱃속에 물이 가득하면 운동하기 힘들 뿐 아니라 복통까지 유발합니다. 물 중독으로 현기증이나 구토를 일으킬 수도 있습니다. 특히 스쿼트나 데드리프트처럼 전신의 힘을 다 써야 하는 고강도 운동은 물배가 찬 상태에서 절대로 해서는 안 됩니다.

가끔 운동하다 토한 것을 마치 훈장처럼 과시하는 경우를 봅니다. 물론 극단적으로 힘든 운동을 해서일 수도 있지만 상당수는 운동 도중 물을 너무 많이 마시거나 운동 직전에 마신 것이 소화가 덜 되어 위장이 깽판을 부린 겁니다. 자랑할 것만도 아니죠.

최적의 운동 퍼포먼스를 위해서는 물이 흡수되는 시간을 고려해 운동 시작 전 30분 정도에 400~500ml 정도의 충분한 양을 마십니다. 그리고 물이 위장을 넘어가 부담이 없는 상태에서 운동에 들어갑니다.

운동 중에도 약간씩의 물을 마시되 15분당 100~200ml를 넘지 않는 것이 좋습니다. 스포츠음료처럼 약간의 전해질과 포도당이 혼합된 물은 나트륨의 수송 효과로 보통의 물보다 흡수가 빠릅니다.[19]

스포츠 이온음료의 주목적은 운동 중 전해질 균형이 무너지는 것을 막는 것입니다. 이때 당분이 과도하면 도리어 소화기로 수분이 역류해 탈수를 유발하기 때문에 스포츠 음료에는 당분을 매우 낮은 농도만 첨가합니다. 장시간 고온으로 땀을 매우 많이 흘리거나 운동 강도가 극도로 높지 않다면 생활체육 수준에서 굳이 스포츠 음료까지 마실 필요는 없습니다. 스포츠 음료도 다량 섭취하면 열량이 상당한데, 걷기 정도의 저강도 운동을 하면서 스포츠 음료를 마신다면 사실상 소모하는 만큼 고스란히 다시 채우는 꼴입니다. 스포츠 음료는 1시간 이상의 고강도 운동에서나 필요할 뿐 그 외에는 그냥 깨끗한 맹물로 충분합니다.

05
비타민, 미네랄

3대 영양소만큼 주목받지는 못하지만 그에 못지않게 중요한 영양소가 미량영양소인 비타민과 미네랄입니다. 미량영양소의 종류가 워낙 많다보니 하나하나 부족하지 않게 챙겨 먹기도 힘들고, 제대로 먹기는 더 힘듭니다. 그래서 운동인에게 유독 중요한 몇몇 핵심 영양소를 제외하고는 '다양한 음식을 최대한 골고루 먹기'라는 지극히 상식적인 내용이 통할 수밖에 없습니다.

운동인에게 특히 중요한 비타민, 미네랄

운동인은 에너지 소모량이 많고 평상시에도 신진대사가 왕성하기 때문에 비타민과 미네랄도 일반인보다 많이 필요합니다. 그 중에서도 특히 운동과 관련이 큰 비타민, 미네랄과 그 핵심 기능을 꼽아보면 다음과 같습니다.

- **비타민 B1, B2** : 에너지대사를 총괄
- **비타민 B5, B6, B12** : 체성분 형성
- **비타민 C** : 항산화제, 단백질 합성
- **비타민 D** : 골밀도 유지, 세포 분화와 면역력 관여
- **칼슘** : 신경 전달물질, 단백질 섭취로 부족해지기 쉬움

- **마그네슘 :** 에너지대사
- **아연 :** 단백질과 성호르몬 대사
- **칼륨 :** 땀 분비와 체내 이온의 균형 유지

위의 영양소는 백미나 밀가루 같은 정제 식품보다는 통곡물, 달걀, 육류, 유제품에 풍부하게 들어 있습니다. 흔히 과일이 비타민의 보고로 알려져 있지만, 감귤류나 키위 등에 들어 있는 비타민 C를 제외하면 과일류의 비타민 함량이나 종류가 실상 그리 많지는 않습니다. 종류로 따지면 육류와 곡류에 훨씬 많이 들어 있습니다. 비타민을 섭취한답시고 당분 많은 과일을 편식하기보다 여러 식품군을 다양하게 섭취하는 게 훨씬 이롭습니다.

미량영양소는 운동을 해서 부족해질 수도 있지만 과도한 다이어트 식단으로 식사량 자체가 줄었을 때도 부족 현상이 나타납니다. 보험 차원에서 종합비타민제나 칼슘 보충제 하나쯤 섭취해주는 것도 안전한 방법입니다. 뭐니 뭐니 해도 골고루 잘 먹는 것이 최우선입니다.

종합비타민제의 성분 중 상당수는 지용성이기 때문에 공복에 먹지 말고 식사와 함께 먹는 것이 흡수에 좋습니다. 반면 칼슘이나 미네랄 보충제는 별다른 언급이 없다면 단독으로 먹는 편이 무난합니다.

운동인들은 에너지 소모량이 많고, 근육 합성이나 지방대사 등도 왕성하기 때문에 비타민, 미네랄도 일반인보다 많이 필요합니다. 하지만 운동량이 제각각이라 정확히 얼마나 더 먹어야 하는지에 대한 기준은 없습니다. 일반적으로는 총 섭취 열량에 비례해 미량영양소 섭취도 늘려줍니다. 열량 섭취를 정상치보다 줄일 때는 최소 권장량 정도는 맞춰줘야 합니다.

중고등학교를 다닐 때만 해도 비타민별 결핍증을 달달 외웠던 기억이 납니다. 사실 최근의 비타민 결핍은 과거처럼 먹을 게 없어서가 아니라 대개는 생활습관 때문입니다. 특히 과도한 다이어트, 과로, 편식, 흡연 등으로 불균형해지기 쉬우니까요. 경구피임약을 섭취하는 여성들에게도 비타민 B군 결핍증이 종종 나타나곤 합니다. 흡연자들도 비타민 C와 같은 항산화계열 비타민이 많이 필요합니다. 당뇨나 암 같은 소모성 질환에서도 질환과 증세에 따라 비타민, 미네랄의 결핍이 나타나기 쉽습니다.

비타민, 과용이 문제

상식적인 이야기이지만, 다른 모든 영양소처럼 비타민, 미네랄 역시 많이 먹는다고 좋은 건 아닙니다. 최근에는 비타민 부족보다는 보조제 남용에 따른 과용이 더 문제입니다. 일상 식품이나 평범한 종합비타민제 정도만으로는 과용이 되는 경우가 드물지만 여러 보조제를 중복 섭취하다보면 자신도 모르게 특정 비타민을 과용할 수 있습니다. 특히 스포츠용 보조제는 일반 건강식품에 비해 비타민이 고용량으로 들어있어 중복 여부를 미리 파악하는 게 중요합니다.

중복 섭취했을 때 위험성이 가장 큰 게 지용성비타민, 그 중에서도 웬만한 보조제에 다 들어 있는 비타민 A입니다. 비타민 A는 식물성인 베타카로틴, 동물성인 레티놀, 레티닐 팔미테이트 등을 통칭합니다.

이 중에서 레티놀은 주로 생선 내장, 동물의 간, 계란 노른자에 들어있는데, 같은 양의 베타카로틴에 비해 활성이 6배나 되니 과용할 경우 부작용도 큽니다. 임신했을 때 기형아를 유발할 수 있다는 것은 잘 알려진 사실입니다. 또한 과용 시 급성 간독성도 일어날 수 있는데 우리나라에서는 술과 생간을 함께 먹는 중년 남성에게 드물게 발생합니다. 이와 함께 만성간염이나 보균자도 비타민 A를 과용하지 않도록 조심해야 합니다. 그 외에도 고지혈증, 탈모, 생리불순 등과도 관련 있다고 합니다.

한편 베타카로틴은 식물성 식품에 존재하는 비타민 A 전구물질을 말하는데, 몸속에서 필요한 만큼만 비타민 A로 전환되기 때문에 과거에는 해가 없다고 여겼습니다. 그 자체로도 호흡기를 강화하고 항암 효과, 심혈관계 질환 예방 효과가 알려져 있습니다.

그런데 얼마 전 미국 국립암센터에서는 필요량의 10배 이상 베타카로틴을 과용한 실험에서 흡연자에게는 과도한 베타카로틴이 폐암의 빈도를 높인다는 사실을 밝혀냈습니다. 따라서 흡연자라면 베타카로틴 함량이 많은 보조제는 피하는 게 좋습니다.

수용성 비타민이라고 무조건 안전한 것도 아닙니다. 육류에 풍부한 비타민 B_6는 단백질 대사에 관여하기 때문에 상당수의 스포츠 보조제에 권장량의 5배, 심지어 30배 이상까지 들어 있습니다. 수용성이라 어느 정도의 과용은 큰 문제가 되지 않지만 보조제를 중복사용하면 권장량의 100배 가까이 섭취할 수도 있습니다. 장기간 과용하면 뇌와 말초신경계의 마비가 올 수도 있어 해외에서는 18세 이상 성인은 비타민 B_6를 하루에 100mg 이상 섭취하지 않도록 권고하고 있습니다. [20)

통풍 환자라면 비타민 B_3인 니아신을 주의할 필요가 있습니다. 일부에서는 콜레스테롤 수치를 낮춘다며 500mg이상 과용하는 경우도 있는데, 장기간 섭취 시 간독성을 유발할 수 있다고 알려져 있습니다.

몸에 좋다는 게 왜 이리 많지?

요즘은 정보가 넘쳐나다 보니 쓰레기 정보가 너무 많아 탈입니다. 각종 대중매체에서 특정 식품의 장점이나 단점만을 다루는 선정적인 내용은 단골손님입니다. 지구상의 모든 식품에는 장점도 있고, 단점도 있습니다. 그래서 전하는 사람의 의도에 따라 장점만을 짜깁기해 건강식품으로 둔갑시키는 것도, 그 반대도 가능합니다.

특정 식품을 건강식품으로 둔갑시킬 때는 항산화제나 항암 성분이 단골입니다. 지구상의 생명체 대부분은 산소호흡을 하고 활성산소를 만듭니다. 죽지 않으려면 당연히 항산화능력을 지녀야 하고, 외부물질이나 돌연변이와 싸우기 위해 항염, 항암 시스템도 갖추고 있습니다. 인간도, 길거리에 밟히는 잡초도, 심지어 효모 같은 단순한 생명체도 마찬가지입니다.

항산화 성분이나 항암 성분은 특별한 종만 갖춘 초능력이 아닙니다. 우리가 먹는 음식이 생명체인 이상, 세상 모든 식품에는 각각의 특성과 함량만 다를 뿐 항산화제, 항염, 항암제가 다 들어 있습니다. 굳이 소문난 보양식을 찾아먹지 않아도, 일상의 음식을 골고루 먹는 것만으로도 우리는 수많은 종류의 항산화제와 항암 성분을 이미 섭취하고 있다는 말이죠.

CHAPTER
05
영양 섭취 실전

몸을 바꾸려는 사람은 대개 셋 중 하나입니다. 살을 빼고픈 사람, 반대로 몸을 키웠으면 하는 사람, 살이 찐 건 아니지만 배만 나온 사람들입니다. 게다가 대부분의 사람들은 근육도 늘었으면 합니다. 각기 다른 운동법과 함께 각자에게 맞는 영양 섭취법도 필요합니다. 어떤 고민거리들이 있는지 함께 짚어보겠습니다.

사람들은 쉽게 살 빼는 법을 찾지만 다이어트는 괴롭습니다. 인간은 먹을 것을 갈구하고, 열량이 높은 것을 맛있게 느끼게 진화했기 때문이죠. 자연계에서 열량은 생존이고, 열량 높은 것과 낮은 것이 있다면 당연히 높은 것을 먹어야 했습니다. 생존경쟁은 살을 찌우기 위한 전쟁이었고, 뚱뚱한 사람이 살아남았고, 못 먹어서 살이 빠지면 죽음에 한발 더 가까워졌다는 의미입니다. 그러니 못 먹는 상황은 있을지라도 안 먹는다는 건 말이 되지 않을 수밖에요. 지금까지 인류는 수백만 년을 그렇게 살아왔습니다.

이런 이유 때문에 다이어트는 쉬울 수가 없습니다. 쉽다는 건 사기입니다. 쉬운 방법이라는 유혹에 빠지는 순간 절반 이상은 실패하죠. 감량은 식욕이라는 가장 원초적인 본능을 거스르는 전쟁이기 때문입니다.

'운동 할아버지'가 와도 먹는 건 못 당한다

살을 빼고 싶은 분들에게는 달갑지 않은 현실이겠지만, 생명체는 최소의 식량으로 생존할 수 있도록 수십억 년 진화해 온 산물입니다. 인체의 에너지 효율은 현대의 최첨단 기계도 따라오기 힘들 만큼 높습니다. 다음의 표는 운동 종목별 에너지 소모량을 나타냅니다. 웬만한 운동생리학 책에서는 다 찾을 수 있는 자료인데, 깊이 들여다보면 한숨 나오게 하는 진실이 숨어 있습니다.

종목	에너지 소모량 (kcal/hr/체중kg)	종목	에너지 소모량 (kcal/hr/체중kg)
휴식	1.0	복싱	13.3
서있기	1.2	자전거 (18km/h)	7.0
걷기 (4km/h)	3.1	골프	2.0 ~ 3.0
빠른 걷기 (8km/h)	5.8	스쿼시	8.0 ~ 12.0
달리기 (10km/h)	9.4	에어로빅댄스	6.0 ~ 9.0
달리기 (12km/h)	11.2	자유형 수영	7.7
달리기 (15km/h)	14.1	평영 수영	8.4

운동 종목별 에너지 소모량

예를 들어, 체중이 50kg인 여성이 1시간을 꼬박 평보로 걸어 봤자 155kcal정도밖에 소모하지 못합니다. 그 열량은 밥 1/2공기, 라면 1/4그릇, 웬만한 과자류 1/3봉지입니다. 같은 사람이 1시간을 죽어라 뛰어도 라면 한 봉지의 열량도 못 태웁니다. 1시간을 뛴다는 게 웬만한 사람에게는 숨넘어가게 힘든 것을 생각하면 맥 빠지는 수치입니다. 하루 2시간, 3시간 뼈빠지게 운동해도 그만큼의 열량을 식품으로 채우는 건 잠깐입니다.

식사 조절 없이 운동만으로 살을 뺄 수 있는지 궁금해 하는 분들이 많습니다. 결론부터 말씀드리면 가능은 합니다. 단, 과식을 하지 말아야 하고, 속도도 굉장히 더딜 겁니다. 살을 뺄 때 1차는 식단 조절이고, 운동은 그를 도울 뿐입니다. 체중과 무관하게 근육을 늘리는 게 목적인 분이라면 모를까 감량이 최우선인 사람이 식사 조절 없이 체중을 눈에 띄게 줄이는 건 사실상 불가능합니다.

운동은 직접 열량을 태우기보다는 간접적인 효과가 더 큽니다. 신진대사를 높여주고, 근육을 길러 장기적으로는 감량 후에도 체중 관리를 용이하게 하려는 목적입니다. 미용 차원에서도 감량 후 여기저기 처지고 탄력 잃기 쉬운 몸을 탄탄한 근육질 몸으로 유지해주니까요.

진짜 조금 먹는데 왜 안 빠지죠?

물만 먹는데도 살이 안 빠진다는 분들을 자주 봅니다. 과장이 절반 섞였다손 쳐도 어쨌든 적게 먹어 안 빠지는 일은 없습니다. 체질 타령하는 경우도 있는데 마른 체질, 뚱뚱한 체질이 있는 게 아니라 입이 짧은 사람과 식성 좋은 사람이 있을 뿐입니다. 물만 먹어도 살이 찐다는 사람들, 그렇다고 주장하는 사람들의 실상은 다음과 같습니다.

열량을 열량이라 부르지 않아서

감량의 핵심은 덜 먹는 것인데 본인이 미처 알지 못한 채로 혹은 잘못된 믿음으로 신경을 쓴다는 것이 도리어 더 많은 열량을 먹게 되는 어처구니없는 결과로 돌아온 경우가 많습니다. 안타깝지만 대부분이 여기에 해당하죠. 다음의 경우처럼요.

① 밥은 안 먹는 대신 군것질로 더 먹는다. 그러면서 밥도 안 먹는데 왜 살이 안 빠지냐고 불평한다.

② 운동은 쥐꼬리만큼 하면서 '이걸로 되겠지'라며 그보다 더 많은 열량

을 먹는다. 30분 슬렁슬렁 걸어 100kcal 소모한 후, 목이 마르다며 200kcal의 주스나 스포츠 음료 한 팩을 거침없이 마신다.

③ 다이어트 식품은 포만감을 주니 그만큼 다른 것을 덜 먹으라는 의미다. 그런데 원래 먹던 걸 그것대로 먹고, 여기에 다이어트 식품까지 덤으로 먹는다. 뚱뚱해질 만큼 식성 좋은 사람이 배부르게 먹어도 살 안 찌는 맛있는 음식은 없다.

④ 과일, 단호박, 고구마, 다이어트 시리얼 등 소위 다이어트에 좋다고 알려진 식품으로 끼니를 때운다. 이들의 열량은 같은 무게의 보통 식품과 별 차이가 없다. 결국 이것도 덜 먹어야 빠진다. 선정적인 대중매체의 속성상 자극적인 내용만 강조했을 뿐이다.

⑤ 저열량 식품이라며 더 많이 먹는다. 열량이 30% 낮은 저지방 크림치즈는 오리지널 제품보다 향미가 떨어져 2배 바른다. 본인은 다이어트를 했다고 만족해 하지만 실제로는 열량을 40% 더 섭취한 것이다. 그럴 바엔 차라리 오리지널 제품을 맛있게 먹는 편이 낫다.

⑥ 식품의 영양표 1회분을 포장 단위 전체로 본다. 모 통밀비스킷의 영양표는 1/6팩(비스킷 4개)을 1회분, 250kcal로 적어 놨다. 한 팩 다 먹으면 1,500kcal라는 극악의 열량이다.

아무리 식사관리를 잘해도 살이 안 빠진다고 생각한다면 입에 들어가는 것 중 공기와 맹물만 빼고 식사일지에 모두 써 보세요. 100명 중 99명은 그 안에 이유가 있습니다.

이때 단위는 반드시 그램이어야 합니다. 고구마 중간 크기(?) 1개, 밥 1공기(?), 호두 한 줌(?) 이런 주먹구구는 안 됩니다. 크기와 분량을 보는 관점은 주관적이고, 한 줌도 손 크기와 쥐는 법에 따라 몇 배씩 차이가 납니다. 시각적인 계량이 틀리기 쉬운 이유는 무게가 길이의 세제곱이기 때문입니다. 길이에서는 26%만 차이 나도 무게에서는 2배의 차이가 납니다. 언뜻 비슷한 크기여도 실제 먹는 열량은 큰 차이가 나는 것이죠. 주방에서 저울은 숟가락만큼 필수품입니다.

그래도 정말 물만 먹어도 살이 쪘다면 지구 온난화와 식량난 해결을 위해 앞으로는 부디 물만 먹고 사셨으면 합니다. 당신은 TV 출연만으로 떼돈을 벌 수 있는 행운아이니까요!

생물학적 한계와 신진대사량 감소

사회가 요구하는 날씬함의 한계가 점점 극단으로 흘러가다보니 최근에는 날씬한 정도가 아니라 아예 심하게 마른 몸을 원하는 분들이 많습니다. 우리에게는 각자 유전적으로 세팅된 체지방의 정상치가 있는데 말이죠. 남성은 대개 8~12%, 여성은 18~22% 사이가 1차 장벽입니다.

이 벽에서는 아무리 혹독하게 식사를 통제하고 운동을 해도 살이 잘 안 빠집니다. 그런데도 무리하게 밀어붙이면 몸은 아예 비상체제로 돌입합니다. 여성의 경우는 생리가 끊기기도 하고, 신진대사를 촉진하는 갑상선 기능에도 문제가 생깁니다. 남성도 추위를 타고, 면역력이 떨어지고 성격이 예민해져 인간관계에 지장을 주기도 하죠.

몸이 비상모드가 되면서 일반적으로 변하는 건 기초대사량입니다. 대개 10% 내외로 알려져 있죠. 그만큼 식사를 더 줄이거나 운동량을 늘리지 않으면 더는 살이 빠지지 않습니다. 실제로는 뒤에 나올 다른 문제까지 겹쳐 아무리 몸을 혹사해도 건강만 해칠 뿐 체중은 안 빠지는 경우가 많습니다. 결국 내 몸을 갉아먹기 때문에 몸 만들기에 올인할 이유가 없는 일반인이라면 감량은 이 선에서 중단하는 게 좋습니다.

직업 보디빌더, 트레이너, 연예인들은 시합이나 프로필 촬영을 위해 이보다 더 낮추기도 하지만 오래 유지할 수는 없습니다. 그들도 '비시즌'과 '시즌'을 나눠서 몇 달의 시즌기에만 혹독하게 몸 관리를 하고 나머지 비시즌에는 몸을 회복하는 과정을 갖습니다.

NEAT 활동량 감소

이미 언급했듯 에너지 부족에 따른 기초대사량 저하는 10% 내외입니다. 이것도 큰 수치이기는 한데 3분의 1 이상 줄여서 먹거나 혹독한 운동을 해도 안 빠지는 사례를 설명하기는 뭔가 부족합니다.

학계에서도 이 문제를 놓고 많은 연구가 이어졌는데 알고 보니 문제는 식사나 운동이 아니고 평상시에 있었습니다. 집안일을 하고, 손발을 꼼지락거리는 등 일상의 활동을 NEAT Non-Exercise Activity Thermogenesis, 비운동 활동대사라고 하는데, 총열량 소모의 15~20% 이상으로 기초대사량 다음으로 열량 소모가 많습니다. 그런데 에너지가 부족하면 행동이 느려지거나 동작의 크기가 줄고, 눕거나 앉으려고만 하며, 외출을 꺼리는 등 무의식적인 행동 변화가 일어나 NEAT를 줄입니다. 식사를 절반으로 줄여도, 운동을 두 배로 늘려도 그에 정비례해서 살이 안 빠지는 건 이 때문입니다.

결국 체중 관리는 식사와 운동을 포함한 일상 모두를 큰 그림에 놓고 판단해야 합니다.

유전자가 아닌 집안 탓

유전학이 사회에 광범위하게 영향을 미치다보니 비만도 유전적인 것에서 원인을 찾으려는 분들이 있습니다. 비만에 영향을 끼치는 몇몇 유전자가 발견된 건 맞습니다. 그런데 일부 희귀 유전질환을 제외하면 특정 유전자가 비만 여부를 결정하지는 않습니다. 비만 유전자라 불리는 것들은 체지방과 털끝만큼이라도 관련이 있는 수많은 유전자를 통칭하는 것이지 특정 유전자가 '넌 이제부터 비만이다'라고 땅땅 선고를 내리는 게 아닙니다. 학교 때 배운 멘델의 유전법칙은 이런 것엔 통하지 않습니다.

체지방을 보유하는 능력은 음식이 귀했던 과거에는 생존을 결정하는 능력이었으니 저도, 여러분도 모두가 '비만 유전자'라고 할 수 있는 것 중 몇 가지는 분명 가지고 있을 겁니다. 그에 따라 누군가는 살이 찌기 더 쉽고, 누군가는 덜 찌는 체질을 타고났을 수 있습니다. 하지만 그것도 체중을 줄일 때나 늘릴 때의 난이도를 결정할 뿐입니다.

살찐 사람들을 보면 대체로 가족도 살이 찐 경우가 많습니다. 유전적인 요인이 일부 영향을 줬을 수도 있지만 함께 살면서 식습관, 생활습관을 공유한 영향이 더 컸을 겁니다.

혹시 종양?

좀 생뚱맞죠? 비만과 직접 관계된 건 아니지만 많은 분들이 복부비만과 혼동해 시기를 놓치는 일이 있어 짚고 넘어갑니다. 마른 몸에 배의 특정한 부분만 볼록하다면 그 대부분은 누르면 쑥 들어가는 보통의 복부비만입니다.

그런데 드물지만 비만이 아닌 경우도 있습니다. 여성은 난소나 자궁에 종양이 있을 때, 남성은 간에 문제가 있을 때 배의 특정 부위가 이상하리만큼 볼록해지기도 하니까요. 하복부 비만이 고민이라며 제게

문의해온 여성들 중에 무려 두 분이 알고 보니 비만이 아닌 난소종양과 자궁근종이어서 수술을 받았습니다. 복부의 특정 부분이 체중 변화와 무관하게 이상하리만치 불룩하고 단단하다면 무작정 배가 나왔다고 넘겨짚기보다는 병원에 가보길 권합니다.

저칼로리 식품의 덫

세간에 알려진 대부분의 다이어트 식품은 섬유소가 많고 열량이 낮은 것들입니다. 감량 중 배고파 못 견디겠으면 토마토나 오이처럼 열량 낮은 것을 먹어 배를 채우라고도 합니다. 식사 조절이 안 되는 분들께 포만감과 저칼로리라는 단어는 분명 유혹적입니다.

하지만 포만감이라는 게 단순히 뱃속에 든 음식의 부피로 좌우되지는 않습니다. 포만감을 느끼는 기전에는 물리적 포만감뿐만이 아니라 혈당, 혈중 지방, 심지어 맛과 심리도 영향을 끼치니까요. 물리적인 포만감과 무관하게 열량이 낮은 식품은 먹는 총량이 많아지는 게 보통입니다. 심지어 나름 저열량을 먹는다고 한 것이 결과적으로는 보통의 한 끼 식사를 먹을 때보다 더 많은 열량을 먹게 되는 어처구니없는 경우도 있습니다.

다행히 본인이 제어를 잘해 총 섭취 열량을 줄일 수 있었다 해도 한 가지 문제가 더 있습니다. 바로 습관입니다. 특정한 양의 음식을 먹거나, 특정 시간 간식을 먹는 것에 습관이 들었다면 이후에도 그만큼을, 그 시간에 먹어야 만족을 느낍니다. 평생을 저칼로리 식품만 찾으며 살 게 아니라면, 부피에 따른 포만감 기준치도 낮춰야 하고, 특정 시간의 간식 습관도 고쳐야 합니다.

할 수 있다면 간식은 최대한 피하세요. 일시적으로 배만 채우는 오이, 당근 같은 채소라 해도 말입니다. 지금은 오이로 채우는 배를 나중에는 초코바와 과자로 채우게 되니까요. 저칼로리에 포만감만 높여주는 다이어트 식품도 장기적으로는 내 밥통 크기를 늘려서 요요를 유발하는 트로이 목마가 될 수 있습니다.

쉬어가기

뉴스를 어디까지 믿어야 하나?

뉴스들이 클릭 수에 목숨을 걸고 있는 건 하루 이틀 이야기도 아닙니다. 건강 관련 뉴스도 마찬가지입니다. 특히나 기존 상식을 뒤엎는 연구 결과는 클릭을 유도하기 딱 좋은 이슈입니다. 그래서 항상 상식에 빗나가는 글들이 뉴스를 잘 탑니다.

그런 논문도 막상 내용을 들춰 보면 지극히 상식적입니다. 그런데도 정작 뉴스를 탈 때는 쇼킹한 제목으로 돌변하지요. 예를 들어 '흰 빵과 밀기울 빵을 같은 양 먹었더니 흰 빵을 먹은 사람들이 더 살쪘다'는 내용의 논문이 있었습니다. 흰 빵이 같은 무게에선 열량이 높으니 당연하고 상식적인 결과입니다. 그런데 이 논문이 '밀기울 빵을 먹으면 살 빠져……'로 전신 성형해서 뉴스에 올랐다더군요.

2014년에는 '생 커피원두를 먹으면 살이 빠진다'라는, 솔깃한 뉴스와 함께 '생원두 다이어트'가 유행하기도 했습니다. 그런데 그 논문은 생원두가 아닌 추출물 투여 실험이었고, 설상가상으로 이후 연구 자체에 문제가 있었던 것이 밝혀져 논문 철회와 거액의 배상 판결까지 받았습니다.

최신 논문을 인용하는 뉴스 기사에서 이런 경우는 비일비재합니다. 눈에 확 띌수록 더더욱 그렇고요. 최신 연구 결과에 관심을 두는 건 좋습니다. 그렇지만 정말 내게 필요하다 생각되면 곧이곧대로 믿지 말고 반드시 원문을 찾아보기 바랍니다.

다이어트 출구전략

통계에 따르면 2년을 놓고 보았을 때 95%는 체중 감량에 실패한다고 합니다. 대부분 약간의 감량을 이루지만 얼마 지나지 않아 다시 이전으로 돌아가는 요요현상 때문이라고 합니다. 글쎄요, 무조건 요요현상 탓으로 떠넘기는 게 과연 합리적인지 생각해 볼 노릇입니다.

감량을 마친 후 많은 분들이 '해방이다!'를 외치며 바로 일상식으로 돌아가거나 심지어 축하파티까지 하는데, 그것만으로도 벌써 절반은 실패도장을 찍은 셈입니다.

뚱뚱했다가 살을 뺀 사람이 살이 도로 찌는 데는 그리 복잡한 이유가 있는 게 아닙니다. 한동안 덜 먹었으니 몸은 '절전모드'일 테고, 체중이 줄었으니 기초대사량도 줄었을 겁니다. 체중이 줄어 같은 활동을 해도 소모하는 열량은 줄었는데 정작 포만감을 느끼는 양은 줄지 않았다는 겁니다. 이 상태에서 다이어트 끝났다고 손을 놓으면 결과는 뻔합니다. 소모량은 줄고, 들어오는 양은 늘어나는 원투펀치를 양쪽에서 맞으니 똑같은 양의 음식을 먹어도 이전 뚱뚱할 때보다 몇 배는 살이 빨리 찌는 게 당연합니다.

일부에서는 운동을 겸하면 요요가 안 오고, 식사량만 줄여서 빼면 요요가 온다고도 하지만 이 역시도 절반짜리 답변입니다. 운동을 겸해 근육량과 신진대사를 높이면 도로 찔 위험이 조금 낮아질 뿐이거든요. '잘못된 식단과 생활습관'이라는 근본 원인을 고치지 않는 한 다시 찌는 건 당연합니다. 종일 운동하고 기초대사량이 하늘을 찔러도 먹어서 섭취하는 열량은 절대 못 당합니다.

이런 이야기를 하면 살 빼려는 분들이 화를 내기도 하지만, 실상 살 빼는 것 자체는 쉽고 간단합니다. 덜 먹고 열심히 운동하면 됩니다. 너무 간단해서 탈이랄까요. 이 간단한 것을 받아들이기 싫어 쉬운 비법을 찾으니 말입니다. 공부해야 성적이 올라간다는 걸 알면서도 이런저런 핑계만 대는 아이들과 다를 게 없습니다.

살 빼기보다 더 큰 문제는 당초 나를 뚱뚱하게 만들었던 습관입니다. 습관을 바꾸는 데는 그 몇 배의 시간과 노력이 들죠. 체중을 줄인건 첫발을 디딘 것에 불과합니다.

요요라는 진부한 시나리오

요요라는 시나리오는 대충 비슷합니다. 어찌어찌 살을 뺀 후, 목표에 다다르면 긴장이 풀려서인지 느슨해지는 타이밍이 옵니다. 이때 체중도 일시 증가할 수 있는데, 그때가 분기점이 되죠. 사실 감량 도중 약간의 체중 증가는 아무 문제도 아닙니다. 오랫동안 소식小食을 해온 사람은 글리코겐이 일반인보다 적어 음식을 조금만 더 먹어도 체중 2~3kg 정도는 우습지도 않게 늘어납니다. 반대로 조금만 식사를 걸러도 이 정도는 쉽게 빠지고요.

그런데 체중에 대한 스트레스가 심한 사람들은 감량 과정에서 약간의 체중 증가로도 "으악, 요요현상이야!"라며 자포자기에 빠집니다. 그 결과, 그간의 식사 관리와 운동을 모두 내팽개치고 뚱뚱했을 때의 생활습관으로 돌아가기 쉽습니다. 다이어트를 습관적으로 거듭하는 사람들 대부분이 이런 식으로 '독한 감량'과 '만사 포기'를 왔다갔다 반복하죠.

'요요현상이라는 용어 자체가 도리어 수많은 사람들의 다이어트를 망치지는 않았을까'라는 생각을 개인적으로는 해봅니다. 요요현상에

거창한 이유가 따로 있는 게 아닙니다. 그저 사후 관리를 더 안 해서입니다.

살 빼기는 절반의 성공

세간에는 원푸드니 디톡스_{해독}니 하는 다이어트법을 비롯해 유명 의사나 연예인의 이름을 내건 각종 선식이나 대용식들이 넘쳐납니다. 그 숱한 방법 중에 가정식 밥상은 없습니다. 일상의 밥상이 살 빼기에는 맞지 않는 것처럼 보입니다.

이런 대용식이나 비법들로 살을 뺐다고 치자고요. 그런데 그 후에는 어떻게 할 건데요? 다시 밥을 먹자니 살이 확 찔 것 같아 무섭고, 그렇다고 평생 가루만 물에 타 먹을 수도 없고, 맛없는 닭 가슴살이나 샐러드만 먹을 수도 없습니다. 언젠가는 일상 식단으로 돌아가야 하는데 특정 음식이나 약으로 살을 뺀 후에는 도무지 출구가 안 보입니다. 결국 상당수는 일상의 식단으로 돌아가지 못하거나, 자포자기해 무너지거나, 심하면 거식증이나 폭식증 같은 섭식장애에 빠지기도 합니다.

이런 분들이 다이어트 산업의 돈줄이고 '봉'입니다. 안타깝지만 쉬운 다이어트 방법을 찾는 분들은 실패한 후에도 계속 쉬운 방법만 찾습니다. 거듭 실패하고 돌아와 다시 지갑을 열어주니 이만한 고객이 없죠. 실패한 이들이 쓰라림을 곱씹고 돌아올 즈음에는 또 다른 이름을 가진 다이어트가 '이번엔 혹시나' 하는 심리를 부채질하며 주머니를 노립니다.

그런데 장기적으로 감량에 성공한 사람들은 이런 변칙적인 식단을 쓰지 않습니다. 살이 찌는 건 밥을 먹어서가 아니라 밥을 '너무 많이' 먹거나 군것질을 많이 해서입니다. 그렇다면 답은 간단합니다. 밥 대신 다른 것을 먹을 게 아니라, 먹던 밥을 줄이거나 군것질을 안 하는 것이죠. 사람들이 받아들이기 싫어하고, 다이어트 업계에 돈이 안 될 뿐 99.9% 확실한 방법입니다.[21] 일상식과 비슷한 식단으로 뺄수록 일상으로의 복귀도 쉽습니다. 감량 후 무얼 먹어야 할지 고민할 필요도 없고, 맛없는 다이어트 대용식에 스트레스 받을 일도 없습니다. 숟가락을 놓기 전까지 식욕과 씨름하는 것이 불만일 수 있지만 뭘 먹어도 마찬가지죠. 다이어트 식품이라고 해서 실컷 먹었던가요? 거기서 권장하는 양이라면 솔직히 뭘 먹어도 다 빠집니다. 또 한 가지, 일상으로 돌아가기 쉬워야 감량치를 유지하기도 쉽습니다. 감량한 몸은 오래 유지한 만큼 진짜 내 몸으로 굳어지니까요.

나머지 절반은 감량 후 2년

그럼 감량을 끝낸 후엔 어떻게 해야 할까요? 두 가지를 유념해야 합니다.

첫째, 감량 중에 에너지가 부족할 때는 내 몸에 글리코겐과 수분이 크게 줄어 있다는 점입니다. 따라서 다이어트가 진행되는 도중의 체중은 정상치에서 2~3kg 정도 적습니다. 두 달간 다이어트로 6kg을 줄여 60kg을 찍었다면 실제 감량은 3~4kg이고, 2~3kg은 물이나 장내 음식물 등이 줄어 일시적으로 생긴 허수입니다. 내 진짜 체중은 62~63kg입니다. 다이어트를 끝냈을 때 이 정도 돌아가는 건 필연적으로 거치는 정상화입니다.

둘째, 체중 감소에 따른 대사량 감소입니다. 기초대사량도 줄었고, 근육량이나 체중 자체가 줄었으니 같은 활동을 해도 에너지를 덜 씁니다. 80kg에서 60kg을 만들었다면 이제 60kg에 맞는 식사량으로 먹어야 합니다. 80kg 시절대로 먹는다면 당연히 그때로 돌아갑니다.

감량이 끝났다면 앞으로 얼마만큼 먹어야 유지할지를 알아내야 합니다. 식사량을 매주 조금씩, 밥 한 숟가락씩 늘립니다. 체중이 최하점에서 2~3kg을 넘어 계속 불어난다면 다시 약간 줄입니다. 그런 과정을 거쳐 안정된 식사량에 안착합니다. 감량 후 2년은 적당한 식사량을 찾고 적응하려고 좌충우돌하는 기간입니다. 아무튼 약간의 체중이 느는 건 '여기까지'라고 알려주는 몸의 고마운 신호입니다.

다이어트가 끝났다면 이제 근육량을 본격적으로 늘려야 합니다. 유산소운동은 하루 30~40분 이내로 줄이고 근력운동 비중을 높입니다. 체중 유지에 급급해 유산소만 무한정 늘리는 건 체중 복귀로 가는 지름길입니다.

이 모두가 습관이 되고 줄어든 식사량이 몸에 배려면 짧게는 몇 달, 대개 1~2년 이상의 시간이 걸립니다. 이 시기가 감량 때보다 더 힘듭니다. 단기간에 살을 뺄 수는 있지만 단기간에 살이 덜 찌는 사람이 될 수는 없습니다.

비만의 추억

수많은 TV 리얼리티 쇼에서 고도비만인의 다이어트를 소재로 다룹니다. 당장 살을 빼고 싶다면 무슨 식단과 운동을 하는지가 궁금할 테고, 운동 좀 해봤다면 '과연 저 몸을 얼마나 유지할까?'가 더 궁금할 겁니다. 눈썰미가 있는 분이라면 살을 뺀 출연자의 몸매가 같은 체중의 다른 사람들과는 어딘지 다르다는 점까지 파악했을지도 모르겠습니다.

약간 통통했다가 살을 뺀 정도면 몰라도 심하게 뚱뚱했던 분들은 어떤 식으로든 몸에 흔적이 남습니다. 운동과 식사 관리만으로 고쳐지기도 하지만 아닌 때도 많습니다. 때로는 이 흔적이 어렵게 살을 뺀 후에 다시 좌절하게 만들기도 합니다.

굵은 하체

하체는 살아 있는 동안 내 체중을 받치며 계속 움직여야 합니다. 고도비만인은 일반인보다 수십 킬로그램 이상의 짐을 항상 더 지고 다니는 셈이기 때문에 일상의 모든 움직임이 하체 운동입니다. 하체 근육이 체중을 받치느라 단련된 셈이죠. 그래서 나중에 체중이 줄어도 다른 곳보다는 덜 빠집니다. 일생에 한 번이라도 고도비만이었다면 굵은 하체는 오랫동안 흔적으로 남을 가능성이 높습니다.

1부에서도 잠깐 다뤘지만 첫 감량법이 운동 후 몸매를 좌우할 수 있습니다. 특히 심하게 비만한 상태에서 달리기나 고강도 트레이닝부터 시작한다면 불균형이 더 심해지기 십상입니다. 고도비만 상태에서는 굳이 힘든 운동 안 해도 살이 잘 빠집니다. 수영이나 걷기처럼 하체 부담이 적은 운동으로 첫 감량을 시작하는 것이 몸매 관리나 관절 보호 차원에서 좋습니다.

늘어진 살

늘어진 살, 튼살, 울퉁불퉁해진 살은 살을 빼본 많은 분들에게 악몽입니다. 한 번 바람이 들어갔던 풍선은 바람이 빠져도 이전 모양으로는 안 돌아가듯이 과도하게 늘어난 피부도 원래 상태로는 못 돌아갑니다. 아랫배, 등 양쪽, 가슴, 삼두근, 심한 분들은 목이나 엉덩이 아래에도 축 처진 살이 남습니다.

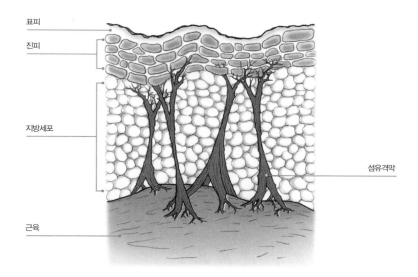

표피

진피

지방세포

섬유격막

근육

늘어지고 울퉁불퉁해진 피부층

살 처짐은 비만으로 피하지방층이 너무 두꺼워져 피부와 근육을 연결하는 섬유격막이 늘어나거나 끊어져 근육과 분리되면서 나타납니다. 살이 빠져서 처지는 게 아니라 살이 찌면서 망가졌던 것이 살이 빠지면서 비로소 드러난 겁니다. 일단 끊긴 섬유격막은 자연적으로는 거의 회복되지 않습니다.

살 처짐은 고도비만의 회복 과정에서 피할 수 없는 현상이지만, 그나마 덜 나빠지게 하는 방법은 있습니다. 가장 좋은 건 나이가 한 살이라도 어릴 때, 피부 탄력이 조금이라도 좋을 때 살을 빼는 겁니다. 그래야 자연적인 회복도 그나마 제일 빠릅니다.

그 외에 감량 속도를 가능한 한 느리게 해서 피부가 적응하도록 시간을 주는 것도 중요합니다. 리얼리티 쇼에서처럼 한 달에 수십 킬로 그램를 빼는 게 부럽고 화끈해 보이겠지만 빨리 뺄수록 부작용은 큽니다. 감량 초부터 미리 살 처짐에 대비해 피부 마사지와 보습을 해주는 것도 부분적으로는 도움이 됩니다. 적절한 근력운동도 급격한 볼륨 저하를 늦춰 살 처짐을 조금은 덜 수 있습니다.

이미 살이 처진 상태라면 부위에 따라 방법이 다릅니다. 여성보다는 남성의 회복이 조금 쉽습니다. 가슴이나 팔, 등, 엉덩이처럼 안쪽에 근육이 있고 처짐이 심하지 않다면 운동으로 근육 벌크를 키워 빈자리를 채우는 방법으로 어느 정도 회복이 가능하거든요. 그런데 여성은 근부피 성장이 더뎌서 살 처짐 증상이 가벼운 분께나 가능합니다. 처짐이 아주 심하다면 예쁜 팔 만들려다가 20대를 다 보낼 수도 있습니다. 그때는 차라리 처진 살을 제거하는 성형수술을 받는 편이 더 현실적일 수도 있습니다.

가슴 변형

하체 외에 비만의 흔적이 가장 선명하게 남는 부분은 남녀 모두 가슴입니다. 남성의 경우는 젖꼭지 안쪽에 유선^{젖샘}이 자라는 여성형 유방 gynecomastia이 제일 큰 문제죠. 지방세포가 남성호르몬을 억제하고 남성호르몬을 여성호르몬으로 변화시켜 남성을 여성화시킵니다.

특히 성호르몬이 불안정한 청소년기에 이런 현상이 잘 나타나는데, 다행히 청소년기의 가벼운 여성형 유방은 다른 부분이 발달하면서 가려져 성인이 된 후엔 크게 두드러지지 않습니다. 하지만 성인이 될 때까지 유선이 계속 커진다면 문제가 됩니다.

여성형 유방은 살이 쪄서 지방으로 처진 가슴이나 살 뺀 후 처진 가

습과는 다릅니다. 여성화로 생긴 유선은 근육도, 피하지방도 아닌 독립된 기관이기 때문에 살을 뺀 후에도 유두와 그 부근만 볼록하게 남습니다. 가벼운 여성형 유방은 가슴 벌크를 키워 가릴 수도 있지만 유선이 크게 발달했다면 운동으로 해결하기는 불가능하니 병원을 찾는 편이 낫습니다.

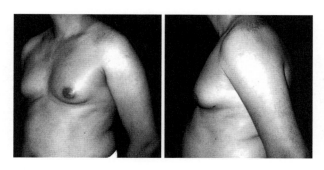

여성형 유방증

여성의 경우는 처진 가슴이 문제가 됩니다. 유방은 대부분이 지방인데, 살이 찌면 유방의 지방세포가 여성호르몬을 자극하고 여성호르몬이 또다시 지방을 늘리면서 유방이 과도하게 커지는 악순환이 이어집니다. 가슴이 지나치게 크면 운동에도 방해가 될뿐더러 어깨와 척추에 부담을 줘 어깨가 앞으로 오그라지고 척추질환의 원인이 되기도 합니다.

그런데 유방은 근육 같은 견고한 지지조직이 없습니다. 약간의 섬유조직과 피부만으로 지지되는 매우 취약한 구조입니다. 그래서 비만으로 유방이 과도하게 커지면 이 섬유조직이 늘어나거나 끊어져 형태가 무너집니다. 차라리 뚱뚱할 때는 지방이 꽉 차 가슴이 덜 처지지만 날

씬해지면 가장 드라마틱하게 빠지는 부분이 유방입니다. 일부 만화 등에 등
장하는 가슴 빵빵에 허리 잘록한 미소녀는 생물학적으로는 거의 불가능한 판타지입니다.

살을 빼서 유방이 모양 그대로 크기만 작아지면 얼마나 좋겠습니까
만 이미 지지구조가 무너져 있어 결국 밑으로 처집니다. 심하지 않다
면 브래지어 정도로 시각적인 보정만 해도 되겠지만 그 이상을 원한다
면 역시 병원밖에 도리가 없습니다.

쉬어가기

비만과 발기력, 음경의 크기

발기에 특정한 근육이 따로 있는 것은 아닙니다. 길거리 광고용 풍선에 공기를 주
입하듯 음경 해면조직 내에 체액을 밀어 넣는 것입니다. 심장이 튼튼할수록 발기
력이 강해지죠. 근력이 간접적인 영향을 줄 수는 있지만 발기 메커니즘에 직접 관
여하는 건 아닙니다.

비만하면 심폐기능과 혈액순환이 나빠지고, 발기력도 당연히 떨어집니다. 음경은
피부 위에 달린 게 아니라 치골과 내부 장기에 연결되어 있어서 하복부 피하지방
이 두꺼워지는 만큼 그 안에 묻혀버립니다. 이 때문에 비만이 심하면 음경 자체에
문제가 없어도 함몰음경(Hidden Pennis, 자라고추)이 되기도 합니다. 이때는 길이도
길이지만 두꺼운 지방에 짓눌려 발기가 제대로 되지 않습니다. 이런 이유로 심한
초고도비만 상태에서는 성관계도 불가능해집니다.

통계적으로 체중 7~10kg이 늘면 음경이 1cm 짧아진다고 합니다. 반대로 살을
빼면 당연히 길어지겠죠?

02

말라서 고민인 사람들

물만 먹어도 살이 찐다며 고민하는 사람과 정반대로 너무 마르고 왜소해서 고민인 사람들이 있습니다. 뚱뚱해서 고민인 경우엔 관련 정보라도 많지요. 그 많은 정보 가운데 무엇이 맞고 무엇이 사기인지를 알 수가 없으니 오히려 정보가 너무 많아서 탈입니다. 반면 말라서 고민인 사람들을 위한 정보는 아예 찾기가 힘듭니다. 고민거리로 인정조차 못받는 것이죠.

본인이 말랐다고 생각해서 체중을 불리려는 분들은 주로 10대 후반에서 20대 남성입니다. 비만인의 감량만큼이나 마른 몸에서 벗어나기 위해 필사적이죠. 몇몇 분들은 지방이어도 좋으니 살만 쪘으면 좋겠다는 위험천만한 이야기를 하기도 합니다.

위로가 될지 어떨지 알쏭달쏭하지만, 말라서 고민인 경우도 젊을 때처럼 평생 마른 경우는 드뭅니다. 정상 체형이나 뚱뚱했던 사람이 나이 들면 전신 비만이 되기 쉬운 반면, 마른 사람은 내장에만 지방이 집중적으로 쌓여 복부비만이 되는 경우가 많습니다. 물론 지방간 등 내과질환에서 자유롭지 못하죠.

세간에 알려진 살찌는 방법들게이너 먹기, 야식, 폭식 등은 당장은 지방이 붙어 체중이 좀 늘지 몰라도 나중에는 뒤통수를 치는 핵폭탄이 될 수 있습니다. 건강하게 체중을 늘리는 것도 건강한 다이어트 못지않게 중요합니다.

마른 것과 비만은 동전의 양면

마른 남성들은 신진대사가 빠른 체질을 타고났거나 소화기가 약하고 입이 짧습니다. 여성은 갑상선 항진증이 많고 드물게는 거식증 같은 심각한 질환도 있습니다. 중증 암이나 당뇨 같은 소모성 질환은 이 책의 범위를 벗어나는 의학적 문제입니다. 이렇게 마른 분들은 체질 탓인지 식사량이 부족해서인지 근육량도 많지 않습니다.

뚱뚱한 사람들은 자신의 실제 식사량을 과소평가하는 경향이 있는데, 마른 사람들은 반대로 식사량을 과대평가하곤 합니다. 그래서 마른 분들도 식사일기를 써 봐야 압니다. 물어보면 항상 본인은 남들만큼 먹는다고 하지만 실상은 아닌 경우가 많거든요. 먹어야 할 건 안 먹고, 먹지 말아야 할 걸 많이 먹는 면에서는 비만인들과 유사합니다. 똑같이 불량한 식사를 해도 먹는 양과 타고난 체질에 따라 뚱뚱해지느냐 마르느냐가 갈라지는 것이죠.

뚱뚱한 사람들은 안 좋은 음식을 먹는다는 사실에 죄책감이라도 느낍니다. 그런데 마른 사람들은 위험을 실감하지 못하고, 심지어 살을 찌우려는 욕심에 안 좋다는 음식을 일부러 찾아 먹기도 합니다. 특히 젊은 남성들은 건강 문제에 대체로 둔감하죠. 각종 매체에서 질병을 무조건 비만과 연관해 강조하다보니 마른 사람은 질병과 무관하다는 잘못된 믿음을 가진 경우가 상당히 많습니다.

체중을 늘리는 운동 원칙

모든 체질에는 단점과 장점이 함께 있습니다. 체질적으로 마른 사람들은 대체로 근육이 늦게 붙는데 같은 이유로 체지방도 덜 붙습니다. 그래서 일단 근육이 붙기만 하면 뚱뚱했다가 살을 뺐을 때보다 외모적으로는 보기 좋은 몸이 나옵니다.

사실 체중을 늘리는 운동이라 해서 기본이 달라지지는 않기 때문에 초심자들이 특히 유념해야 할 원칙 몇 가지만 언급하겠습니다.

일부에서는 체중을 늘릴 때 높은 중량의 운동을 권하는데 고강도 운동으로 짧은 시간에 끝내야 한다는 원칙을 잘못 해석한 결과가 아닌가 싶습니다. 운동을 막 시작한 단계에서 고중량 운동은 맞지도 않을뿐더러 부상을 부르는 지름길입니다.

마른 사람들은 기초 스태미너가 약하기 때문에 몸을 키우는 근력운동은 본 운동 50~60분 이내에 끝내야 합니다. 오래 끌면 스태미너 소모가 많아 근성장에 도리어 불리할 수 있습니다. 물론 짧은 만큼 화끈하게 고강도여야 합니다. 반복수를 높이거나 휴식시간을 줄이거나 기본 자세를 갖췄다면 중량을 높여야지 총 시간을 늘리지 않습니다. 무분할부터 시작하는 게 좋지만 체력에 따라 2분할로 시작할 수도 있습니다.

마른 사람도 유산소운동은 당연히 해야 합니다. 유산소운동, 특히 달리기는 식욕을 자극하는 효과도 있고 몸의 기초 인프라인 심폐기능을 발달시키는 가장 간단한 방법입니다. 기초공사 없이 무작정 살만 찌우려 했다가는 당장 체중은 늘지 몰라도 얼마 못 가 한계에 부딪힙니다. 누울 자리를 보고 발을 뻗는다고, 우리 몸은 최소한의 균형을 맞춰줘야 제대로 자랍니다.

이때 유산소운동의 목적은 지방 연소가 아니라 심폐기능을 단련하고 식욕을 기르는 것입니다. 최대산소섭취능력 향상을 목적으로 할 때 이상적인 운동시간은 15~20분 내외입니다. 이 정도의 달리기를 주 3

회 실시하거나 인터벌 트레이닝, 서킷 트레이닝처럼 심폐기능을 단련하는 운동이 적당합니다. 하지만 초보 단계에서는 인터벌 트레이닝이나 서킷 트레이닝이 어렵기 때문에 달리기로 실시하는 것이 가장 무난합니다.

체중을 늘리는 식단 원칙

마른 사람들은 소화력이 약한 경우가 많습니다. 무조건 많이 먹는 것보다는 적은 양을 자주 먹는 편이 몸에 잘 받죠. 얄궂게도 양을 제외하면 마른 사람의 증량 식단과 뚱뚱한 사람의 감량 식단이 크게 다르지 않습니다. 마른 사람과 뚱뚱한 사람을 군대처럼 획일적인 환경에 함께 두면 뚱뚱한 사람은 빠지고, 마른 사람은 살이 붙어 결국 중간치에 수렴하는 것도 그 때문이죠.

체중을 늘릴 때 주의할 식단 원칙을 7가지로 정리했습니다. 당뇨 같은 질병이나 가족력이 없는 젊고 건강한 사람을 기준으로 한 것이니 당장의 욕심에 건강과 체중을 맞바꾸는 바보짓은 하지 마세요.

첫째, 국물, 찌개는 피하는 게 좋습니다. 과도한 염분이 건강을 해치기도 하지만 더 현실적인 문제는 국물을 함께 먹으면 밥알을 씹지 않고 그대로 삼키기 때문입니다. 제대로 씹지 않은 쌀알은 마른 사람들의 취약한 소화기가 제대로 흡수하지 못합니다. 국물 없이 밥 못 먹는 습관은 반드시 고쳐야 합니다.

둘째, 면류는 가끔 먹어도 무방하지만 마찬가지로 국물은 가능한 한 피합니다. 너무 맵고 짠 양념장도 건강을 위해 피하는 게 좋습니다.

셋째, 과자, 튀김, 과도한 탄산음료, 인스턴트식품을 줄이는 건 건강의 기본입니다. 외국 통계와는 달리 한국인은 마른 사람에게 당뇨가 많습니다. 말랐다는 이유로 건강을 과신하지 마세요.

넷째, 알코올에 버티는 능력은 체중과 근육량의 영향을 받기 때문에 마른 사람은 음주 후 회복능력과 운동능력이 더 많이 떨어집니다. 술만 줄여도 체중을 늘리는 좋은 조건이 됩니다.

다섯째, 고구마, 닭 가슴살로 도배한 식단은 선수들이 단기간에 살을 뺄 때 영양소 총량을 제어하기 쉽도록 만든 것입니다. 생활운동을 하는 일반인이 이런 식단을 따를 이유가 없습니다. 체중을 늘리려면 밥, 빵, 떡, 붉은 육류, 달걀, 생선처럼 영양소를 고루 함유한 일상의 식품들이 적당합니다.

여섯째, 단백질은 달걀, 제육볶음, 생선구이 등의 동물성 식품을 한 종류 이상 반찬으로 추가해 먹습니다. 두부는 수분이 대부분이라 체중을 늘릴 때는 맞지 않습니다. 반찬이 부실해 충분한 섭취가 어렵다면 순수 단백질 보충제를 보조로 활용할 수 있지만 끼니를 보충제로 땜빵해선 안 됩니다. 최근에는 훈제 닭 가슴살이나 닭 가슴살 소시지처럼 손쉽게 단백질을 보충할 수 있는 가공식품들도 많습니다.

일곱째, 마른사람은 특히 지방을 잘 소화하지 못합니다. 삼겹살, 과자, 튀긴 음식의 지방 열량을 탄수화물밥, 떡 등로 나누어 섭취하면 인슐린이 몸을 키우는 데 도움을 줍니다. 단, 인슐린은 근육과 지방의 성장을 모두 자극하기 때문에 고강도의 운동을 해주지 않으면 마른 몸에 배만 나오는 최악의 상황에 처할 수도 있습니다.

마른 사람을 위한 체중 늘리기 식단

일반인의 세 끼니 식사 간격은 대개 6~8시간입니다. 하지만 마른 사람들은 신진대사가 빠르기 때문에 그보다 짧은 간격으로 끊임없이 열량을 공급해줘야 합니다. 특히 탄수화물을 적정량 계속 공급해서 인슐린 효과를 최대화해야 합니다.

기초대사량 1,500kcal 내외인 표준 남성을 기준으로 해서 체중 늘리기 식단표를 작성해봤습니다. 사회생활 하는 일반인에게 불편이 없도록 일상에서 쉽게 접하는 메뉴를 기준으로 했습니다.

• 아침식사

밥 1.5공기, 생선 1토막 또는 달걀프라이 2~3개, 사과나 오렌지 등 과일 1개, 종합비타민 (약 800kcal, 단백질 25g)

아침식사는 가능하면 일어나자마자 먹습니다. 생선과 달걀은 소화가 잘 되고 흡수가 빨라 아침에 좋습니다. 양질의 지방도 들어 있고 미네랄 등 미량성분도 우수합니다.

• 점심식사

밥 1.5공기, 단백질 반찬 (약 700kcal, 단백질 25g)

> **• 오후 간식** (식후 3~4시간)
>
> 단팥빵 또는 바나나 2개, 우유나 두유 1팩
>
> 또는 식빵 2쪽과 치즈 1장 중 택 1 (약 300kcal, 단백질 15g)

대부분의 현대인은 점심식사는 대개 외식을 합니다. 한식을 먹을 경우 국물이 있는 찌개보다는 생선구이나 제육볶음처럼 고형 메뉴가 좋습니다. 돈가스 같은 튀김류나 짜장면 같은 중식은 피하는 게 좋지만 피치 못하게 면류를 먹어야 한다면 우동처럼 기름기 적은 것을 택합니다. 단, 면류 음식은 단백질이 부족하기 쉬우니 달걀이나 우유를 추가합니다.

> **• 저녁식사**
>
> 밥 1.5공기, 단백질 반찬, 칼슘제, 미네랄제(약 700kcal, 단백질 25g)
>
> **• 저녁간식** (선택)
>
> 달걀 2개 또는 우유 1팩(약 130kcal, 단백질 7~10g)

저녁식사의 관건은 숙면을 위해 취침 2시간 전까지는 모든 식사를 끝내야 한다는 점입니다. 몸을 키우겠다고 일부러 취침 직전에 식사를 하는 사람들이 있습니다. 잠잘 때 영양소가 집중적으로 몸에 저장된다는 속설 때문인데, 연구 결과 일일 섭취 총량이 중요하지 취침 직전에 먹는다고 지방이나 근육이 더 붙지는 않습니다. 오히려 숙면을 방해하고, 역류성 식도염이나 위염을 유발하곤 합니다. 마른 사람들은 소화기가 약한 경향이 있어 더 안 좋습니다.

마지막으로, 마른 사람들은 삼시 세끼와 간식 외에도 운동 전후 열량 섭취에도 신경을 쓰는 것이 좋습니다.

• 운동 중 쉽게 지친다면

탄수화물 30g : 꿀 4큰술 또는 주스 200ml

• 운동 후 회복

탄수화물 50g : 완숙 바나나 2개 또는 밥 2/3공기 또는 식빵 2쪽

단백질 20~30g : 육류 살코기 100g 또는 달걀 3~4개 또는 보충제

보통은 운동 1~2시간 전 다당류 탄수화물 섭취를 권장하는데, 식사를 하고 그 정도 시간이 지난 후에 운동을 하는 것으로 대체해도 됩니다. 스태미나가 너무 약해 쉽게 지친다면 운동 직전에 약간의 탄수화물을 섭취하는 것도 한 가지 방법입니다.

운동 후도 마찬가지인데, 바로 정규 식사를 한다면 운동 후 회복을 위한 별도의 영양 섭취는 굳이 필요 없습니다. 대신 이만큼의 열량을 오전 시간대의 간식으로 잡아도 좋습니다. 식빵은 마가린이나 잼 등을 미리 발라둔 식빵이 아니라 첨가물 없는 일반 식빵입니다. 달걀은 노른자까지 모두 먹습니다. 몸을 키우려는 사람이 흰자만 먹을 필요는

없습니다. 노른자에 몸을 키우는 데 도움이 되는 비타민과 미네랄이 풍부하게 들어 있으니까요.

위의 기준대로 일일 총 섭취열량을 산출하면 대략 3,000kcal, 단백질은 110~130g 정도입니다. 성인 남자의 하루 권장 열량인 2,500kcal에 체질적으로 마른 분들의 증량을 위한 추가 열량과 운동 시 소모 열량을 고려한 수준입니다. 만일 키가 크고 말라서 일반인의 권장 열량치를 적용하기 어렵다면, 여기에 500kcal 내외까지는 양을 적절히 추가하는 것이 좋습니다.

03
배만 불룩, ET의 딜레마

비만이나 저체중만큼이나 현대 한국인들에게 고민을 선사하는 게 복부비만입니다. 팔다리는 가는데 배만 불룩 나온 경우입니다. 팔다리 굵고 배도 나온 건 일반적인 비만처럼 다루면 되지만 복부 부분비만인 ET체형에게는 보통의 비만과는 다른 딜레마가 있습니다. 뱃살을 빼자고 식사 조절이나 장시간 유산소운동을 하자니 부실한 팔다리가 더 부실해질 것 같고, 그렇다고 팔다리를 생각해서 잘 먹으면서 운동하자니 불룩한 배가 눈에 거슬립니다.

그래서 복부 부분비만은 일반적인 감량법이나 몸을 키우는 방법과 다른 제3의 해결책이 필요합니다.

어쩌다 배만 나왔을까?

복부 부분비만의 공통점은 '기본적으로는 말랐다'는 것입니다. 전신 비만인 사람이 팔다리만 가늘어지며 복부비만이 되는 일은 드뭅니다. ET체형은 정상 체형이나 마른 체형이 몇 가지 이유로 배에 내장지방이 끼면서 배만 나온 것이지요. 주저앉을 때 쿠션 역할을 해줄 엉덩이도 아니고, 근육이 많은 허벅지도 아닌 하필 한눈에 훤히 보이는 배에 지방이 쌓이는 이유가 뭘까요? 바로 '간' 때문입니다.

우리 몸은 가능한 한 몸에 부담을 주지 않는 피하에 지방을 저장하려고 합니다. 피하지방은 보기는 안 좋을지 몰라도 몸을 보호해주는 역할도 하고, 혈관 건강에도 큰 문제가 되지 않습니다. 말하자면 교통 정체를 피해 멀리 교외에 만든 물류창고 격입니다. 다만 피하지방을 쌓으려면 혈관을 통해 지방을 멀리까지 보내야 합니다.

몸에서는 여분의 열량을 간이나 근육에는 글리코겐으로, 지방세포 에는 체지방으로 저장합니다. 그런데 글리코겐의 저장은 한계가 있어 실상 지방세포가 대부분을 끌어안게 됩니다. 이런 에너지 저장을 총괄 하는 것이 인슐린인데, 기관마다 인슐린에 대한 반응이 다르고 나이가 들수록 인슐린에 둔감해지는 저항성을 지니게 됩니다. 피하지방이나 근육은 저장 속도도 느리고 인슐린 저항성이 있으면 저장 능력이 떨어 지는 반면, 간이나 내장지방은 인슐린 저항성이 있어도 에너지를 빠르 게 잘 저장합니다. 에스트로겐이나 테스토스테론 같은 호르몬도 이 비 율에 영향을 줍니다.

결국 폭식, 음주, 단당류 위주의 식사 등으로 불규칙하게 많은 열량 이 들어오거나, 당뇨나 인슐린 저항성이 있거나, 폐경 후 여성은 근육 이나 피하보다 간과 내장에 저장되는 지방이 더 많아져 복부비만이 가 속화합니다. 다행인 건 내장지방은 피하지방보다는 빨리 연소됩니다.

주변에 보면 운동을 굉장히 열심히 하고 잘 하는데 희한하게 배만 나온 사람들이 있습니다. 국가대표 뺨치는 플레이를 펼치는 조기축구 회 아저씨도 있고, 남산만한 배로 다람쥐처럼 정상에 오르는 산악인도 있습니다. 단단한 근육질 팔다리에 배만 불룩하니 운동해도 안 빠지는 배라며 신기해 합니다.

배가 나온 데는 그만한 이유가 있겠죠? 운동시간을 뺀 나머지 일상 을 볼 필요가 있습니다. 보통은 운동할 때만 빡세게 하고 끝난 후엔

'운동했으니 괜찮겠지'라며 소주에 삼겹살로 폭식을 하거나, 일주일에 한두 번 다리가 부러져라 운동하고 나머지 날들은 의자에 찰싹 붙어서 떨어지지 않습니다. 벼락치기 운동으로 내장지방과 피하지방을 태우고, 폭식으로는 그보다 더 많은 양을 내장지방으로만 쌓는 악순환을 반복하는 꼴입니다.

축구든 등산이든 한판 뛰고 나서 흔히 거치는 단체회식에서 스스로를 단속하지 못하면 아무리 반짝 열심히 운동해도 뱃살을 줄이는 데는 도움이 안 됩니다. 심지어 애주가들에게는 운동이 술자리를 갖는 핑곗거리가 되기까지 합니다. 반대로 이런 벼락치기 운동을 하지 않아도 일상에서 활동적이고 식사를 고르게 하는 분들은 전반적으로 살이 찔지언정 복부만 볼록하게 찌는 경우는 드뭅니다. 실제로 이런 분들은 체지방이 높아도 활력이 넘치고 대체로 건강합니다.

즉 배가 불룩한지 납작한지는 잠깐 하는 반짝 운동보다는 균형 잡힌 식사와 일상의 생활 패턴이 좌우합니다.

남녀의 복부비만

'많이 먹고 안 움직이면 살찐다'는 대전제는 남녀 모두에게 해당하지만 굳이 체중 관리의 난이도를 따지자면 남성이 더 유리합니다. 안드로겐이라는 남성호르몬이 기초대사량, 운동대사량을 모두 높여 에너지 소모량이 크기 때문입니다. 같은 거리, 같은 속도로 달려도 남성이 여성보다 적게는 1.5배, 많게는 2배 이상 에너지를 더 소모합니다. 반면 식욕이나 에너지 흡수는 공평하니 여성의 감량이 더 힘든 게 당연합니다. 먹을 것 다 먹어도 운동만 해주면 다 빠진다는 남성들의 경험담을 여성이 믿고 따라했다가는 뒤통수 맞기 십상인 게 그 때문이죠.

이런 전반적인 비만 말고 '어느 부위에 살이 찌느냐'로 시야를 좁히면 남녀에 따른 차이가 있습니다.

남성의 복부비만

남성의 복부 부분비만이 여성보다 많은 건 남성호르몬이 피하보다 복부지방 형성을 자극하기 때문입니다. 반대로 여성은 에스트로겐의 작용으로 엉덩이나 허벅지의 피하에 지방이 축적되어 삼각형 모양으로 찝니다. 여성의 허벅지와 엉덩이 지방이 외모적으로는 나쁠지 몰라도 최소한 건강 측면에선 낫습니다.

물론 여기까지는 생물학적인 신체 조건이고, 현실에선 남성들에게 복부비만이 많을 수밖에 없는 사회·문화적인 요소들이 있습니다.

- 여성보다 높은 남성의 음주, 흡연 빈도
- 직장에서의 야근, 야식, 불규칙한 수면, 과도한 지방 섭취나 잘못된 식습관
- 마른 사람들이 살을 찌우겠다며 야식, 폭식을 하다가 실패하고 불룩한 배만 훈장으로 남은 경우
- 젊어서 몸이 말랐을 때의 잘못된 식습관을 나이가 들어서도 바꾸지 못해 배만 나온 경우
- 걸을 일이라고는 집과 사무실에서 주차장까지밖에는 없는 경우

여성의 복부비만

여성은 복부 부분비만보다는 전신비만이 대부분입니다. 전신에 살이

찌다보니 배에도 살이 많이 붙은 것이지 마른 팔다리에 배만 나오는 ET 체형은 흔치 않습니다. 드물게 배만 나온 경우는 대개 다음과 같습니다.

- 복근이 약해 복부 전체가 밑으로 처져 아랫배만 나온 경우
- 출산으로 인한 복직근 이개(370쪽 참조)
- 원푸드 등 잘못된 다이어트를 거듭하며 근육은 잃고 군살만 얻은 경우
- 등과 허리 근육의 발달이 불량해 몸이 앞으로 기운 경우
- 단것 좋아하고 움직이기 싫어하는 경우(복부만 찌기보다는 엉덩이와 하체비만을 동반)
- 폐경 후 에스트로겐 활동이 줄면서 피하보다는 남성처럼 내장에 지방이 쉽게 쌓이는 경우
- 드물지만 양성 종양이 있는 경우

가장 흔한 경우는 첫 번째입니다. 근육이 약한 것이 원인이기 때문에 단순히 식사 조절과 유산소운동만으로는 해결되지 않습니다. 복근을 포함해 상체 전반의 근력이 부족한 경우가 많으므로 단순히 복근 훈련만 하기보다는 등, 허리, 가슴을 포함해 전반적인 상체운동을 모두 해줘야 합니다.

복부비만인을 위한 식사와 운동

앞에서 언급했듯 복부 부분비만의 근본적인 원인은 운동 부족보다 잘못된 생활습관 그 자체이니, 무엇보다 생활습관을 개선하는 노력이 필요합니다.

- 애주가나 애연가라면 술, 담배부터 줄이기

- 폭식하지 말고 하루에 여러 번 나눠서 먹기

- 단것, 과도한 포화지방을 피하고 양질의 다당류 탄수화물과 단백질 위
  주로 먹기 (한마디로 군것질하지 말고 밥 잘 먹기)

- 힘들게 운동한 후 보상심리로 '이쯤이면 되겠지'라며 폭식하지 않기

복부 부분비만이라고 해도 기본적으로는 마른 사람들입니다. 그래서
운동도 마른 사람들을 위한 원칙을 따릅니다.

- 젊고 특별히 병이 없다면 고강도의 근력운동 위주로 근육을 기른다.
  유산소운동은 운동시간의 30~50%로만 잡는다. 나온 배는 장시간의
  유산소운동보다는 식습관, 생활습관을 개선해주면 금세 들어간다.

- 고혈압 같은 건강상 문제가 이미 나타났거나 30대 중반 이후라면 배
  가 젊을 때처럼 쉽게 들어가지도 않고, 복부지방이 언제 건강을 위협
  할지도 모른다. 이런 경우, 근육 만들기보다는 유산소운동으로 복부비
  만부터 줄이고 혈관 건강을 관리하는 게 우선이다. 근력운동도 분명
  좋은 운동이지만 혈관 건강 차원에서는 유산소운동이 더 좋다.

- 최대한 많이 걷는다. 만보계나 스마트밴드를 차고 다니며 하루에 최소
  6천보 이상, 가능한 1만보 이상 걷는 게 좋다.

복직근 이개

'복직근 이개(Diastasis Recti)'가 조금은 낯선 용어일지도 모르겠습니다. 잘 알려지지 않았다 뿐이지 주변에서 흔한 증세입니다. 임신 등으로 불룩해진 배를 복직근이 버티지 못해서 중앙의 세로선(백선)을 따라 갈라진 것을 말합니다. 출산을 겪은 중년 이후 여성의 복부를 보면 명치부터 배꼽까지 세로선 양쪽으로 마치 무언가를 넣은 것처럼 툭 튀어나온 모습을 종종 볼 수 있습니다. 언뜻 천川자 같긴 한데 배가 납작한 게 아니라 무언가 집어넣은 것처럼 툭 튀어나왔다는 게 천川자 복근과는 다르죠.

대개 출산을 경험한 여성에게 나타나지만 고도비만을 겪은 사람에게도 종종 나타납니다. 젊을 때는 티가 덜 나도 나이가 들어 근육이 약해지면 분리된 양쪽 복직근이 따로따로 튀어나와 복부 모양을 망가뜨리기도 합니다. 크런치 자세나 누워서 엉덩이를 위로 드는 것처럼 배에 힘을 주고 배꼽 위를 눌러보면 복근이 갈라져 있는지 확인할 수 있습니다.

복직근 이개가 모든 산모에게 생기는 것도 아니고, 심하지 않다면 일상생활에 지장은 없습니다. 다만 상태가 심하다면 병원의 도움을 받는 편이 낫습니다. 이개가 심하면 복근이 배를 제대로 잡아주지 못해 조금만 살이 쪄도 배가 쉽게 불룩해집니다. 한편 상체 중심을 잡는 복직근이 기능을 상실하면서 길항근인 등 근육에 큰 부하가 가해져서 요통을 유발할 수도 있습니다.

운동이 근본적인 치료는 아니지만 약간의 도움은 됩니다. 이때 중요한 건 복부를 거들처럼 빙 감싸주는 복횡근입니다. 복횡근은 복직근처럼 세로방향 근육이 아니고 거들girdle처럼 조이고 버티는 기능을 하는 가로방향 근육입니다. 크런치나 윗몸일으키기처럼 직접 몸을 일으키는 일반적인 복근 운동은 효과가 적고, 플랭크나 트위스트처럼 버티기(등척성)나 좌우 움직임 운동이 적당합니다.

소개한 운동은 이미 몸이 회복된 보통의 여성을 위한 것이니, 임산부는 운동 전에 반드시 전문가의 상담과 지도를 받아야 합니다.

04
기회의 창

'기회의 창' 이론은 헬스 서적에 단골로 등장하는 내용입니다. '기회의 창window of opportunity'이라는 말 자체는 '놓치면 안 되는 중요한 타이밍'을 뜻하는 영어의 관용적인 표현입니다. 운동에서 말하는 기회의 창도 운동시간을 전후해서 몸이 영양소를 매우 적극적으로 받아들이는 특정한 시간대가 있다는 주장입니다. 이 이론을 잘 응용하면 좀더 운동을 효율적으로 실시할 수 있고, 회복을 촉진할 수도 있습니다.

그런데 한편에선 운동보다는 먹는 것으로 손쉽게 효과를 보겠다는 생각과 결합해 종종 주객이 전도된 상황을 빚곤 합니다. 어떤 사람은 특정 시간대나 특정 식단에 과하게 집착하느라 정작 운동을 제대로 하는 건 뒷전이고, 보충제나 보조제에 어마어마한 돈을 쓰기도 합니다. 대체 이 이론을 어느 정도까지 받아들여야 할까요?

기회의 창, 제대로 알아야

운동에서 말하는 기회의 창에서 큰 뼈대는 다음 두 가지입니다.

① 수행능력을 최고로 올리는 운동 전, 운동 중 탄수화물 섭취
② 회복을 촉진하는 운동 후 탄수화물, 단백질 섭취

운동 전과 후를 기준으로 살펴보겠습니다. 근성장을 높이는 첫 번째 전제조건은 강한 운동으로 몸에 자극을 줘야 한다는 것입니다. 그래서 ①이 등장합니다. 최고의 수행능력을 위해 운동 전에 탄수화물이라는 연료를 충분히 넣어두는 것이죠. 구체적인 섭취 방법은 뒤에서 자세히 다루겠습니다.

그럼 단백질은 어떻게 해야 할까요? 단백질은 3대 영양소 중 소화하기가 가장 어렵기 때문에 단백질을 섭취한 직후 1~2시간은 소화기에 혈류가 몰리고 에너지가 집중됩니다. 이 상태에서 운동을 하면 최고의 퍼포먼스를 내기 힘들고 심한 경우 토하거나 복통을 일으키기도 합니다. 그러니 일반인의 단시간 트레이닝에서는 운동 직전에 단백질은 먹지 않는 편이 낫습니다.

다만 장거리 사이클처럼 운동시간과 운동량이 극도로 긴 종목이나 전문 보디빌더처럼 체중과 체지방 대비 근육량이 과도해 운동 중 근육의 손실을 무시할 수 없을 때는 드물게 단백질을 섭취하기도 합니다. 하지만 이때도 육류 같은 고형질의 단백질보다는 유청단백이나 아미노산처럼 소화에 부담이 없는 단백질을 소량만 섭취합니다.

운동이 끝나고 안정 상태에 들어갔다는 판단이 들면 몸은 본격적인 회복에 들어갑니다. 운동 중, 운동 직후 세포는 인슐린 같은 근육합성 호르몬에 매우 민감한 상태입니다. 이때의 근육은 적은 양의 호르몬으로도 탄수화물이든 단백질이든 적극적으로 받아들여 이후 회복에 쓸 영양소를 비축합니다. 필요성에 대한 논쟁이 가장 활발한 것이 바로 이 시간대입니다.[22]

기회의 창을 지지하는 견해에 따르면, 이 상태는 운동 후 1시간 정도까지 정점을 찍고 2시간까지 이어집니다. 이때가 지나면 세포가 영양을 끌어들이는 속도가 눈에 띄게 줄어듭니다. 세포들이 영양을 놓고 다투는 때라 모두에게 고루 영양이 돌아가도록 다량의 영양소를 공급하면 안 먹었을 때에 비해 근성장이 촉진된다는 주장입니다.

그런데 혼동하지 말아야 할 건 이 타이밍은 회복 및 근성장을 위한 영양소를 가장 활발히 빨아들이는 때일 뿐 이때 근육이 성장하는 건 아니라는 사실입니다. 근육의 성장은 운동 후 며칠에 걸쳐 이루어지기 때문에 섭취 영양소의 총량에 문제가 없는 한 특정 타이밍의 영양 섭취가 전체 근성장에 미치는 영향은 제한적입니다. 그저 지친 근육의 글리코겐 재충전이 약간 빨라지는 정도의 효과죠. 어차피 우리 몸은 평상시에도 일정량의 여분 단백질과 당분, 체지방을 보유하고 있으니까요.

이 때문에 기회의 창에 대한 회의적인 견해도 많습니다. 운동 후 단백질을 먹었을 때와 위약가짜 단백질을 섭취했을 때 일부 실험에서는 긍정적인 효과를 보였지만[23], 거의 똑같은 대상인데도 아무 차이가 없다는 정반대의 당혹스러운 결과도 있었습니다.[24]

그런데도 일부 극단적인 분들은 기회의 창이라는 말을 맹신한 나머지 보충제나 닭 가슴살이 없으면 아예 운동도 안 한다거나, 운동 후 굶으면 운동 효과가 아예 없다고 생각하기도 합니다. 이건 기회의 창이라는 견해를 지지하건 아니건 상관없이 지엽적인 문제를 과대 해석한 결과입니다.

또 고려해야 할 건 이 시기에 영양을 적극적으로 끌어들이는 것이 우리 바람대로 근육만은 아니라는 점입니다. 이때는 지방세포 역시 당분을 열심히 끌어들여 체지방을 만듭니다.

탄수화물과 기회의 창

탄수화물은 두 가지 면에서 운동에 영향을 끼칩니다. 하나는 운동에 쓸 에너지를 미리 공급하는 것이고, 또 하나는 운동 후 회복에 쓰이는 에너지를 공급하는 겁니다. 구체적인 섭취 방법을 살펴보겠습니다.

운동 전 탄수화물 섭취

기회의 창에서 1단계는 운동 전에 적절한 탄수화물로 몸에 운동할 연료를 미리 넣어주는 것입니다. 그런데 문제는 혈당의 롤링 현상입니다. 260쪽 참조 대체로 흡수가 빠른 탄수화물은 30분 정도면 혈당이 오르고, 45~60분 정도면 혈당이 급하게 떨어집니다. 흡수가 느린 다당류 탄수화물이라고 해도 1시간 정도면 혈당이 오릅니다. 지속 시간이 다른 탄수화물보다야 길지만 그 역시 시간이 지나면 떨어집니다.

또 당분과 같이 움직이는 인슐린 호르몬은 근육 성장을 자극하지만 한편으로는 체지방 분해를 방해하기도 합니다. 그러니 최상의 퍼포먼스를 내려면 혈당과 인슐린의 변화, 운동 목적을 모두 고려해서 탄수화물의 섭취 타이밍을 결정해야 합니다.

방법 1

흡수가 느린 다당류 탄수화물이나 일상의 식사를 운동 시작하기 전에 1~2시간 이상 여유를 두고 섭취합니다. 고기처럼 소화가 힘든 것을 먹었을 때는 여유를 길게 두고 빵이나 바나나, 고구마처럼 소화가 빠른 음식은 여유를 짧게 둡니다. 운동은 혈당과 인슐린 수치가 정상화된 후 실시합니다. 이 방법은 살을 빼는 것이 주목적이고 강도가 높지 않은 운동을 할 때 특히 유용합니다.

방법 2

운동선수처럼 최고의 퍼포먼스가 중요한 고강도 운동을 한다면 운동 직전에 꿀물, 주스, 설탕 등 흡수가 빠른 탄수화물을 섭취할 수도 있습니다. 당뇨가 없는 건강한 사람이라면 고강도 운동 시엔 인슐린 민감성이 높아져 혈당의 요동이 적기 때문이죠. 체중 1kg당 당분 0.5g 정도가 적당하며, 아무리 많아도 체중 1kg당 1g은 넘기지 않습니다. 에너지 변환은 포도당이 가장 빠르지만 과당도 혈당의 급변을 막는 완충제 역할을 하므로 포도당 : 과당의 비율은 2:1 정도가 좋습니다. 운동을 1시간 이상 지속하면 혈당치와 수행능력이 급격히 떨어질 수 있으니 운동을 빨리 끝내거나 중간에 다시 당분을 조금씩 보충해 주는 것이 좋습니다.

운동 후 탄수화물 섭취

운동 후 섭취하는 탄수화물은 운동하면서 소모한 근 글리코겐을 재충전하고 동화 호르몬인 인슐린의 수치를 유지해서 근육의 회복을 돕는 것이 주목적입니다. 글리코겐 중 양이 적은 간 글리코겐은 고강도 운동의 경우 약 2시간 정도에 고갈되는 대신 재충전도 몇 시간이면 됩니다. 반면 글리코겐 보유량이 많은 근육은 지방을 함께 사용해 글리코겐 고갈이 느린 대신 재충전도 느립니다.

 일반적으로 근 글리코겐의 재충전은 매 시간당 5% 정도인데, 운동이 끝나 휴식에 접어든 첫 2시간 동안은 글리코겐 합성효소의 반응이 활발해지면서 이 비율이 7~8% 정도로 늘어납니다. 이때 체중 킬로그램당 0.7g 정도의 탄수화물을 섭취해 주는 것이 가장 회복 속도가 빠릅니다. 이보다 더 섭취한다고 회복이 빨라지지는 않기 때문에 근육 성장 위주로 운동한다면 이 수치에 맞추면 됩니다.

이때 탄수화물 종류는 강도와 종목에 따라 다릅니다. 일반인의 평상시 트레이닝 수준의 운동이라면 운동 후에 밥, 식빵, 떡처럼 일상식이나 간식을 섭취하는 것으로 충분합니다. 주스나 에너지 음료 같은 특별한 에너지 보충은 필요 없습니다.

만일 마라톤이나 격투기 시합 직후처럼 매우 격한 운동으로 탈진했다면 소화력이 크게 떨어진 상태니 주스 같은 농도가 낮은 액상 탄수화물이 좋습니다. 잡화꿀을 물에 탄 것도 포도당, 과당, 미네랄이 들어 있어 시판되는 회복용 탄수화물 보충제와 성분이 비슷합니다.

심하게 비만해서 감량에 최우선을 두고 있다면 글리코겐 회복보다는 총열량 관리와 함께 폭식 예방이 중요하기 때문에 차라리 이 시간 동안 공복을 유지하는 편이 낫습니다.

단백질과 기회의 창

운동 후 단백질 섭취량은 근성장을 촉진하는 신호 단백질인 엠토르 mTOR 등을 기준으로 여러 연구가 수행되었습니다. 그에 따르면 운동 후 1시간 이내에 20~40g 정도, 체중 1kg당 양질의 단백질을 0.3~0.5g 섭취하면 mTOR와 근단백질 합성 신호가 평소보다 강하게 나타났습니다. 운동 직후 섭취하는 용도의 보충제 1회분도 대개는 이 수준으로 잡혀 있죠.

최근에는 근성장 신호의 핵심인 류신 아미노산 함량을 기준으로 근성장에 효율적인 1회 단백질 섭취량을 잡기도 합니다. 이때는 단백질의 양뿐만 아니라 질까지 고려해 최적의 수치를 뽑을 수 있다는 장점이 있습니다. 평균적인 체형에서는 류신 2.5g정도를 잡는데, 이를 기준으로 할 때 유청단백질은 25g, 콩단백질은 33g 정도에 해당합니다. 닭고기, 돼지고기, 쇠고기 등 육류는 날것의 살코기로 환산하면 120~150g 정도를 먹으면 됩니다. 밥반찬으로 먹는다면 밥과 다른 반찬의 단백질이 있으므로 이보다 약간 적어도 됩니다.

05
채식인의 몸 만들기

종교적·인도적인 이유로, 생태환경이나 정치적 목적으로, 때로는 그저 건강을 위해 오직 채식만 하는 사람들이 있습니다. 순수 채식에 대해서는 여러 견해가 공존하지만, 몸 만들기와 운동능력에 대해서만큼은 부정적인 시선이 많습니다. 실제로도 순수 채식이 체력적인 요소에서 부분적으로 악영향을 주기도 합니다. 그렇다고 운동과 몸 만들기를 불가능하게 할 만큼은 아닙니다. 채식만 하거나, 채식 위주로 섭취하는 분들이 운동을 할 때 어떤 점을 고려해야 하는지 간단히 다루어보겠습니다.

채식과 인간

순수한 채식이 인간에게 자연스러운 식단은 아닙니다. 인간을 포함한 영장류는 초식과 육식의 중간 형태를 띠는 잡식동물로 진화했기 때문입니다.

초식동물은 풀만 먹어도 체내의 공생 박테리아가 이를 분해해 필수 영양소를 공급해줍니다. 이 방법은 먹이를 얻기는 쉽지만 에너지 효율이 낮아 많은 양을 먹어야 합니다. 당연히 소화기가 비대해지고 소화와 되새김이라는 큰 부담을 떠안게 됩니다. 반면 육식동물은 먹이를 구하기는 힘들지만 일단 성공만 하면 한 번에 많은 영양을 섭취할 수 있고, 소화하는 데도 에너지를 거의 낭비하지 않습니다.

대부분의 영장류는 양쪽의 장점을 취하는 쪽으로 발전했습니다. 채식에서 대부분의 영양소를 취하고, 소량의 육식으로 미량원소와 단백질을 보충하는 식이죠. 유인원 중 인간과 가장 가까운 침팬지는 단백질 섭취를 위해 집단사냥을 하고 심지어 동족 침팬지까지 계획적으로 살해한다고 합니다. 그렇다면 인간은 어떨까요?

인간이 고기를 좋아하는 이유

우리의 먼 조상들도 유인원처럼 대부분의 영양을 채식으로 얻었던 것으로 추정합니다. 석기시대 조상들의 소화기는 현대인보다 엄청나게 길고 비대해서 체형도 지금 기준으로 보면 배불뚝이 ET에 가까우니까요.

그랬던 인간이 불을 사용해 음식을 익혀먹게 되면서 소화기도 짧고 단순해졌고, 체형 역시 지금처럼 길고 날씬해졌습니다. 만일 현대인에게 석기시대 조상의 식단을 내민다면 제대로 소화도 못 시키고 배탈이 나고 말 겁니다. 하지만 인간은 소화능력을 잃은 대신 더 큰 것을 얻었습니다. 진화생물학에서는 그간 소화에 낭비하던 에너지를 훨씬 생산적으로 쓸 수 있게 되어 궁극적으로는 뇌가 발달하는 촉매가 되었다고 보거든요.

생태계는 열량을 차지하기 위한 전쟁터입니다. 인간을 포함한 대부분의 동물은 가장 효율적인 열량원인 당분_{단맛}을 좋아하게끔 진화했습니다. 마찬가지로 지방도 특유의 고소한 맛을, 단백질에서는 육류의 글루타민처럼 아미노산에서 오는 감칠맛을 좋아하게 되었죠. 바로 이 느낌을 흉내 낸 것이 그 유명한 MSG _{글루타민산나트륨}입니다. 한마디로 육류와 단백질을 갈구하는 인간의 본능을 이용한 조미료입니다.

식품에 대한 인간의 지식이 늘고 유통이 발달하면서 이제 순수 채식만으로도 생존에 필요한 영양소를 보충하는 것까지는 가능해졌습니다. 문제는 육식에 끌리는 본능은 예전 그대로라는 점입니다. 이 말은 순수한 채식을 실천하려면 본능에 끌려 다니지 않을 의지가 있어야 하고, 영양에 대해 누구보다 박식해야 한다는 뜻입니다.

채식을 하면 살이 안 찌고 건강할까?

채식에 대해 가지고 있는 막연하고 잘못된 지식 몇 가지는 짚어야 할 것 같습니다. 채식주의자의 이미지 하면 마르거나 날씬한 몸매를 생각하는데, 살이 찌는 것과 육식과는 직접적인 관계가 없습니다. 특히 현대 비만의 대부분은 과도한 탄수화물이 문제입니다. 탄수화물은 쌀, 옥수수, 백설탕 등등 어쨌든 식물에서 비롯한 겁니다. 지방도 크게 다르지 않습니다. 튀김용 식용유도 씨앗에서 뽑고, 마가린도 식물성유로 만듭니다. 비만이냐 아니냐는 잡식이냐 채식이냐가 아니라 얼마만큼 먹느냐의 문제입니다.

채식주의자가 많은 해외 사례를 보면 채식주의자 중에도 비만, 고도비만이 많습니다. 채식은 탄수화물의 과잉섭취를 불러오기 쉬우며, 통계적으로도 소득과 교육 수준이 낮을수록 단백질보다 탄수화물 섭취가 늘어 살이 더 찐다는 연구가 있습니다. 다만 채식주의자 중에는 고학력자나 중산층 이상이 많고 영양에 대해 관심도 많아 비만의 빈도는 조금 더 낮습니다.

채식을 하면 아토피, 알레르기가 사라진다는 주장이 있지만 이 역시 100% 맞는 말은 아닙니다. 자가면역질환은 외부 물질, 특히 단백질에 몸의 면역체계가 과잉 반응하는 것을 말합니다. 그런데 동물성 식품은 식물성 식품에 비해 단백질의 양이 많고 다양하니 당연히 빈도가 높습니다. 식물성 식품도 땅콩, 밀, 콩, 씨앗처럼 단백질 함량이 높으면 알레르기 빈도가 높고, 쌀이나 과일에도 알레르기가 생길 수 있습니다. 가장 흔한 알레르기 원인 중 하나인 꽃가루도 식물성이니까요. 제 경우도 육식에는 알레르기가 없지만 토마토에 알레르기가 있습니다.

일부에서는 채식으로 바꿔 알레르기나 아토피가 호전되었다는 경험담이 많습니다. 이는 채식이라서가 아니고 섭취하는 단백질 종류와 양이 줄어서일 수도 있습니다. 반대로 땅콩 알레르기가 있는 사람이 육류로 식단을 바꿔도 증세가 사라질 수 있다는 의미입니다.

채식과 운동능력

채식으로 운동선수가 되고 몸이 좋아지는 것이 가능할까요? 물론 가능합니다. 다만 일반적인 잡식에 비해 난관이 많은 것도 사실입니다. 채식 홍보자료에서는 채식 운동선수나 채식을 하고도 몸이 좋은 사람들을 많이 언급합니다. 그런데 그들 중에는 처음부터 채식으로 몸을 만든 경우보다는 이전에 잡식을 통해 몸을 만든 후 채식으로 전환했거나 현역 은퇴 후 채식으로 전환한 경우가 더 많기 때문에 적절히 걸러서 볼 필요는 있습니다.

사실 단순히 보기 좋은 몸을 만드는 정도에서는 채식이든 잡식이든 별 차이가 나지 않을 수 있습니다. 그렇지만 미세한 1%가 승부를 가르는 정상급 선수의 영역에서는 종목에 따라 채식이 약점이 될 수도 있습니다. 이때는 단점을 극복하기 위한 전문적인 식단이 필요합니다.

파워 vs 지구력, 남성 vs 여성

채식인은 근육량, 크레아틴, 갑상선 호르몬 수치가 잡식인에 비해 낮은 경향이 있습니다.[25] 그래서 무산소 대사능력_{순간 최대파워와 지속능력}에서 차이가 납니다. 이 능력은 단거리 육상이나 역도 같은 종목에서 가장 중요한 요소입니다. 반면 장거리 육상, 사이클처럼 지구력이 중시되는 운동에서는 양쪽의 운동능력 차이가 크지 않습니다.

한편 동물성 식품과 포화지방이 남성호르몬 수치를 높이는 것은 이미 잘 알려져 있습니다. 테스토스테론 수용체가 발달하고 근육량이 많은 남성 선수에게 큰 영향을 끼치죠. 반면 여성 선수는 채식의 영향이 상대적으로 적습니다.

정상급 운동선수 중에도 일부 채식인이 있지만 대부분 지구성 종목이거나 여성 선수들입니다. 선수 중 채식인의 비중은 낮다는 것을 고려하면 영향이 아주 없다기보다는 노력에 따라 극복 가능한 난관 정도로 해석하는 편이 적절할 것 같습니다.

채식과 근력, 보조제

채식인의 파워가 상대적으로 떨어지는 원인은 근육량의 차이 때문입니다. 같은 양의 근육이라 해도 채식인과 잡식인은 크레아틴과 카노신_{438, 445쪽 참조} 보유량에서 차이를 보입니다. 이 때문에 전문적으로 운동하는 채식인, 특히 알이나 유제품도 먹지 않는 비건^{vegan} 채식인들은 이 두 가지를 보조제로 보충하기도 합니다.

크레아틴은 붉은 살코기에 풍부하기 때문에 육류 섭취가 많을수록 대체로 근육 내 보유량도 높습니다. 이미 근육에 크레아틴이 충분하다면 추가 섭취해도 큰 이득이 없습니다. 반대로 채식 운동인들은 이득을 볼 가능성이 높습니다. 카노신은 근력과 근지구력에 동시에 영향을 미치는 성분입니다. 크레아틴과 달리 생선에도 풍부하게 들어있어 페스코 _{해산물은 섭취하는 채식인}는 군이 따로 섭취할 필요가 없습니다.

채식과 항영양소

항영양소는 _{anti-nutrition}는 영양소의 소화나 흡수를 저해하는 성분을 말합니다. 독 _毒이 적극적인 공격성을 지니고 있다면 항영양소는 그보다는 완곡합니다. 경험 없는 등산객이 부주의하게 독버섯이라도 따먹지 않는 한 현대인이 독이 든 식품을 먹을 일은 거의 없습니다. 반면 항영양소는 우리가 흔히 먹는 식품 중에서도 특히 곡류나 채소에 대부분 들어 있습니다.

왜 유독 식물이 이렇게 까칠하게 굴까요?

식물도 살고 싶다

채식을 못마땅하게 생각하는 사람들이 채식을 비꼴 때 쓰는 식상한 문구이긴 합니다만, 살고 싶다는 본능은 동물이나 식물이나 마찬가지입니다. 동물에게는 도주라는 궁극의 생존법이 있지만 식물은 그럴 수가 없습니다. 그래서 찾은 유일한 방법이 자신을 먹으려는 동물에게 최대한 매력 없는 먹거리가 되는 것입니다. 그래서 일부 식물은 쓴맛이나 매운맛으로 무장하고, 일부는 독성을 띠거나 소화를 방해하는 성분으로 무장하여 생화학전을 펼칩니다. 자신을 먹은 동물이 된통 배탈을 앓으면 설사 자신은 죽더라도 동족이나 2세에게는 입을 대지 않을 테니까요.

항영양소란?

항영양소라는 표현은 완곡하지만 자신을 먹은 동물에게 보내는 경고장, 한마디로 복수의 한방입니다. 특히 콩이나 곡류처럼 열량이 풍부한 종자를 품은 식물일수록 인간을 포함한 탐욕스러운 동물로부터 소중한 2세를 지키기 위해 수단과 방법을 가리지 않습니다. 날콩을 먹으면 설사를 하는 게 그 때문입니다.

하지만 창과 방패가 함께 발달하듯이 동물도 뒤질세라 소화하는 능력을 발달시켰습니다. 특히나 인간이라는 고약스러운 종은 익히거나 껍질을 벗기고, 심지어 발효를 시키는 등 다른 동물들은 흉내도 못 낼 기발한 방법으로 상당수의 항영양소를 무력화시켜 식물들을 절망하게 만들었습니다. 이 때문에 일상적인 분량으로 섭취하는 한 식물의 항영양소는 인체에 별 해를 끼치지 못합니다.

콩단백을 둘러싼 논란

채식 식단을 구성할 때 가장 어려운 건 단백질 섭취입니다. 우리나라에서는 채식 단백질 하면 단연코 콩, 더 정확히는 대두를 떠올립니다. 콩단백질이 심혈관 건강에 좋다는 건강 정보 프로그램은 요즘도 자주 접합니다. 또 한편에는 콩단백질이 근육에 전혀 도움이 안 된다는 속설이 있습니다. 콩은 만병통치약 같은 관점과 근거 없는 공포가 공존하는 이상한 식품이죠.

먼저 콩단백이 심혈관에 좋다는 권고는 1999년 FDA에서 제시했는데, 최근 이와 부합하지 않는 실험 결과가 이어지면서 미국 심장학회에서도 효과가 없거나 미미하다고 한 발 물러난 상태입니다.

일단 콩 단백질이 근육에 전혀 도움이 안 된다는 건 당연히 말이 안 됩니다. 단백질의 질 측면에서 콩단백질은 대부분의 곡류보다는 우월하지만 동물성 식품과 비교하면 크게 좋을 것도, 나쁠 것도 없습니다. 단백질은 아미노산 단위로 쪼개져 흡수되므로 분해된 후에는 똑같습니다.

다만 다른 영양소의 흡수를 저해하는 항영양소가 많은 것은 문제입니다. 정상적인 식사에 콩밥과 두부, 두유를 포함시켜 먹는 정도는 아무 문제가 없지만 다량의 단백질을 오직 콩이나 콩 가공품으로만 섭취한다면 다음과 같은 성분을 과잉 섭취할 우려가 있습니다.[26]

- 요오드의 흡수를 저해하는 고이트로겐(갑상선종 유발 물질)
- 신장 결석을 유발하는 옥살산염
- 단백질 소화를 저해하고 복통을 유발하는 트립신 저해제
- 호르몬계를 교란할 수 있는 피토-에스트로겐
- 뼈를 약하게 하고 신장에 악영향을 줄 수 있는 다량의 인산
- 칼슘, 철분 등 미네랄의 흡수를 저해하는 피틴산
- 적혈구 응고를 유발하는 헤마글루티닌

단백질 측면으로만 봤을 때, 가장 큰 문제는 소화를 막는 트립신 저해제, 날콩을 먹었을 때 설사를 일으키는 주인공입니다. 다행히 가열하면 대부분 사라지지만 10%는 1시간 가까이 가열해도 여전히 잔류합니다. 한편 무기질 흡수를 막는 피틴산은 열에 강해서 가열해도 소용이 없습니다.[27]

운동이나 성장 측면에서 흔히 우려가 제기되는 건 이소플라본으로 잘 알려진 피토-에스트로겐이라는 에스트로겐 유사물질입니다. 상식

적인 섭취량에서는 문제가 없지만 하루에 300mg 이상의 이소플라본 두유 2.8 ℓ 을 섭취한 채식주의자 사례에서 남성의 발기능력 저하나 여성 형 유방증이 보고된 일은 있습니다.[28]

또 하나, 영유아의 성장기에 대한 문제입니다. 콩 성분의 조제식을 먹는 영유아에게서는 모유를 먹는 영유아에 비해 혈중 이소플라본 농도가 매우 높게 측정되는데 성적인 성숙에 어떤 영향을 줄지는 미지수입니다. 사안의 특수성 때문에 실험 데이터가 나온 바는 없어 전문가들도 '가능하면 피할 것'을 권고하는 정도입니다.

채식인과 단백질

앞에서도 언급했지만 채식인에게 가장 까다로운 영양소는 단백질입니다. 페스코 해산물은 허용나 락토오보 유제품과 알은 허용라면 문제가 없지만, 비건에게는 특히 어렵습니다. 비건도 보리처럼 단백질이 높은 곡물을 섭취하고, 적절한 양의 콩과 견과류 정도면 건강과 적당한 근육량을 유지하는 데 필요한 단백질은 충분히 섭취할 수 있습니다.

그런데 사람들의 지향점은 제각각입니다. 비건이면서도 보디빌더나 역도선수처럼 큰 몸을 원한다면 그 이상의 단백질이 필요할 수도 있습니다. 여기서 영양 비율의 문제가 생기죠. 식물성 식품은 대개 다량의 탄수화물과 지방, 소량의 단백질로 이루어져 있습니다. 곡류는 단백질이 높아야 10% 내외, 가장 많다는 대두도 40% 수준입니다. 같은 양의 단백질을 먹을 때 부수적으로 섭취해야 하는 열량 부담이 육류에 비해 훨씬 큽니다. 단백질 100g을 섭취할 때 닭 가슴살은 3~4덩이 500kcal면 되지만 쌀은 1kg 이상 3,500kcal을 먹어야 합니다. 대두는 지방 그나마 오메가-6에 편중이 너무 많습니다. 어마어마한 양의 항영양소는 덤이고요. 열량을 맞추니 단백질이 부족해지고, 단백질을 맞추면 열량이 과다해집니다. 결국 비건은 엄청난 열량 섭취를 감수하거나 식물성 단백질 보충제를 쓰는 것 외에는 단백질을 다량 섭취하기 어렵습니다.

피치 못하게 보충제나 가공단백질을 이용한다면 대두단백과 곡류단백을 섞는 것이 가장 경제적입니다. 이미 대두 섭취량이 많다면 균형을 위해 완두단백이나 곡류단백을 이용할 수도 있습니다. 413~415쪽 참조 비슷한 부류지만 콩고기, 밀고기로 불리는 인조고기도 있습니다. 그런데 이런 보충제나 가공단백질에 대해서는 비건의 이념적 정체성 문제로 거부감을 보이는 경우도 있습니다.

비타민B12를 보충할까, 말까?

비타민B12, 시아노코발라민은 채식인에게 가장 중요도가 높은 미량영양소입니다. 비타민B12는 동물성 식품에서 주로 발견되는 영양소로 피를 만드는 것을 돕고 두뇌 기능에 영향을 미칩니다. 부족하면 무기력증, 빈혈, 우울증에 걸리거나 반대로 짜증을 잘 내게 되고 치매를 유발한다는 주장도 있습니다.

그런데 비타민B12는 체내 저장분이 많고 소량의 육식으로도 섭취 가능해 잡식을 하는 일반인이라면 결핍이 발생하는 경우가 드뭅니다. 심지어 당장 결핍이라도 길게는 몇 년간 부족증이 나타나지 않아 알아차리기가 어렵습니다. 채식동물은 장내 미생물의 대사부산물로 발생되어 따로 먹을 필요가 없지만 이런 능력도 없는 인간이 순수 채식을 하려니 문제가 됩니다.

해외 연구에 따르면 비타민B12 부족은 잡식을 하는 사람의 경우 11%인 데 반해 비건은 92%, 락토오보는 77%입니다.[29] 이 때문에 해외의 주요 정부기관에서도 보조제 형태로 별도 보충할 것을 권고하고 있습니다. 이런 나라에서는 시리얼, 두유, 베지버거처럼 채식인이 많이 섭취하는 식품에는 아예 제조 시 비타민B12를 첨가하도록 권장하고 있습니다.[30] 보조제는 약품 형태도 있지만 효모로 된 천연 보조제도 있습니다.

일부에서는 해조류나 장류 등 발효식품에 자연적으로 존재하기 때문에 보조제가 애당초 필요 없다고 말하기도 합니다. 그렇지만 발효식품과 해조류를 우리나라만 먹는 것도 아니고, 비건의 역사가 훨씬 오래되고 연구사례도 많은 외국에서 비타민B12 보충이 통설로 확립된 마당에 관련 정보에 취약한 일반인이 위험을 감수해야 할지는 생각해 볼 문제 같습니다.

06

일상 식단을 몸짱 식단으로 바꾸기

감량을 하거나 식스팩을 만든다고 꼭 특별한 식단을 실천해야 하는 건 아닙니다. 몸 좋은 사람들은 뭔가 특별한 음식을 먹는다고 잘못 알려져 있지만 그런 건 일부 매스컴에서 단기간 몸짱을 급조하며 빚어낸 오해일 뿐입니다.

진짜 몸짱들도 똑같은 삼시 세끼 밥을 먹고, 똑같은 식당에서 똑같은 메뉴판을 받습니다. 그런데도 그들이 무언가 다른 건 물론 운동이 첫 번째 이유겠지만 똑같은 선택지가 주어졌을 때 나름의 고민과 계산을 하기 때문입니다. 보통 사람의 평범한 일상 식단을 좀 더 건강하게 바꾸는 방법에 대해 알아보겠습니다.

각종 모임과 명절에 임하는 자세

회식, 모임, 명절은 감량을 하거나 운동해서 몸을 만들려는 사람들에게는 괴로운 고비 중 하나입니다. 이런 자리에는 여지없이 음주에 갖은 고칼로리 식품이 넘쳐나기 때문이죠. 특히 살을 빼려는 분들은 갈 수도 안 갈 수도 없는 난감한 상황 때문에 고민에 빠집니다.

트레이너나 보디빌더처럼 몸이 재산인 경우가 아니라면 이 글을 읽는 대다수 일반인에게는 근사한 몸보다는 인간관계나 사회생활이 분명 우선입니다. 사실 주 1회 정도 모임이나 술자리를 갖는 건 심한 폭식, 폭음이 아닌 한 큰 문제는 없습니다. 하지만 직업상이나 기타 이유로 거의 매일 혹은 적어도 주 2~3회 이상 모임에 나간다면 최대한 악영향을 피하기 위해 나름의 노하우 정도는 갖춰야 합니다.

폭음, 폭식하기 쉬운 각종 모임이나 명절에 어떻게 대처하면 좋을지, 몇 가지 팁을 알려드리겠습니다.

술, 술, 술

과거보다는 나아졌지만 술은 여전히 한국의 사교 문화에서 주인공입니다. 건강을 생각하고 몸을 만들려는 사람에게 술과 안주는 분명 적입니다. 소량의 음주가 몸에 좋다느니 하는 현실성 없는 소리는 잊는 게 낫습니다. 한국 남성 다섯 명 중 한 명이 알코올 의존증이고, 술을 '다 함께 망가지는 도구' 정도로 여기는 음주문화에서 애당초 '소량'이라는 전제조건을 지키기가 어렵습니다. 안 마시는 게 건강 차원에서는 최선책이지만 이 역시 받아들이기 어렵다면 차선책으로 그나마 해가 덜한 음주 방법을 찾아야 합니다.

모든 술은 곡류나 과일의 탄수화물을 효모가 먹고 알코올을 뱉어내면서 만들어집니다. 그런데 알코올 외에도 잔여 당분이나 각종 첨가물 같은 콘지너_찌꺼기_, 퓨젤 오일 등의 잔여물질이 함께 생겨나 음주 후 두통과 같은 '뒤끝'의 원인이 됩니다. 알코올 부산물로 잘 알려진 아세트알데히드는 몸에 부담은 될지언정 두통의 직접적인 원인은 아닙니다.

양주나 소주는 증류나 숙성 과정에서 이 성분들이 거의 걸러지기 때문에 뒤끝이 깨끗한 편입니다. 반면 와인 같은 과실주, 맥주, 막걸리처럼 물리적으로만 걸러내어 만든 탁한 술은 이런 잔여물이 남아 한편으로는 맛을 내고, 또 한편으로는 뒤끝의 원인이 됩니다.

인체의 알코올 분해 능력은 평균적으로 체중 1kg당 0.1g/시간입니다. 예를 들어, 20도 소주 1병360ml에는 약 72ml의 알코올이 들어 있는데, 무게로 따지면 약 58g 정도입니다. 보통 체형의 건강한 남성이라면 알코올 분해에만 약 7~10시간 가까이 소요된다고 볼 수 있습니다. 350ml, 6도의 캔맥주를 마셨다면 알코올이 21ml16g이니 2~3시간 정도 걸린다고 보면 맞습니다. 하지만 이건 알코올 분해만을 본 것이고, 폭음을 하면 간이 손상을 입고 후유증을 겪기 때문에 실제 간 기능이 회복되기까지는 최소 2~3일 이상이 걸린다고 합니다.

그나마 열량 부담이 적은 술은 뭘까요? 원론적으로만 따지면, 일단 술은 적게 먹는 게 최선입니다. 알코올은 근육 합성을 저해하고 체지방 연소까지 저해하는 최악의 성분이니까요. 열량만 따지면 일단 알코올 자체가 1g당 7kcal의 고열량이기 때문에 도수가 높을수록 단위 분량당 열량도 높습니다. 양주나 소주 같은 증류주라면 알코올의 열량 뿐이지만 맥주나 막걸리 같은 것들은 당분 등의 부산물도 가세해 열량이 더 올라갑니다. 일부에서는 알코올은 체지방이 되지 않는다는 속설을 거론하지만 말도 안 된다는 건 이미 앞에서 다뤘습니다.

20도 소주 1병은 500kcal 즉 밥 1.5공기와 비슷하고, 500cc맥주는 밥 2/3공기에 해당하는 200kcal를 냅니다. 맥주는 단위 분량당 열량은 낮지만 마시는 양이 많고, 치킨이나 튀김류의 기름진 안주를 많이 먹다보니 실제 섭취 열량은 높아집니다. 조심해야 할 건 소주인데, 자체의 도수와 열량도 높은 데다가 많이 먹고, 안주까지 삼겹살 같은 고열량을 먹으니 첩첩산중이죠. 소주 자체가 나쁜 술은 아니지만 우리나라의 술 문화에서는 아무래도 소주가 악역 대표를 맡을 수밖에 없는 것 같습니다.

반면 양주는 같은 양에서의 열량은 높지만 폭탄주를 만들지 않는 한 마시는 양이 적고, 안주도 적게 먹기 때문에 결과적으로 알코올의 총 섭취량이나 열량은 낮아집니다. 그렇게 보면 차라리 독한 술을 마시는 편이 몸에도, 주머니 사정에도 더 유익할 수 있습니다.

열량 적고, 영양 좋은 안주는?

안주를 고를 때 유념할 것은 지방과 염분입니다. 지방은 열량도 열량 이지만 느끼한 맛을 줘서 술을 더 마시게 만듭니다. 지방이 위장을 코 팅한다는 속설이 있지만 잘못된 겁니다. 염분 역시 갈증을 유발해 음 주량을 늘립니다. 열량 차원에서는 과일이 그나마 무난하지만 술자리 는 대개 저녁식사와 함께 시작하다 보니 과일안주는 2, 3차가 아니고 서는 환영받지 못합니다. 게다가 과일엔 단백질도 거의 없습니다.

식사와 함께 한다는 관점에서 보면 단백질이 많은 안주가 간을 보 호하고 음주로 인한 근 손실을 조금이나마 덜 수 있습니다. 해산물, 특 히 굴이나 조개, 오징어, 낙지 같은 연체동물과 광어 같은 흰 살 생선이 소화가 잘 되고 지방이 낮아 좋습니다. 해산물은 소주, 와인, 위스키 모 두와 잘 어울리는 메뉴이기도 합니다. 참치, 고등어, 연어 같은 붉은 살 생선은 영양소의 질 자체는 좋지만 지방이 많아 감량 중인 분이라면 적당히만 드시는 게 좋습니다. 특히 인기 좋은 뱃살처럼 부드러운 부 위일수록 열량이 높습니다.

그럼 맥주의 친구 치킨은요? 닭 자체의 열량은 거기서 거기니 튀김 이나 양념에 쓴 기름과 당분으로 차이가 결정됩니다. 입에 착착 붙는 달달한 치킨일수록 열량이 높다고 보면 됩니다. 열량이 낮은 것부터 나열하면 다음과 같습니다.

전기구이 〈 양념해서 구운 치킨 〈 프라이드치킨 〈 양념치킨

육류는 단백질만 보면 양질의 안주라 할 수 있지만 문제는 지방입니다. 특히 삼겹살처럼 지방이 과도하면 체지방 축적은 말할 것도 없고 술맛을 그 자체로 즐기는 데 오히려 방해가 됩니다. 물론 와인과 같은 일부 과실주에서는 탄닌과 육류가 조화를 이루기도 합니다.

영양적으로 최악의 안주류는 튀김류 특히 감자튀김입니다. 고지방에 염분도 많고 단백질은 거의 없어 나쁜 안주의 삼박자를 다 갖췄습니다.

뷔페, 무덤 혹은 보물창고

각종 경조사에 가면 운동하는 분들, 그 중에서도 감량 중인 분들의 인내심을 테스트하는 가장 위험한 유혹이 바로 뷔페입니다. 그래서 뷔페에 부담을 느끼기도 하지만 의지만 있고, 사전 지식만 갖췄다면 몸 만드는 분들이 부족한 영양을 맘껏 채울 수 있는 좋은 기회이기도 합니다.

특급호텔처럼 고급 업소가 아닌 한 대부분의 뷔페는 최고급 식자재를 쓰지는 않지만, 맛은 접어두고 영양과 몸 관리 측면에서는 나은 면도 있습니다. 저급육일수록 살코기가 많아 지방보다 단백질이 풍부하고, 작고 못생긴 과일이라고 영양적으로 뒤처지는 건 아니니까요.

각종 대중매체에서는 뷔페에서 채소를 많이 먹으라고 합니다. 그런데 가슴에 손을 얹고 생각해 보세요. 솔직히 풀떼기로 배 채우려고 비싼 돈 내고 뷔페에 가는 건 아니잖아요?

다음은 개인적으로 뷔페에서 식사를 할 때 지키는 팁입니다.

• 소스 : 소스는 대개 당분과 지방이 매우 많습니다. 원재료의 질이 좋지

않을 때 감추는 효과도 있고, 쉽게 질리게 하는 효과도 있습니다. 그러니 가능한 소스나 양념이 적은 것을 고르세요.

- **회, 초밥류** : 질만 좋다면 무난한 선택입니다. 광어 등 흰살 회는 마음 놓고 먹어도 무방하고, 초밥은 근육량과 체중을 불리려는 사람에겐 보약입니다. 다만 기름진 소스를 잔뜩 얹은 롤은 자제하시고요.

- **훈제연어** : 연어는 생선 중에서는 지방이 많은 편이지만 뷔페에서는 나름 좋은 메뉴입니다. 단, 마요네즈를 뿌리면 최악이 됩니다. 냄새가 싫다면 레몬즙만 뿌려 드세요.

- **채소류** : 채소류는 꼭 샐러드로 먹을 필요는 없습니다. 다른 느끼한 메뉴에 입가심 겸 한 조각씩 같이 먹으면 영양가 없는 드레싱을 끼얹어 먹을 일이 없어집니다. 육류, 햄, 소시지와 함께 빵에 끼워 먹어도 됩니다. 양식 단품요리에도 채소류는 원래부터 주 메뉴와 함께 먹습니다. 굳이 샐러드로 만들겠다면 요거트를 드레싱 대신 뿌려도 됩니다.

- **고기류** : 다지거나 옷을 입혀 조리한 고기류는 질이 좋지 않은 경우가 많으니 차라리 덩어리 고기나 현장에서 구워주는 고기를 권합니다.

- **홍합찜, 조개찜, 생선찜** : 최고의 메뉴입니다. 패류독이 안 오를 정도까지는 배부르게 먹어도 됩니다.

- **스프** : 크림이 든 스프는 지방과 열량이 높습니다. 스프를 빵을 찍어 먹는 용도로 쓰면 빵에 잼이나 버터를 안 발라 좋고, 스프를 많이 안 먹어 좋습니다.

- **열대 과일류** : 대체로 열량이 높습니다.

- **케익류** : 케익이 후식으로 썩 좋다고는 할 수 없지만 굳이 먹고 싶다면 파운드케이크, 치즈케이크 같은 촉촉한 케익은 피하는 게 좋습니다. 밀도가 높아 부피는 같아도 중량이 무겁고 열량도 높습니다. 같은

크기에서는 스펀지케이크가 가볍고 열량도 낮습니다.

명절

몸 관리를 하는 사람들에게 일 년에 최소 두 번씩 찾아오는 위기가 있습니다. 바로 설과 추석의 2대 명절입니다. 회식이나 모임은 하루면 끝나지만 이런 명절은 며칠간 이어지니까요. 명절이 지난 후 체중계에 올라가 보면 몇 킬로그램은 늘어나버린 체중과 갑자기 빡빡해진 바지에 뒷골이 확 당기기 시작합니다.

결론부터 말씀드리면 어쩌다 하루 이틀 잘 먹어 늘어난 체중은 너무크게 걱정할 필요 없습니다. 그렇게 늘어난 체중 중 체지방은 얼마 안됩니다. 그런데 늘어난 체중이 다 지방이 아니라면, 며칠 새 황당하리만큼 확 늘어나버린 체중의 대부분은 뭘까요?

원인 1 - 글리코겐

과도한 열량은 1차적으로는 글리코겐 형태로 근육에 과(過)충전됩니다. 고작 밥 세 공기에 해당하는 1,000kcal 분량의 글리코겐을 저장하는 데 수분까지 포함해 체중은 1kg이나 불어납니다. (261~262쪽 참조)

특히 다이어트 중인 경우라면 글리코겐이 바닥난 상태라 열량이 조금만 남으면 바로 글리코겐부터 채웁니다. 근육량이 많은 사람도 글리코겐 여유가 커서 체중이 쉽게 불어납니다. 하지만 글리코겐은 단위 중량당 열량이 낮아 운동이나 식사관리를 조금만 해주면 또 쉽게 쑥 빠집니다. 쉽게 찐 살이 쉽게 빠지는 이유입니다. 굳이 명절이 아니더라도 한두 번의 폭식에 갑자기 늘어난 체중도 이와 비슷합니다.

한편 글리코겐이 꽉 차 있을 때는 운동을 하기에 더없이 좋은 시기입니다. 이때 힘내서 운동하면 평소 기록을 훨씬 능가하는 중량이나 스피드가 나올지도 모릅니다.

원인 2 - 염분

명절에 주로 먹는 한식은 염도가 높고 국물 음식도 많습니다. 염분 섭취가 평소보다 많아지면 염분 농도와 삼투압을 맞추기 위해 체내에 많은 물을 보유하여 체중 증가에 한몫합니다. 평소 무염식이나 저염식을 했다면 특히 많이 늘 수 있습니다. 하지만 이 역시 시간이 지나면 소변이나 땀으로 배출되고 평소 염분량으로 돌아가면서 체중은 원상 복귀합니다.

원인 3 - 화장실은 다녀왔나요?

명절이라 여기저기 돌아다니고 익숙지 않은 곳에서 지내다보면 시원하게 대변을 못 보곤 합니다. 예민한 사람들은 명절 내내 한 번도 기별(?)을 못 받기도 합니다. 가뜩이나 식사도 많이 했는데 그 많은 대변이 정체되었으니 체중이 무사할 리가 없지요. 명절 정체는 고속도로에서만 있는 게 아닙니다.

명절이 지나 일상으로 돌아오면 장 활동도 정상화되면서 그만큼의 체중도 다시 빠집니다. 변이 체지방이 되지는 않으니 염려할 필요는 없습니다.

그럼, 널브러져 기다리면 해결될까요? 물론 아닙니다. 과충전된 글리코겐은 쉽게 빠지지만 그 상태에서는 체내의 자연적인 지방 연소가 더뎌집니다. 그 상태가 계속 유지된다면 며칠에 걸쳐 진짜 체지방이 늘 수 있습니다. 당장 체중은 명절 때 늘지만 체지방은 명절 후 먹는 식사들이 지방으로 변하며 조금씩 불어납니다. 그러니 남아도는 글리코겐은 운동으로 빨리 소모해버리는 게 좋습니다.

평상시 식사를 유지하면서 운동해주면 글리코겐이 빠지면서 체중은 며칠이면 원래 상태로, 아니 최소한 비슷한 상태로라도 돌아갈 겁니다.

쉬어가기

소금의 오명

건강에 도움이 되는 정보만큼이나 도움이 안 되는 건강 정보도 넘쳐납니다. 그러다 보니 염분, 나트륨을 무조건 건강의 적으로 치부하는 경우가 많습니다. 나트륨이 과해서 몸에 수분이 정체되거나 혈압이 높아지면 문제지 염분 자체는 몸에 꼭 필요한 무기염류입니다. 건강을 위해 소금을 조금 줄이는 건 좋지만 김치를 씻어 먹고, 반찬까지 제한하는 소위 무염식은 오버도 이만한 오버가 없습니다.

소금을 끊으면 삼투압 효과로 몸에서 물이 빠지면서 일시적으로 체중이 줄고 근육이 선명해지는 듯한 착각을 일으킬 수 있습니다. 일부 보디빌더들이 경기 직전에 무염식과 단수를 하는 경우가 있는데, 계체량 통과와 무대에서의 근육 선명도를 위한 단기적인 방편입니다. 컨디션이 떨어지는 건 당연하고, 최근에는 무염식과 단수가 득보다 실이 더 크다고 해서 안 하는 선수들도 많죠. 그런 걸 일반인이 흉내 낼 이유가 없습니다.

염분은 몸이 수분을 보유하는 데 영향을 줄 뿐이지 직접 비만을 일으키는 것도 아니고, 근육에 해를 끼치는 것도 아닙니다. 건강을 위해 국물음식이나 과하게 짠 음식만 조심하면 됩니다. 무염식을 해도 일반식 한두 번이면 도로아미타불입니다. 평생을 그리 궁상떨며 살 것도 아니잖아요?

고기 등급과 건강

소는 본래 초원에서 풀을 먹고 사는 동물입니다. 하지만 식용 소의 대부분은 초원에서 살지도 않고, 풀만 먹고 살지도 않습니다. 우리나라나 미국 등을 봐도 대량 생산하는 목장에서는 일정 수준 자란 송아지는 덩치를 키우기 위해 좁은 공간에 가둬 옥수수 같은 곡물을 먹입니다. 풀을 먹어야 할 소에게 곡물을 먹이면 살이 급격히 찌고, 고기 양이 늘고, 마블링이라 불리는 근육 내에 박힌 지방이 생깁니다.

우리나라도 지방량 위주로 고기 등급을 매기는 미국의 방식이 도입되어 지방이 많을수록 대체로 높은 등급을 받습니다. 소의 나이도, 사육방식도, 단백질 함량도 아닙니다. 근육 사이에 지방만 들어차면 됩니다. 도리어 풀을 먹고 초원을 뛰어다니며 근육질로 건강하게 자란 소는 낮은 등급을 받습니다. 게다가 등급을 높이려는 과잉경쟁 탓에 우리나라의 최고등급 한우고기는 지방량 위주로 한 평가 방법의 종주국 격인 미국의 최고등급 프라임 급보다도 지방이 훨씬 많은 기름덩어리가 되었습니다.

당장 비만이 사회문제인 상황에 소의 지방이 포화지방이냐 불포화지방이냐 따위를 논하는 건 의미가 없습니다. 불포화지방도 살이 찐다는 면에서는 어차피 차이가 없고, 곡물을 먹여 키운 소의 지방 중 불포화지방산도 그나마 오메가-6에만 치중되어 있다는 건 잘 알려진 사실입니다.

마블링은 처음부터 생기지 않습니다. 사람도 마찬가지지만 지방이 붙는 부위는 피하와 내장 주변입니다. 근육은 다른 부위에 지방이 꽉 차기 전까지는 우선순위가 아닙니다. 최고등급 한우고기 사진에서 흔히 볼 수 있는 하얀 지방꽃이 필 정도면 소의 상태가 어떨지는 대충 짐작할 수 있습니다. 실제로 마블링이 생긴 소의 내장 중 상당수는 도저히 먹을 수 없어 버려진다는 내용을 방송 다큐멘터리에서 다루기도 했습니다. 아마도 사람이 그 상태로 병원에 찾아갔다면 의사에게 쓴 소리 들을 각오를 해야 할 겁니다.

최근에는 환경단체, 동물보호단체, 유기농 단체를 중심으로 고기의 마블링을 거부하는 운동도 일고 있습니다. 몸을 만들고 건강을 위한다면 마블링이 없는 쇠고기를 드시는 게 돈도 아끼고 건강도 지키는 길입니다. 물론 환경도 살립니다.

우리나라에서 고기를 구워먹는 문화도 이런 고高지방육 유행에 한몫을 한 게 사실입니다. 조리 방법에 대한 관점도 조금 바꾸어 홍두깨살이나 사태처럼 지방이 적은 부위로 찜을 해 먹는 것도 고기를 부드럽게 먹는 방법입니다.

패스트푸드 영양학

운동을 하고 몸을 만든다 하면 닭 가슴살, 고구마, 몇몇 값비싼 과일, 채소류처럼 유난스러워 보이고 번거로운 음식들만 먹어야 하는 것으로 오해하기도 합니다. 하지만 주변을 뒤져보면 주머니 가벼운 젊은이나 직장인들이 밖에서 시간이 없을 때 급하게 먹는 음식들 중에도 '특별난 식품'과 다르지 않은 영양을 갖춘 것들이 꽤 많다는 사실을 알 수 있습니다.

간편한 외식 메뉴는 대체로 탄수화물과 지방은 남아돌고 단백질과 무기질은 부족해서 문제가 됩니다. 관건은 총 열량을 맞추되 단백질도 부족하지 않게 구성하는 것이죠. 편의점이나 길거리에서 흔히 볼 수 있는 메뉴들로 번거롭지 않으면서도 영양을 챙길 수 있는 방법을 알아보겠습니다.

- **편의점 도시락** : 편의점이나 전문점 도시락의 종류는 몇 년 전에 비해 크게 늘어나서 간단한 비빔밥부터 거의 백반 수준까지 다양합니다. 상당수는 단짠단짠한 자극적인 맛에 고지방육을 많이 써서 몸 만들기 차원에서는 권장하기 어렵지만, 최근에는 다이어트를 표방하고 나온 것들도 있습니다. 현실적인 문제는 막상 편의점에 갔을 때 원하는 도시락이 없다는 점인데, 최근에는 상당수 편의점이 앱으로 도시락 예약 기능을 제공하고 있습니다. 이도 어렵다면 밥과 밑반찬 정도만 있는 기본적인 도시락, 비빔밥, 덮밥에 달걀이나 닭 가슴살, 어묵바 같은 단백질 메뉴를 추가하는 방법도 있습니다.

- **김밥** : 김밥 한 줄의 영양은 크기와 종류, 주인 인심(?)에 따라 달라지겠지만 보통 크기라고 가정하면 탄수화물이 약 80g, 단백질은 12g, 열량은 400~500kcal 정도입니다. 열량 대비 단백질이 부족한 편입니다. 삼각김밥은 일반 김밥의 약 40% 정도이고 마찬가지로 탄수화물이 압도적으로 많습니다. 그러니 김밥이나 삼각김밥을 2~3개씩 먹기보다는 김밥은 하나만 먹고 우유나 달걀, 어묵을 추가하는 편이 낫습니다.

- **건어물** : 숨은 단백질원입니다. 80g의 마른오징어는 닭 가슴살 두 덩이를 능가하는 50g 이상의 단백질이 들어 있습니다. 쥐포나 아귀포 등도 단백질이 풍부합니다. 지방이 거의 없다는 것도 장점입니다.

- 빵 : 빵으로 끼니를 해결해야 한다면 바삭한 느낌의 크루아상 같은 빵
  보다는 질긴 느낌의 식빵이나 일반 빵을 골라 우유 340ml 이상 혹은
  달걀 2개 이상과 함께 먹습니다. 바삭한 빵은 버터, 마가린 같은 유지
  류를 첨가해 만들기 때문에 대체로 지방 함량이 높습니다. 한편 우유
  는 밀과 단백질이 보완관계가 되어 아미노산 구성을 좋게 해줍니다.

- 라면 : 달걀 없는 보통의 컵라면은 단백질이 5g 남짓에 불과합니다.
  봉지라면에 달걀 1개를 추가해도 단백질은 약 16g. 600kcal 가까운
  열량과 10g 넘는 포화지방을 생각하면 역시 단백질 함량이 아쉽습니
  다. 그러니 달걀을 더 추가하거나 저지방 우유, 건어물, 어묵바를 후식
  으로 먹어줍니다. 라면의 지방은 면을 튀길 때 들어가는 것이라 상당
  량이 국물에 배어나오기 때문에 염분도 줄일 겸 국물은 안 먹는 게 좋
  습니다.

- 편의점 소시지와 어묵바 : 편의점 소시지는 언뜻 고단백 식품 같지만
  실제로는 비계가 많아 열량만 높고 단백질은 부족한 경우가 많습니다.
  그에 비해 어묵바는 열량도 낮고 단백질이 풍부한 것들이 제법 많아
  달걀을 대신한 단백질 급원으로도 유용합니다.

- 냉동만두 : 저가의 냉동만두는 살코기보다는 돼지비계를 더 많이 써서
  단백질이 적은 고탄수화물·고지방 식품에 가깝습니다. 질 좋은 고기
  를 쓴 경우가 아니면 영양상 좋지 못한 경우가 많습니다.

- 떡볶이, 어묵, 순대 : 떡볶이는 거의 순수한 탄수화물 덩어리로 영양적

인 구성 면에서는 좋지 않습니다. 굳이 먹겠다면 어묵이나 달걀과 짝을 짓는 게 낫습니다. 반면 순대는 그 자체는 대부분 탄수화물이지만 함께 먹는 간이나 허파, 오소리감투 등의 내장에 단백질, 무기질, 비타민이 풍부해 함께 하면 궁합이 잘 맞는 조합입니다.

• **햄버거, 주문 샌드위치 :** 쇠고기 패티 햄버거는 대개 다량의 비계가 들어가 양에 비해 단백질이 많지는 않고 소스에도 지방이 많습니다. 즉 고지방 고열량 식품입니다. 그에 비해 닭고기 통살 버거는 단백질이 많고 열량도 상대적으로 낮아 유리합니다. 최근 아침 메뉴로 흔한 에그머핀도 영양 구성은 양호한데, 양이 다소 아쉽다면 우유와 함께 하거나 단품으로 2개 먹는 것도 좋습니다. 또한 주문형 샌드위치도 저지방 육류와 충분한 채소류를 선택해 넣으면 좋은 메뉴가 될 수 있습니다.

스포츠 보충제

우리나라는 <u>스포츠 보충제</u>sports supplements에 대해서 보수적인 분위기입니다. 관련 시장도 작고 품목도 제한적인 데다가 스포츠 보충제에 대한 오해도 많이 퍼져 있습니다. 일부에서는 '먹기만 하면 근육맨이 되는 약'으로 오해하는가 하면, 또 일부에서는 '먹으면 큰일 나는 마약'쯤으로 무조건 배척하기도 합니다. 우리가 분명히 알아야 할 것은 보충제라는 게 식사에서 부족한 일부 영양소를 보강하기 위한 가공식품일 뿐 근육을 만드는 악마의 약물이 아니라는 사실입니다. 이렇듯 오해도 많고, 환상도 큰 스포츠 보충제에 대해 알아보겠습니다.

01
영양 보충제

스포츠 영양 보충제^{이후 보충제}는 고강도 운동으로 많은 영양소가 필요한
사람들이 일상 식사에서 부족할 수 있는 기초 영양소를 보충할 때 이
용하는 수단입니다. 그 외에도 휴대나 섭취의 편리성이라는 현실적인
문제로 보충제를 택하기도 하고, 드물지만 자연식의 소화·흡수가 어려
운 특이체질의 차선책으로 보충제를 택하기도 합니다.

　많은 사람들이 보충제를 약물과 혼동하지만 영양 보충제는 법규상
으로 가공식품 혹은 건강기능식품에 속합니다. 식품의 한 종류인 것이
죠. 다만 보충제는 단일 영양소나 몇 개의 제한적인 영양소밖에 없는
편협한 가공품이기 때문에 절대로 식사를 대신할 수는 없습니다. 보충
제는 그저 보충제일 뿐입니다.

　영양 보충제의 양대 축을 이루는 단백질 보충제와 웨이트 게이너,
그 외에 에너지 보조제와 아미노산 보충제에 대해 알아보겠습니다.

단백질 보충제

보충제는 단백질, 탄수화물, 지방 등 인체의 기초 영양소를 공급하는
제품입니다. 하지만 이 중 지방과 탄수화물은 상대적으로 일상에서 섭
취하기 쉬운 영양소이기 때문에 단백질에 초점을 맞추는 경우가 많습
니다. 실제로도 가장 수요가 많은 보충제가 흔히 프로틴이라고 하는

단백질계 보충제protein supplements입니다.

국내에서는 판매상들이 단백질 보충제를 '순수 근육 보충제'라는 이름으로 판매하다보니 먹기만 하면 근육이 생기는 것으로 오해하는 사람들이 많습니다. 보충제는 우유나 달걀 등의 일상적인 식품에서 단백질을 뽑아내 농축한 것에 불과합니다. 결국은 열량과 직결되니 과잉 섭취한 단백질은 군살만 될 테고, 때에 따라 건강을 해칠 수도 있습니다.

단백질계 보충제의 추세

한때 단백질 보충제는 '흡수 빠른 단백질이 최고'라는 믿음이 있었습니다. 운동 직후나 운동 전에는 이런 논리가 통할 수도 있지만 최근에는 지속적으로 단백질을 공급할 때의 장점도 부각되면서 다양한 아미노산 속성의 단백질을 섞은 복합단백질이나 다단계 지연흡수 단백질sustained release protein도 많이 시판되고 있습니다.

여기에 기능성 지방, 각종 미네랄, 비타민, 아미노산이나 크레아틴, 베타 알라닌 등 회복능력이나 수행능력 보조제를 함께 배합한 복합단백질 제품도 비교적 고가의 제품군을 형성하고 있습니다. 단백질 보충제는 뒤에서 다룰 게이너나 식사대용 보충제 원료의 바탕이 되는 중요한 성분입니다. 대다수 영양 보충제는 단백질 보충제에 무얼 더했느냐에 따라 용도가 달라지니까요.

단백질계 보충제의 주요 원료에는 우유, 달걀, 콩대두 등이 있습니다.

유단백

우유는 가장 흔히 사용되는 단백질 보충제의 원료입니다. 제조사나 공정에 따라 조금씩 차이는 있지만 분리 단계로 나눠보면 다음과 같습니다.

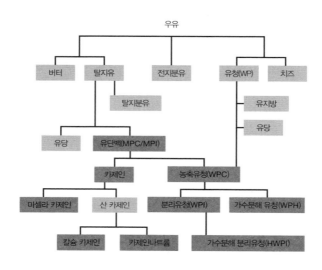

우유에서 단백질을 분리하는 단계

보통의 우유에는 지방, 유당_{탄수화물}과 함께 3~4% 정도의 단백질이 들어 있습니다. 보충제에 쓰이는 단백질 원료는 버터나 치즈를 만드는 과정에서 부산물로 얻어지는 것이 많습니다. 우유에서 지방을 추출하면 버터가 나오고, 남는 부분은 탈지유가 됩니다. 탈지유에서 유당을 일정량 제거하고 단백질만 빼내면 80%의 카제인과 20%의 유청단백으로 이루어진 농축 유단백MPC, Milk Protein Concentrate과 분리 유단백MPI, Milk Protein Isolate으로 분리됩니다. 이를 다시 분리해 카제인과 유청단백으로 사용할 수 있습니다.

한편 치즈_{카제인}를 먼저 빼낸 후, 부산물인 유청에서 만들 수도 있습니다. 잔여 유당과 지방, 수분을 제거하면 단백질 순도 80% 정도의 농축유청단백WPC, Whey Protein Concentrate 을 얻습니다.

버터를 먼저 추출하는 공정에서 나왔든, 치즈를 먼저 추출하는 단계에서 나왔든 농축유청단백은 유청단백 보충제의 기본 성분입니다. 이후 WPC의 가공 방법에 따라 가수분해 유청단백WPH, Whey Protein Hydrolysate, 분리유청단백WPI, Whey Protein Isolate 등이 생산됩니다.

말로 들으면 엄청나게 복잡합니다. 쓰는 저도 헷갈릴 정도니까요. 소비자 입장에서는 각각의 특성만 알면 되겠습니다.

종목	농축유단백 (MPC, MPI)	카제인	유청단백	
			WPC, WPH	WPI
단백질 함량	80~90%	80%	80 ~ 85%	85 ~ 95%
BV	90	77 ~ 85	104	104
흡수 속도	중간	느림	빠름	매우 빠름
가격대	중간	비쌈	저렴~중간	비쌈
용도	다목적	복합단백질 칵테일 평상시 단백질 보충	운동 후 단백질 보충	빠른 흡수, 유당불내증 및 알러지 체질

출처 : Hilmar Ingredients, Idaho Milk Products

우유 단백질 가공품의 특성과 용도

농축유단백 (MPC)

농축 유단백은 단백질 함량이 80% 내외로 그리 높지는 않지만 최근 느린 흡수 단백질의 장점이 부각되면서 보충제로 널리 사용되기 시작했습니다. 마이크로필터링을 통해 우유의 단백질을 카제인과 유청단백 구분 없이 통째로 분리해낸 것입니다. 화학적 정제나 분리가공을 적게 거친 만큼 우유의 영양을 전체적으로 섭취할 수 있는 게 장점입니다.

그런데 우유 알레르기나 심각한 유당불내증이 있는 사람이 다량 섭취하면 소화에 어려움을 겪을 수 있어서 양날의 칼이기도 합니다. 그래서 MPC에서 유당을 제거한 락토즈 프리lactose free MPC가 있고, MPC를 좀 더 정제한 MPI도 있습니다. MPI는 단백질 함량이 90% 정도로 높고, MPC보다 알레르기 유발물질이나 유당이 적어 우유를 소화시키지 못하는 사람도 섭취할 수 있습니다.

카제인

카제인casein은 우유단백의 대부분인 80%를 차지합니다. 카제인은 원래 우유에 미셀micelle이라는 덩어리 형태로 존재합니다. 우유에 효소를 가하면 이 미셀이 분리되어 덩어리 형태로 추출되는데 이를 치즈카제인이라고 합니다. 우리가 흔히 먹는 치즈의 성분이죠. 치즈는 단백질 함량은 낮지만 가공이나 변성이 최소로만 이루어진 상태라 무기질이나 유익한 미량성분도 많습니다.

반면 산업용 카제인은 치즈와는 달리 단백질 순도가 높아야 합니다. 이 중 산酸으로 추출한 산 카제인caseinate은 물에 녹지 않아 보충제나 식품첨가물 용도로는 쓸 수가 없습니다. 그래서 칼슘이나 나트륨의 알칼리를 넣어 수용성으로 만드는데, 이때 만들어지는 것이 칼슘카제인 혹은 카제인나트륨입니다. 이 중 칼슘카제인은 보충제로도 종종 쓰이지만 카제인나트륨은 식품첨가물로 주로 쓰이고 보충제 용도로는 잘 쓰이지 않습니다. 산 카제인은 저렴하지만 가공 과정에서 우유의 유익한 성분이 모두 제거되고 일부 단백질이 변성된다는 주장도 있어 카제인 중에서는 저급으로 취급합니다.

한편 효소나 마이크로필터링으로 추출한 렌넷카제인, 미셀라카제인은 산 카제인에 비해 단백질의 변성이 적어 고급 카제인으로 분류합니다. 소화 속도가 최대 8시간으로 매우 느려 장시간 흡수 용도로 사용하는데, 때로 속쓰림 등의 부작용을 보이기도 합니다.

유청단백질

우유의 부산물인 유청 whey에서 추출한 유청단백은 보충제의 단백질 원료로 가장 널리 쓰입니다. 과거에는 유청을 우유에서 버터와 치즈를 만들고 남은 값싼 부산물로 취급했지만, 최근에는 유청단백질의 빠른 흡수 속도와 우수한 아미노산 구성이 알려지고 가공분리법이 발달하면서 중요한 식자재 원료의 하나가 되었습니다.

유청단백질은 순도와 가공법에 따라 크게 WPC, WPH, WPI로 나뉩니다. 이 셋은 단백질의 질 측면에서는 거의 차이가 없습니다. 상대생물가BV는 104 정도이고, PDCAAS도 1로 동일하고, 소화율도 같습니다.[31] 그러니 심한 유당불내증이나 알레르기 등 특수한 경우가 아니라면 굳이 정제 가공이 많이 된 제품을 택할 필요는 없습니다.

유청단백질의 가공법에 따른 특성을 정리하면 다음과 같습니다.

- 유청에서 단백질을 1차로 추출해낸 것을 유청단백(WP)이라고 하는데 단백질 함량이 절반 남짓이고 다량의 유당을 포함하고 있습니다. 제과 제빵용이나 가공식품 첨가용으로 쓰일 뿐 보충제로는 거의 쓰지 않습니다.
- 유청단백(WP)에서 유당 등을 제거하고 농축해 분말로 만든 것을 농축

유청단백(WPC)이라고 하는데, 단백질 82%, 유당5% 정도입니다(힐마 Hilmar8010기준). WPC는 수요와 생산량이 가장 많은 만큼 종류도 다양합니다. 유당 함량을 0에 가깝게 낮춘 제품이나 락토페린 등 기능성 성분을 강화한 제품 등 매우 저가의 제품부터 기능성 고가제품까지 포진해 있습니다.

한편 일반 WPC에 효소처리를 해서 분자 단위를 잘게 쪼개 흡수가 빠르게 만든 것을 가수분해유청단백(WPH)이라고 합니다. 하지만 효소 처리 과정에서 단백질 함량은 78% 수준으로 낮아집니다(Hilmar8390). WPC와 WPH는 흡수 속도를 빼면 영양소의 특성에서 그리 큰 차이는 없습니다. 다만 일부 WPH는 가공 과정에서 나트륨 함량이 크게 올라가기도 합니다.(WPC는 175mg/100g, WPH는 1,000mg/100g) 이 때문에 근육의 선명도를 관리하는 보디빌더나 계체(weigh in)를 앞둔 체급종목 선수들처럼 나트륨을 극도로 절제해야 한다면 WPH는 피하는 것이 좋습니다.

• 유청단백을 가장 고도로 정제한 단계를 분리유청단백(WPI)이라고 합니다. 과거 WPI 제품의 주류였던 이온교환방식은 단백질 함량이 95%에 육박하고 유당도 거의 제거되는 것이 장점이었습니다. 반면 아미노산이 손상되고 무기질 같은 미량성분까지 모두 소실되면서 정작 알레르기 유발물질은 그대로 남는다는 단점이 있습니다. 그래서 최근에는 일부 저가보충제나 유당불내증 환자를 위한 저탄수화물 제품을 제외하면 많이 사용하지 않습니다. 대신 이온교환방식보다 단백질 함량은 조금 낮아도 영양소가 비교적 온전히 유지되고 알레르기 유발물질도 거의 없는 마이크로필터방식 WPI가 쓰입니다. 이 성분은 유당과 알레르기 유발물질이 WPC, WPH보다 적어 우유를 제대로 소화하지 못하는

특이체질에게도 적당합니다.

한편 일부에서는 WPI를 다시 가수분해한 가수분해분리유청단백(HWPI, Hydrolysate Whey Protein Isorate)도 보충제로 쓰입니다. 이런 WPI 계열 제품군은 흡수 속도가 매우 빠르기 때문에 운동 직후 섭취용으로 주로 사용하지만 빠른 흡수는 운동 직후를 제외하면 도리어 단점이 되기도 합니다.

• 유청단백질의 특성은 원료 제조 과정에서 결정됩니다. 보충제는 원료 성분에 감미료나 물에 잘 녹도록 유화제 등을 섞어서 제조합니다. 일부 제품은 기능성 지방, 아미노산, 약간의 탄수화물, 섬유소를 추가하기도 합니다. 국내에서는 아직 유청단백질을 대량생산하지 않기 때문에 국내 보충제도 원료는 수입산입니다.(미국의 힐마Hilmar, 글란비아Glanbia, 유럽연합의 아를라Arla 등 대기업이 유청단백질 시장을 주도하고 있습니다.)

난卵단백

달걀의 알부민 단백질은 영양적으로 매우 우수하면서도 흡수 속도 역시 너무 빠르지도 느리지도 않는 딱 적당한 편입니다. 이 때문에 과거에는 중간 흡수 속도의 보충제 원료로 많이 쓰였습니다. 다른 단백질원에서 부족하기 쉬운 메티오닌, 시스테인 등 황을 함유한 아미노산이 매우 풍부해서 육류나 콩 같은 다른 단백질원의 아미노산 공백을 메우는 좋은 단백질 공급원입니다.

다만 유청에 비해 가격대가 매우 높고, 알레르기 빈도도 높고, 함황아미노산 특유의 입 냄새나 방귀 냄새가 심한 것이 흠입니다. 그래서 최근에는 단독으로 사용하기보다는 유청단백이나 콩단백과 혼합해 다단계의 지연흡수단백질의 한 성분으로 사용하는 경우가 더 많습니다.

대두단백

대두^콩는 우유단백에 이어 두 번째로 많이 사용하는 단백질 보충제 원료입니다. 채식주의자들의 주된 단백질원이기도 하죠. 국내에서 콩으로 부르는 것 중 공업용으로 널리 쓰이는 건 주로 대두_{soy}로 백태_{메주콩}나 서리태_{검정콩} 등이 속합니다.

콩에서 콩기름을 뽑아내면 단백질 함량이 절반쯤 되는 탈지대두분_{DSF, Defatted Soy Flour}이 만들어집니다. 탈지대두분은 밀가루와 유사해 주로 제빵 등에 사용됩니다. 물에 잘 녹지 않아 보충제 용도로는 쓰지 않거든요.

단백질 가공품으로서의 첫 단계는 탈지대두분에서 섬유질 같은 불용성 성분을 제거해 물에 녹도록 가공한 탈지대두단백_{DSP, Defatted Soy Protein}입니다. 가공 방법에 따라 차이는 있지만 단백질 외에 탄수화물이 남아 있어 콩 맛이 나고 약간 노르스름한 빛이 납니다.

탈지대두단백은 저렴하고 그대로 먹을 수도 있지만 대두전분_{탄수화물}이 상당량 포함되어 있어 단백질 함량은 낮습니다. 주로 저가의 보충제에 사용하는데, 총 중량 대비 가격에서는 쌀 수 있지만 단백질량 기준으로 하면 싸다고 보긴 어렵습니다. 그런데 시판하는 보충제의 성분표에는 대부분 DSP가 아니고 'soy'나 '대두단백'이라고 표기되어 있어 소비자가 자칫 놓치기 쉬우니 반드시 확인이 필요합니다.

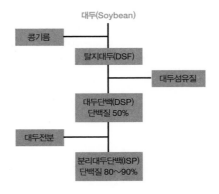

대두단백 분리 단계

탈지대두단백에서 전분을 제거하고 단백질 함량을 85~90%대까지 높인 것이 분리대두단백 SPI, Soy Protein Isolate입니다. 콩에서 단백질 이외의 성분이 제거되어 거의 아무 맛이 없고, 순백색에 가깝습니다. 가격은 탈지대두단백보다는 비싸지만 유청이나 달걀 등 다른 원료보다는 저렴한 편으로, 대두단백 보충제로 가장 널리 쓰이는 원료입니다.

대두단백은 다른 보충제 원료와 대비해 가격이 저렴하고 동물성 원료에 알레르기를 보이는 사람도 섭취할 수 있는 게 장점입니다. 아미노산 구성이 동물성 단백질에 비해서는 약간 떨어지지만 이 문제는 곡류, 육류, 달걀 등과 함께 섭취하면 상쇄되기 때문에 실제로 큰 문제가 되지는 않습니다. 콩에는 영양소의 흡수를 방해하는 트립신 저해제 등 항영양소 anti-nutrition 성분이 많지만 정제 과정에서 많이 감소됩니다. 383~386쪽 참조

기타 단백질 보충제 원료
그밖에 완두콩단백, 밀단백, 현미단백, 대마씨단백 등이 있습니다. 각각의 특성만 간략하게 살펴보겠습니다.

- **완두콩단백** : 완두콩(pea)은 대두보다 단백질 함량은 낮지만 질에서 크게 떨어지지 않고, 항영양소가 거의 없으며, 알레르기 빈도도 낮아 최근 보충제로 널리 사용되고 있습니다. 단독으로는 아미노산 구성이 동물성 단백질보다 약간 떨어지기 때문에 대개는 뒤에 나올 현미단백과 반반씩 섞어 씁니다. 이렇게 블렌딩한 단백질은 아미노산 구성이 동물성 단백질과 거의 유사해지기 때문에 속된 말로 '채식인의 유청단백질'이라고도 합니다.

- **가수분해 밀단백, 글루타민 펩타이드** : 밀단백질은 단독으로 보충제 원료로 쓰이지는 않습니다. 대신 복합단백질 제품에서 글루타민 성분을 강화하는 용도로 자주 쓰입니다. 밀단백질의 주성분인 글루텐은 질이 높지는 않지만 저렴하고 글루타민 함량이 높은 단백질입니다. 글루텐이라는 이름도 글루타민과 어원이 같습니다. 그래서 밀단백질을 가수분해해 단백질보다는 작고, 아미노산보다는 큰 펩타이드 분자 상태까지 만들어 원래 특성을 최대한 희석시킨 후 보충제에 첨가합니다. 다만 밀단백에 알레르기를 보이는 사람이 종종 있는데, 이때는 글루텐이 포함되지 않은(gluten free) 제품을 선택하는 것이 좋습니다.

- **현미단백** : 현미단백(brown rice protein)도 최근 대두단백 대용으로 주목받고 있습니다. 대두에 비해 항영양소가 적고, 특히 한국인에게 알레르기 빈도가 매우 낮습니다. 쌀단백 그 자체로는 아미노산 구성이 아주 좋은 편은 아니지만 대두단백, 완두콩단백과 혼합하면 서로 부족분을 메워 유청단백 못지않은 양질의 단백질이 완성됩니다. 역시 가격대는 유청단백보다 높습니다.

- **대마씨단백** : 대마씨(hemp seed)는 단백질 함량과 아미노산 조성이 좋고 생물가도 동물성 식품에 육박해 이전부터 단백질 원료로 주목을 받았습니다. 다량의 섬유소를 포함하고 있어 다른 단백질에 비해 포만감이 강한 것도 장점입니다. 최근 국내에서도 다이어트 시 식사대용 단백질로 주목을 받고 있습니다. 다만 리신과 류신의 함량이 약간 부족한 것이 흠인데, 대두나 완두단백과 혼합하면 이 단점을 보완할 수 있습니다. 단, 대마라는 종種 자체는 마약大麻草 성분인 테트라하이드로카나비놀THC을 함유하고 있습니다. 산업적으로 가공된 단백질에서는 THC가 극미량이므로 대개 문제가 되지 않지만, 운동선수나 일부 체력검정 수험생처럼 정밀 도핑검사를 받는 경우라면 아직은 안전성이 불분명합니다.

단백질 보충제가 꼭 필요할까?

탄수화물 식품은 음료, 밥, 빵, 떡 등 주변에 흔하지만 단백질을 많이 섭취하는 건 상대적으로 어렵습니다. 게다가 육류, 달걀, 콩 등 단백질을 많이 함유한 식품은 대개 열량도 높기 때문에 체지방 관리까지 겸한다면 닭 가슴살, 달걀흰자, 생선, 살코기처럼 고단백 저지방 식품을 택해야만 합니다. 보충제가 최선의 선택은 아니지만 사정상 자연식으로 어려울 때는 도움이 될 수도 있습니다. 명심해야 할 건 보충제는 특정 영양소에 지나치게 편중되어 있고, 미량영양소 부족 등 가공 정제 식품으로서의 한계가 분명하다는 것입니다. 그래서 최근 해외 보충제 업체들의 관심사가 단백질을 어떻게 배합해야 최대한 자연식에 가깝게 흉내를 낼 수 있느냐에 쏠려 있습니다. 육류에만 존재하는 크레아틴도 섞어보고, 적당량의 지방과 유리아미노산도 섞는 등 단순히 정제한 단백질 덩어리에서 벗어나려고 애쓰고 있습니다.

단백질 보충제 선택과 섭취

단백질 보충제를 섭취하기로 결정했다면 운동 후 1~2시간 이내에 체중kg 당 0.3~0.5g의 단백질을 탄수화물과 함께 섭취합니다. 운동 직전에는 원칙적으로 단백질 보충제는 섭취하지 않습니다. 372쪽 참조

단백질은 분자가 크고 결합이 단단해 소화·흡수가 탄수화물보다 늦습니다. 유청단백이 단백질 중에서는 소화가 매우 빠른 편에 속하는데도 대개 20~60분 정도가 지나야 본격적인 소화·흡수가 시작됩니다. 운동 후에 탄수화물과 단백질을 동시에 섭취한다 해도 탄수화물이 먼저 흡수되므로 굳이 따로 먹을 필요는 없습니다. 때로는 탄수화물이 단백질의 세포 흡수를 돕는 역할도 합니다. 다음에 다루겠지만 올인원 보충제인 식사대용보충제MRP는 아예 둘을 함께 섞어 놓았습니다.

우유를 소화하는 데 큰 문제가 없다면, 저렴하고 여러 영양소를 포함한 WPC 위주의 보충제가 가장 무난합니다. 하지만 WPC를 잘 소화하지 못하거나 여드름 등을 보인다면, 유당이나 알레르기 유발물질이 적은 WPI가 유리합니다. 마라톤이나 장거리 사이클처럼 탈진 상태까지 이르는 장시간 격한 운동 직후에도 평소보다 소화능력이 크게 떨어질 수 있으므로 WPI가 유리합니다.

단백질 보충제에 대한 괴담

단백질 보충제와 관련하여 여러 괴담들이 있습니다. 주로 거론되는 몇 가지만 살펴보겠습니다.

보충제가 몸에 해롭다?

단백질 보충제가 해로운 것이 아니고, 과량의 단백질이 몸에 해로울

수도 있습니다. 291~292쪽 참조 일부 간질환, 신장질환에서는 단백질의 섭취를 제한해야 하는데, WPI 등 빠른 흡수의 단백질은 부담이 더 클 수 있습니다. 그런 경우가 아니라면 보충제라서 더 해로울 이유는 없습니다.

매일 고기와 우유를 먹는다고 몸짱이 되는 것이 아니듯, 보충제를 먹는다고 무조건 몸짱이 되는 것도 아닙니다. 전문가들은 도리어 자연식이 더 좋다는 데 모두 동의합니다. 보디빌더, 운동선수들도 식단에서 육류와 달걀 같은 자연식을 우선 챙겨먹는 데는 다 이유가 있습니다.

단백질 보충제에 스테로이드가 들었다?

단백질 보충제는 단백질을 농축한 가공식품의 일종입니다. 반면 근육을 형성하는 스테로이드 성분이 검출된 건 부스터나 다이어트 보조제 같은 '약물'입니다. 국내 매체들이 이 둘을 구분 못 하고 잘못된 보도를 하는 사례가 빈번해 많은 사람들이 단백질 보충제를 마치 불법 약물처럼 잘못 인식하곤 합니다.

단백질 보충제만 먹으면 여드름이 나고, 설사가 생긴다?

운동을 하는 분들은 피지 분비가 왕성해 대체로 여드름이 잘 나지만 보충제를 먹고 나서 여드름이 났다는 이야기를 종종 듣습니다. 또 보충제를 먹고 안 하던 설사를 하는 경우도 봅니다. 대개는 유당불내증을 의심하지만 유당제거 공정을 거치지 않은 보통의 WPC보충제 1회분의 유당은 아무리 많아도 2g 이내입니다. 이 양은 200ml 우유 1/4팩만큼도 되지 않습니다. 우유를 그만큼 먹고도 탈이 나는 엄청나게 심각한 유당불내증이 아니라면 유당 탓이 아니라는 말입니다.

대개는 단백질에 의한 알레르기가 원인입니다. 이런 여드름이나 설사는 선천적, 후천적인 면역계 때문이라 누구에게 탈이 날지는 예측할 수 없습니다. 이때는 평소 잘 먹던 자연식으로 바꿔보거나 다른 보충제로 바꾸는 수밖에 없죠. 같은 WPC도 산지나 가공 방법에 따라 알레르기가 다르게 나타나니까요. 알레르기가 아주 심해 맞는 제품을 찾기 어렵다면 그나마 마이크로필터링 방식의 순수 WPI, WPIH 보충제가 알레르기 확률이 가장 낮습니다.

유청단백질 보충제에 왜 'soy'라는 표기가 있죠?
외국산 보충제를 섭취하는 분들이 해석과 표기상 문제로 이런 엉뚱한 오해를 종종 합니다. 이 때문에 유청단백질이 엉뚱하게 대두단백질로 잘못 알려진 경우도 종종 있었습니다. 이런 오해를 벗어나려면 가공식품의 영양성분 표기방법을 이해해야 합니다. 식품의 성분표는 함유된 비율대로 순서를 두기 때문에 주원료는 항상 맨 앞에 옵니다. 그리고 그 뒤에 부재료, 마지막에 첨가물이 나옵니다. 그런데 단백질 보충제에는 물에 쉽게 녹도록 레시틴을 유화제로 첨가하는데, 그 원료가 대개 콩입니다. 그 외에도 아미노산 비율을 개선하기 위해 밀에서 추출한 글루타민 펩티드나 자유아미노산을 첨가하기도 합니다.

그런데 콩, 땅콩, 밀, 달걀, 우유처럼 알레르기 빈도가 높은 원료는 그 추출물을 조금이라도 넣었거나 같은 생산라인에서 제조했다면 그 원료에 알레르기가 있는 사람을 위해 '주의문구'를 적습니다. 보통은 '이 제품은 우유, 콩 성분을 함유하고 있습니다 Contains milk and soy ingredients' 라고 적거나, 성분표에 'Lecithin (soy), Glutamine Peptide (wheat)'라고 표시할 수도 있습니다. 콩에서 추출한 레시틴, 밀에서 추출한 글루타민 펩타이드라는 의미입니다. 주원료에 해당 성분이 없고, 첨가물에만 쓰여 있다면 알레르기 주의문구일 뿐 주원료로 콩을 썼다는 내용이 아닙니다.

웨이트 게이너

흔히 '게이너Weight Gainer'로 불리는 '단백질+탄수화물' 복합보충제입니다. 국내에선 '체중 증가 보충제'라는 이름으로 팔곤 하죠. 원래는 운동 전후에 에너지원인 탄수화물을 공급해 고강도의 운동을 수행하고 근육의 회복을 촉진해 근육의 크기를 늘리는 용도입니다. '이걸 먹어서 몸무게를 늘려라'라는 용도는 아닙니다.

과거에는 게이너에 말토덱스트린이나 결정포도당을 섞었고, 최근에는 곡물 가루를 섞기도 합니다. 1회 섭취에 대개 500~1,000kcal의 고열량을 내며, 마른 사람이 많고 영양 섭취가 불량했던 과거에 특히 많이 쓰였습니다. 일부 불법약물 복용자들도 저혈당쇼크를 막기 위해 쓰기도 했고요. 최근에는 많이 쓰이지 않습니다.

게이너가 외면당하는 가장 큰 이유는 말토덱스트린maltodextrin 때문입니다. 말토덱스트린은 옥수수를 가공한 변성전분의 일종으로 저렴하고 잘 부패되지도 않습니다. 명목상 다당류이지만 순수한 포도당 사슬만 남은 단순한 구조로 소화가 매우 빨라 혈당지수GI가 백설탕보다 훨씬 높은 97에 달합니다.[32] 전형적인 게이너 1회분에는 이런 말토덱스트린이 100g 이상 들어갑니다.

아무리 마른 사람이라 해도 이렇게 GI가 높은 식품을 반복 섭취하면 인슐린 저항성을 불러올 수 있고, 내장지방을 악화시켜 복부비만과

대사증후군을 불러올 수 있습니다. 이런 비판에 직면하면서 최근 귀리나 현미가루 같은 곡물 가루로 탄수화물의 일부 혹은 전부를 바꾼 제품들이 나옵니다. 그런데 이 역시 게이너를 돈 주고 살 필요 없는 또 다른 이유입니다. 이런 탄수화물 원료는 단백질 원료인 유청단백에 비해 매우 저렴한데도 게이너는 순수 단백질 보충제와 무게당 가격이 거의 비슷합니다. 즉 약간의 단백질에 말토덱스트린이나 곡물가루까지 바가지 써서 사는 꼴입니다.

운동 후에 필요한 탄수화물은 밥, 빵, 떡, 고구마, 감자, 바나나 등 싸고 흔하고 맛있는 음식으로도 보충할 수 있습니다. 굳이 가루 형태를 쓰겠다면 단백질 보충제에 미숫가루나 귀리가루를 섞으면 됩니다.

편리성 때문에 꼭 게이너를 사용하겠다면 일단 당뇨나 고혈압 등의 가족력이 없어야 합니다. 자연식을 제대로 소화하지 못해 심하게 마른 경우에 한해 운동 후에만 사용하라고 말하고 싶습니다. 하지만 이 역시 당뇨나 내장지방 등에 크게 주의해야 합니다.

식사대용 보충제

식사대용 보충제는 MRP Meal Replacements를 직역한 말입니다. 여기서의 'meal'은 끼니를 때운다는 의미가 아니라 단백질과 탄수화물, 지방 등 기본적인 영양소를 한 제품 안에 모두 갖췄다는 의미죠.

최근 시판하는 분말형 MRP 1회분에는 30~40g의 단백질, 50g 정도의 탄수화물과 미량의 지방, 비타민, 미네랄, 때로는 크레아틴이나 유리아미노산이 함유되어 있습니다. 대개는 250~400kcal 정도의 열량을 냅니다. 언뜻 봐도 단백질은 높지만 열량은 일반적인 끼니를 대체하기엔 매우 낮습니다. 그렇다 보니 일부에서는 다이어트 시 한 끼니 정도만 대용식으로 쓰기도 합니다.

MRP는 운동 후에 필요한 여러 영양소를 하나로 해결한다는 '올인원all in one' 개념의 보충제입니다. 대부분 개별포장이 되어 있고, 다른 영양 보충제에 비해 가격대가 약간 높습니다. 휴대나 섭취의 편의성 면에서 운동 후 영양 보충을 일일이 챙길 만큼의 여유가 없을 때 주로 사용합니다. 최근에는 곡물가루를 이용한 저열량 게이너나 여러 복합단백질이 등장하면서 이런 제품들의 차이도 다소 애매해졌습니다. 그래서 같은 제품을 어디서는 MRP로, 어디서는 게이너나 프로틴으로 분류하기도 합니다.

값비싼 MRP를 굳이 구입하지 않고 복합단백질과 미숫가루 등의 곡물가루를 이용해 다음과 같이 직접 만들 수도 있습니다.

- 시판하는 MRP와 비슷한 구성으로 만들려면 복합단백질 1회분에 미숫가루를 50g 정도 섞습니다.
- 적극적으로 체중을 늘리는 중이라면 복합단백질 1회분에 미숫가루 80~100g 정도를 섞습니다.
- 체지방 감량 중이라면 복합단백질 1회분에 30g 정도의 미숫가루를 넣습니다. 물에 녹인 미숫가루를 잘 소화하지 못하는 경우라면 입에 머금고 씹어서 삼키면 좋습니다.

최근에는 물에 타서 먹어야 하는 분말형 MRP를 대신해 휴대와 섭취가 간편한 바bar 형태 MRP 제품들이 빠르게 시장을 넓혀가고 있습니다. 운동인의 눈높이에서 바 형태의 MRP라고 하려면 20g 이상의 단백질에 10g 이상의 섬유소를 포함하고, 최소 200~300kcal정도의 열량을 가진 제품을 권장합니다. 비타민과 미네랄을 함께 함유했다면 더 좋습니다. 다만 2019년 초를 기준으로 국내 제품 중에는 이런 조건을 만족하는 제품을 보기 어려워 해외직구를 해야 하는 것이 흠입니다.

에너지 보조제

탄수화물로만 이루어진 보충제는 소위 헬스라고 하는 순수 근력운동에서는 잘 쓰이지 않습니다. 대신 사이클이나 마라톤 등 에너지 소모가 많은 경기스포츠 종목에서 운동 전이나 운동 도중에 섭취해 경기력을 높이는 데 주로 활용합니다. 과거에는 장시간 에너지 공급을 위해서는 찰떡을, 단시간 공급을 위해서는 꿀물 등을 많이 사용했습니다. 최근에는 위장에 부담을 주지 않고 최대한 빠른 시간에 몸에 당분을 흡수시키기 위한 여러 성분들이 개발되었는데, 일부는 이전부터 쓰여온 식품을 그저 먹기 좋게 형태만 바꾼 것도 있고, 일부는 완전히 새로 개발된 신물질도 있습니다.

얼마 전까지도 순수 탄수화물 보충제는 '열량만 높으면 된다'는 기준에 따라 말토덱스트린이 대부분이었습니다. 최근에는 인체의 에너지 시스템이 조금씩 밝혀지면서 그에 최적화한 기능성 탄수화물도 많이 등장했습니다.

아밀로펙틴, 왁시메이즈
아밀로펙틴amylopectin은 흔히 찹쌀이나 찰옥수수에서 볼 수 있는 끈적끈적한 성질의 탄수화물입니다. 아밀로펙틴은 흡수가 빨리 시작되지만 한 번에 많이 흡수되지는 않습니다. 덕분에 혈당의 롤링 현상을 일으키지 않으면서 장시간 에너지를 냅니다. 찰곡물의 이런 특징을 먼저 활용한 건 우리나라나 일본, 중국 같은 동아시아권입니다. 국내 마라토너나 동호인들 사이에서는 대회 당일 아침식사로 찰밥이나 찰떡으로 열량을 섭취하는 방법이 예전부터 널리 알려져 있습니다.

반면 서구인들에게는 찰진 탄수화물 자체가 생소하고 입맛에 익숙하지 않아 선호도가 낮습니다. 서구권은 쌀도 한국이나 일본의 찰진 자포니카보다는 흔히 안남미라 불리는 '풀풀 날아다니는' 인디카를 선호하죠.

왁시메이즈Waxy Maize 보충제는 찰곡물의 이런 영양적인 특성을 서구의 보충제 업체들이 먼저 선수 쳐서 상업화한 것입니다. 아시아산 찰옥수수의 아밀로펙틴을 보충제 형태로 만든 것이죠. 서구인들에게야 새롭고 신기하겠지만 찰떡이나 찰밥을 어디서나 쉽게 구해 먹을 수 있는 한국인들 입장에서는 굳이 보충제 형태로 사먹을 필요까지는 없습니다.

고분자 탄수화물

탄수화물은 농도물 대비 탄수화물 분자의 개수가 낮을수록 위에서 빨리 장으로 배출되어 흡수도 빨리 됩니다. 농도를 낮추려면 탄수화물을 줄이거나 물을 많이 섞어야 하는데, 탄수화물이 적으면 에너지 공급이 어렵고, 물이 너무 많으면 소화에 부담이 되어 도리어 경기력을 해칩니다.

그래서 최근에는 위에서는 소화가 거의 되지 않고 장에서 소화가 시작되는 특수한 고분자 탄수화물을 활용합니다. 위에서는 여러 개의 단당이 합쳐진 큰 분자로 존재하기 때문에 위는 농도가 낮다고 생각하고

장으로 바로 배출합니다. 이 중합체가 장에 이르러서야 비로소 여러 개의 단당류로 나뉩니다. 이런 고분자 탄수화물은 주로 마라톤이나 사이클처럼 장시간 운동 중에 긴급한 에너지 공급이 필요할 때 사용합니다.

과당

운동 전이나 운동 도중에 섭취하는 탄수화물의 1차 목적은 에너지원인 포도당을 공급하는 것인데, 포도당은 인슐린 분비를 촉진하여 거꾸로 혈당이 급격히 떨어지게 하는 원인이 됩니다. 그런데 과당 fructose은 간을 거친 후에야 비로소 에너지로 쓰이는 특징이 있습니다. 포도당에 비해 혈당치를 매우 느리게 올리고, 인슐린도 크게 자극하지 않습니다. 그래서 운동 전이나 운동 중에 수행능력 향상을 위해 섭취하는 탄수화물 보조제에는 약 30% 정도를 과당 형태로 배합해 혈당이 크게 요동치지 않게 하는 일종의 완충제로 사용합니다. 참고로 '포도당+과당' 배합은 일상에서 쉽게 구할 수 있는 설탕이나 꿀물로도 가능합니다.

한편 근육량 증가를 위해 운동한다면 운동 후 회복 목적으로는 포도당 위주의 식품이 낫습니다.

에너지 보조제 섭취가 유독 까다로운 이유

과거에는 탄수화물 보충제가 대개 단일 성분이었지만 최근에는 목적에 맞춰 여러 성분을 혼합해 제조합니다. 탄수화물만 포함하는 것이 아니라 글리코겐 대사를 돕는 구연산이나 비타민 등을 혼합하기도 합니다. 물에 녹게 가루 상태로도 나오고, 운동 도중 섭취할 수 있도록 액상이나 젤로도 제조합니다. 이런 보조제는 섭취의 편의성을 위한 것일 뿐 찰떡이나 주스, 꿀물 등을 이용하는 기존의 에너지 보충과 기본적인 원리는 같습니다. 지식이나 노하우가 있고, 투자할 시간이 있다면 굳이 기성품 보조제를 이용할 필요가 없는 것이죠.

기성품 에너지 보조제를 중심으로 살펴보면, 단순히 몸매 만들기 운동을 하는 일반인이나 파워 위주 훈련을 하는 경우에는 활용도가 높지 않습니다. 이런 제품은 마라톤, 사이클, 구기, 격투기처럼 지구력이나 에너지를 많이 쓰는 종목의 선수, 동호인들이 주 대상입니다. 이런 종목은 기록에 매우 예민하고 단 1%의 차이에도 승부가 갈릴 수 있기 때문에 보조제 섭취 역시 작은 차이도 놓치지 않도록 최상의 상태로 설계해야 합니다.

그런데 탄수화물은 최적의 타이밍에 먹지 않으면 도리어 역효과를 일으키기도 하고, 흡수 속도도 농도에 따라 민감하게 달라집니다. 이 때문에 탄수화물 보충제는 다른 보충제보다 섭취법이 매우 까다로운 제품군에 속합니다. 효과를 100% 보고 싶다면 섭취 방법과 제품별 특성을 정확히 따르는 것이 중요합니다. 섭취 시간은 물론 얼마만큼의 물을 함께 먹어줘야 하는지 등등을 세세히 고려해야 합니다.

아미노산 보충제

아미노산 보충제, 정확히 말해 자유아미노산 FFAC, Free Form Amino Acid이나 펩티드 AAPB, Amino Acids Peptide Bond 보충제는 단백질 보충제의 극단적인 한 형태입니다.

앞에서도 언급했듯이, 우리가 먹는 단백질은 수많은 아미노산의 고분자 화합물입니다. 그래서 입에 들어가면 가수분해 단계를 통해 '단백질 〉 폴리펩티드 〉 펩티드'를 거쳐 최종적으로 가장 작은 단위인 아미노산 혹은 그보다 약간 큰 펩티드 상태로 장에서 흡수합니다. 아미노산 보충제는 제조 단계에서 단백질을 최대한 분해해 흡수 직전 상태로 만들어 놓은 특수한 보충제이죠.

아미노산 보충제 중에는 근육을 이루는 핵심 성분인 분자사슬 아미노산 BCAA Branched Chain Amino Acid, 체성분 중 가장 많은 비중을 차지하는 글루타민, 여러 종류의 자유아미노산을 혼합한 종합아미노산 등이 있습니다. 자유아미노산은 분자 형태에 따라 L형과 D형이 있는데, 이 중 L형은 인체에 사용할 수 있습니다. 따라서 성분표에 L-글루타민, L-류신 등으로 표기된 것은 단백질 형태가 아닌 아미노산 형태로 배합되었다고 보면 됩니다.

아미노산 보충제가 필요할까?

제조사 쪽의 주장은 고강도 운동에서 에너지만 소모되는 것이 아니고 아미노산도 함께 필요하다고 합니다. 몸에서 자연적인 아미노산 공급이 충분치 않으면 수행능력이 저하되고, 심지어 근육을 분해해 그 아미노산까지 끌어다 쓰기 때문에 보조제를 통해 아미노산을 직접 보충하면 이런 문제를 예방할 수 있다는 논리입니다. 그러면서 한 번에 몇 시간씩을 라이딩하는 사이클 선수나 마라토너들을 예로 듭니다.

그런데 일상 식사가 가능하고 건강에 문제가 없는 일반인에게까지 과연 효용이 있는지는 생각해 볼 문제입니다. 일반인이 근육이 부서져 나갈 만큼 고강도 운동을 수행하는 것도 아니고, 글리코겐이 다 떨어져서 단백질이라도 불러와 땜질해야 할 만큼 많은 운동량을 소화하는 것도 아닙니다. 이런 일반인에게 아미노산 보충제는 별 효용이 없다고 봐야 합니다.

대신 아미노산 대사가 원활치 못한 병자나 노약자 등에서는 일부 효능이 증명되어 있습니다. 또 매우 고강도 운동을 소화하고 0.1%의 차이로 승부가 갈리는 직업 선수나 마라톤, 사이클처럼 장시간 운동을 지속한다면 아미노산 섭취가 효용이 있을 수 있습니다. 단백질 소화에는 다량의 수분과 에너지가 필요한데, 힘든 경기를 치르는 한편 뱃속에서 단백질을 소화시키는 건 경기력을 깎아먹기 딱 좋기 때문이죠.

보충제로 쓰이는 아미노산

지금부터 언급하는 아미노산 보충제에 대한 내용은 난해한 데다가 대부분은 검증되지도 않았습니다. 환자를 대상으로 한 의학적 용도로 활용하던 아미노산 보충제를 일반인에게도 그 비슷한 효과가 있지 않을까 응용한 것이 대부분이기 때문입니다. 건강한 일반인 대상으로는 연구 결과가 많지 않고, 그나마도 효능이 없다고 밝혀진 경우가 많습니다. 따라서 상당수는 가설이거나 제조사 측 주장이라는 사실을 미리 밝혀둡니다.

스포츠 보충제 용도의 아미노산류는 회복 용도의 아미노산과 수행능력 향상 용도의 아미노산으로 나뉩니다. 후자는 뒤에서 자세히 다루고, 여기서는 회복 용도의 아미노산에 대해서만 다루겠습니다.

분자사슬아미노산

분자사슬아미노산 BCAA, Branched-Chain Amino Acid은 명칭 그대로, 분자구조가 사슬 모양으로 결합되어 붙은 이름입니다. 세 가지 필수 아미노산인 류신, 이소류신, 발린이 속합니다. 근육의 생성과 보존에 중요한 역할을 한다고 알려지면서 루게릭병 같은 근위축성 질환, 간, 신장질환으로 근육을 정상적으로 유지하지 못하는 환자나 심한 외상 환자의 치료 용도로 등장했습니다.

BCAA는 처음에는 의료 용도로 사용되었지만 극도의 피로로 운동선수의 근육이 분해되는 것을 예방하거나 수행능력 향상에 도움이 될지 모른다는 가설이 등장했습니다. 일부에서는 피로를 예방하고, 집중력을 향상시킨다고 주장했고, BCAA 중 류신이 인슐린 분비를 촉진해 근 생성을 도울 수 있다는 주장도 있습니다.[33]

하지만 최근 연구 결과에 따르면 BCAA는 근위축성 질환이나 운동이 불가능한 마비 환자의 근육 유지에는 효과가 없는 것으로 알려졌습니다. 한편 운동 수행능력 향상이나 집중력, 피로 예방에도 딱히 긍정적인 결과는 나오지 않았습니다. 다만 장시간의 격한 운동 중에 근육의 분해를 줄이는 효과는 일정 수준 검증되었습니다.[34]

치료 목적의 BCAA는 '류신 : 이소류신 : 발린 = 34 : 15 : 19'의 비율로 체중 1kg당 1일 68mg을 투여합니다. 70kg의 성인이라면 1일 4.7g을 섭취합니다.

문제는 하루 한두 시간 정도 근력운동을 할 때 BCAA가 근육량 증가에 과연 도움이 되느냐입니다. BCAA는 일반인 사이에서도 유청단백질, 부스터와 함께 가장 흔히 애용하는 보충제이기 때문이죠. 최근 이에 대서는 도움이 안 되는 정도가 아니고 거꾸로 해가 된다는 연구가 등장해 충격을 주었습니다.[35] 근육 생성에는 필수 아미노산 전부가 필요한데 특정 아미노산만 과잉 섭취하면 몸에서는 균형을 맞추기 위해 기존의 근육을 분해해서 활용한다는 해석입니다. 이 때문에 BCAA의 인기가 시들면서 필수아미노산 전체를 공급하는 EAA 보충제로 시장이 재편되는 분위기입니다.

한편 알코올중독자는 보충제 형태의 BCAA가 간과 뇌손상을 유발할 수 있기 때문에 섭취해선 안 됩니다. 당뇨 환자도 BCAA 중 류신의 인슐린 분비 촉진이 도리어 저혈당을 유발할 우려가 있습니다. 또한 측쇄케토산뇨증 같은 일부 아미노산 대사질환에서는 BCAA가 증상을 악화시키기 때문에 섭취해선 안 됩니다.[36]

글루타민

글루타민 역시 의학적 용도로 발견된 것을 운동 목적으로 응용한 경우입니다. 글루타민은 필수 아미노산은 아니지만 체내에 풍부하게 존재합니다. 어느 식품에나 대체로 흔하기 때문에 굳이 육류를 먹지 않아도 곡류 등 식물성 식품으로도 충분히 얻을 수 있습니다. 글루타민 보충제도 밀이나 옥수수를 효소 분해해서 만들고요.

글루타민은 단백질을 이루어 몸의 핵심 성분이 되는 것보다는 아미노산 상태로 체내 대사를 돕는 역할을 합니다. 보통은 소화계와 면역계를 돕고, 질소의 이동을 도와 손상 입은 부분의 복구를 보조합니다. 에이즈HIV나 골수이식처럼 면역계가 취약하거나, 암 등의 소모성 질환이거나, 일부 소화기 환자들처럼 체중이 줄어드는 질환에 긍정적인 효과를 보이는 것으로 알려져 있습니다.

건강한 일반인에게도 운동 후 피로감을 덜어준다거나, 수행능력을 높여준다며 스포츠 보충제로 팔리고 있지만 수행능력을 올려주는 효과는 없다고 밝혀졌습니다.[37] 건강한 일반인에게 두드러진 효과가 없는 만큼, 크게 알려진 치명적인 부작용 역시 없습니다. 다만 MSG글루타민산나트륨에 과민반응을 보이는 사람이라면 글루타민 보충제에도 비슷한 반응을 보일 수 있습니다.

종합아미노산

종합아미노산은 말 그대로 모든 중요 아미노산이 자유아미노산 형태로 들어 있는 보충제입니다. 과거에는 아미노산만 배합했지만 비타민이나 탄수화물, 카페인을 함께 넣어 부스터나 운동 중 에너지 공급용, 운동 후 회복용으로 제조된 제품도 있습니다. 최근에는 문제점이 제기된 BCAA를 대신해 필수 아미노산 EAAEssential Amino Acid 보충제가 다수 출시되고 있습니다.

아미노산이 추가된 보충제와 아닌 것

최근 출시되는 단백질 보충제의 상당수는 포장에 BCAA나 글루타민 등을 함유했다고 표기합니다. 그것을 보고 아미노산 보충제와 단백질 보충제를 혼동하는 일이 많습니다.

실제 몇몇 고가의 복합단백질 보충제는 원료에 자유아미노산을 추가한 경우도 있습니다. 하지만 대다수 제품은 원료 단백질의 아미노산 구성을 표기한 것일 뿐입니다. 뱃속의 소화 단계에서 그만큼의 아미노산으로 분해된다는 의미이지 L형의 자유아미노산을 넣었다는 의미는 아닙니다. 자유아미노산을 추가하지 않았어도 원래 유청단백질 중에 8%는 글루타민, 20~25%는 BCAA입니다. 그러니 1회분 30g인 유청단백 보충제에서 '1회 분량당 BCAA 무려 8g 함유!'라고 광고하는 건 '우리 가게 치킨 1마리에는 닭다리가 무려 2개!'라고 광고하는 것과 동급의 지면 낭비입니다.

자유아미노산의 포함 여부는 성분표로 알 수 있습니다. 'L-아미노산 이름' 혹은 'Free Form' 등으로 따로 표기가 되었다면 자유아미노산이 첨가된 성분입니다.

자유아미노산 vs 아미노산 펩티드

아미노산 보충제 중에는 독립된 자유아미노산 보충제와 아미노산이 2개 이상 결합해 있는 펩티드 상태의 보충제가 있습니다. 시판하는 아미노산 보충제의 대부분은 흡수가 빠른 자유아미노산 형태입니다. 그런데 최근에 아미노산 3개 이하의 일부 펩티드가 특수한 수용체를 통해 곧바로, 심지어 자유아미노산보다도 더 빨리 흡수된다는 사실이 알려졌습니다. 생체 이용률은 자유아미노산보다 펩티드 상태로 흡수한 쪽이 더 높습니다.

이 둘의 효용성을 비교하자면, 자유아미노산 보충제는 액상 음료 형태로 섭취가 간편해 마라톤이나 사이클처럼 경기 도중에 섭취해야 하는 종목에 유리합니다. 하지만 근육을 목적으로 운동하고, 운동이 다 끝난 후 안정 상태에서 섭취한다면 펩티드 수준까지만 가수분해된 단백질이나 흡수 빠른 유청단백질WPI, HWPI도 차이가 없거나 더 나을 수 있습니다.

이 때문에 최근 고급자를 대상으로 한 고가 단백질 보충제 제품들은 아래의 둘 중에 하나입니다.

① 느린 단백질에 흡수가 빠른 자유아미노산을 섞은 제품
② HWPI나 순수 WPI처럼 아예 전체적으로 흡수가 빠른 제품

후자의 제품에는 자유아미노산을 첨가하지 않거나 매우 소량만 첨가합니다. 군이 그럴 필요가 없으니까요.

펩티드는 자유아미노산보다 분자구조가 안정적이고, 일부 펩티드는 가격도 저렴해 보충제에서 특정 필수아미노산을 보충하거나 강화해

서 단백질 함량을 개선할 때도 쓰입니다.

아미노산 보충제 섭취 방법
아미노산계 보충제 제품은 대단히 범위가 넓어 섭취 방법도 다양합니다. 각각을 짚어보면 다음과 같습니다.

- 순수 자유아미노산 보충제
- 자유아미노산 + 디펩티드 / 트리펩티드 보충제
- 위의 제품에 탄수화물, 비타민을 넣은 복합아미노산

위의 제품들은 공복에 섭취하는 것이 가장 유리합니다. 이때 공복이란 식후 최소 2~3시간 이후, 식전 최소 30분입니다. 보통은 운동 직전에서 직후 사이에 섭취합니다. 주스 같은 당분과 함께 섭취하는 건 상관없지만 우유, 두유 등 단백질 성분과 함께 먹어서는 안 됩니다. 아미노산 단독 보충제의 강점은 빠른 흡수인데, 보통의 단백질과 함께 먹으면 결국 소화 단계를 함께 거치며 강점이 희석되기 때문입니다.

- 자유아미노산 + 다단계흡수 복합단백질
- 가수분해 펩타이드 + 다단계흡수 복합단백질

위의 제품들은 자유아미노산 혹은 펩티드를 복합단백질에 첨가한 보충제입니다. 이때는 보통의 단백질 보충제와 마찬가지로 운동 후 1시간 이내에 섭취합니다.

운동 수행능력 보조제^{이후 '보조제'로 칭함}는 일시적으로 운동능력을 향상시키거나 회복을 촉진하는 성분을 총칭합니다. 넓게 보면 스포츠 보충제의 한 부류에 속하죠. 하지만 가공식품인 영양 보충제와는 달리 약물로서의 성격이 강해 별도로 분류해 설명하겠습니다.

운동 수행능력 보조제 중에는 카페인이나 식용소다처럼 적정량 사용하면 비교적 안전한 성분도 있지만 심각한 부작용을 동반하거나 부상 빈도를 높일 수 있는 위험한 약품, 심지어 불법 약물도 있습니다. 일부 약물은 도핑으로 분류되어 스포츠 경기에서 페어플레이를 저해하는 주범으로 꼽히기도 합니다.

다양한 보조제들

국내에서는 그동안 약물 개념의 운동 보조제보다는 홍삼이나 녹용 같은 전통적인 보양식을 선호해왔습니다. 하지만 최근에는 해외 보충제를 구입하는 분들을 중심으로 보조제에 관심을 두는 분들도 많아졌습니다. 그만큼 오용의 가능성도 높아졌지요. 보조제는 약물에 가까워 사용법이 까다로운 만큼 전문가의 상담 없이 사용하는 건 권하지 않습니다. 운동선수가 아닌 일반인이라면 운동 전에 마시는 진한 블랙커피나 설탕커피 한 잔으로도 수행능력 보조제로 충분합니다.

대표적인 운동 수행능력 보조제를 살펴보겠습니다.

부스터

흔히 프리-워크아웃 보조제pre-workout formula로 불리는 부스터는 운동 전에 섭취해 수행능력을 향상시키는 용도입니다. 운동 보조제 중 가장 널리 사용되는 제품이면서 또 가장 물의를 빚는 제품군이기도 합니다. 대부분의 부스터는 카페인과 같은 중추신경 흥분제CNS, Central Nervous System Stimulant를 주성분으로 합니다. 여기에 크레아틴, 혈관 확장 성분인 산화질소나 시트룰린, 카노신베타 알라닌을 첨가하기도 하고, 유리아미노산, 비타민 등을 혼합하기도 합니다. 때로는 녹차나 고추 추출물, 마테 같은 전통적인 천연 추출물을 넣기도 합니다.

성분은 복잡하지만 부스터는 기본적으로 흥분제입니다. 대부분의 부스터 1회분에는 원두커피 2~5잔 분량에 해당하는 100~200mg의 카페인이 들어 있습니다. 그래서 처음에는 강한 각성 효과를 보이지만 복용을 거듭할수록 내성이 생기기 때문에 전과 같은 효과를 보려면 더 많은 양을 복용해야 하는 악순환에 빠집니다. 부스터의 약효가 떨어지면 무기력감을 느끼고, 며칠간 끊으면 운동을 제대로 수행하기 힘든 금단 증상을 보이기도 합니다.

한편 일부 제품은 카페인보다 훨씬 강력한 합성흥분제를 사용하기도 하는데, 마약 유사 성분으로 밝혀져 물의를 빚은 사례도 있고2013년 ETH-amphetamine, 사망 사고가 연속 발생해 판매금지 조치2011년 DMAA가 내려진 일도 있었습니다.

부스터는 사실상 체력을 높여준다는 성분들을 모조리 뭉뚱그려 놓은, 속된 말로 잡탕 보조제에 가깝습니다. 가장 큰 문제는 '정체를 알

수가 없다'는 것입니다. 물론 성분표가 있지만 일반인이 알아보기가 어렵죠. 표현이 모호한 것이 많고, 때로는 잘 알려진 성분명 대신 어려운 화학식으로 적기도 합니다. 일부 성분은 기술 보호를 이유로 아예 화학식을 밝히지 않아 전문가도 도핑이나 위험성 여부를 알기 어렵습니다. 심지어 적힌 성분이 실제와 다르거나, 표에 없는 정체불명의 성분을 포함한 경우도 있습니다.

이런 불확실성은 일반인보다는 도핑테스트를 받아야 하는 전문 선수에게 더 문제가 됩니다. 최근 부스터나 다이어트 보조제를 사용했던 선수가 도핑테스트에서 예상치 못한 양성반응을 받아 선수 생명을 위협받은 사례가 여러 건 발생했습니다. 굳이 보조제를 사용하고 싶은 선수라면 성분이 불분명한 기성 부스터를 쓰기보다는 차라리 단일성분의 보조제를 전문가 처방 하에 사용하는 편이 도핑테스트에서 안전합니다.

운동 후 회복용 보조제

리커버리Recovery 혹은 포스트-워크아웃 보조제post-workout formula라고도 불리는 운동 후 회복용 보조제는 운동 후에 근육의 피로 해소를 돕고 재생을 촉진하기 위한 목적으로 나온 제품입니다. 포스트 워크아웃 보조제로는 빠른 당분에너지 보충을 위한 제품, 아미노산 제품, 크레아틴 복합제 등이 있습니다. 이런 보조제는 성분의 특성이 중요하기 때문에 보조제에 흔히 쓰이는 성분들442~454쪽을 참고하시기 바랍니다.

호르몬 촉진제

스포츠 보조제 중에는 테스토스테론이나 성장호르몬, 인슐린 유사 성장인자IGF-1의 분비를 촉진한다고 주장하는 제품들이 있습니다. 이런 호르몬을 의사의 처방 없이 직접 투여하는 것은 불법이라 이를 피하기 위한 편법으로 나온 제품들입니다.

호르몬 촉진제는 호르몬 성분을 몸에서 분비하도록 촉진한다는 명목인데, 실제 이런 제품은 대부분 약간의 비타민과 아연 등의 미네랄, 스태미너를 높인다고 알려진 생약들을 조합한 것입니다. 보통은 트리뷸러스, 마카, 잇꽃, 생강 등 생약 추출물을 조금씩 섞습니다. 이런 허브 종류의 처방이 대개 그렇듯, 효과는 복불복 수준으로 미약하거나 심리적인 플라시보입니다. 녹차의 추출물이 살을 빼는 데 도움이 된다지만 녹차를 마셔서 정말 살 뺀 사람은 거의 볼 수 없는 것과 마찬가지죠.

한편 호르몬 촉진제 이름을 단 제품에서 부작용이 심해 조사해보니 불법 성분을 포함한 것이 밝혀져 시장에서 퇴출된 사례도 있습니다.

다이어트 보조제

커팅제로 불리는 다이어트 보조제는 의료기관에서 처방하는 비만 치료제와는 근본적으로 다릅니다. 이 제품들은 효능과 안전성에 대해 별도의 승인 과정을 거치지 않습니다. 다이어트 보조제는 대체로 부스터와 성분이 유사한데 카페인 같은 중추신경 흥분제와 이뇨 성분, 체지방 연소에 도움이 된다고 주장하는 생약 성분들이 주성분을 이룹니다.

중추신경 흥분제는 단기적으로는 기초대사량을 약간 높여주는 효과가 있습니다. 그런데 인체는 흥분제에 곧 내성을 보이며 적응하기 때문에 결국 섭취량을 계속 늘리지 않으면 효과를 보지 못하거나, 도리어 약을 끊은 후 금단 현상으로 무기력에 빠지고 대사량이 떨어져 살이 더 쪄버리는 악순환에 빠집니다. 이런 면에서도 부스터와 거의 같습니다.

이뇨 성분도 몸에서 수분을 빼 일시적으로 살이 빠진 느낌을 얻을 뿐 복용을 중단하면 얼마 못 가 이전으로 돌아가고 맙니다. 체지방 연소에 도움을 준다고 주장하는 성분들도 대부분 효능이 아주 미약하거나, 효능에 대한 전문기관의 견해나 실험 결과가 엇갈리는 실정입니다. 다이어트 보조제에 들어 있는 성분들이 의약품으로 승인을 받지 못하는 게 이런 이유들 때문입니다.

경험적으로도 다이어트 보조제를 통해 체중을 빼고 그 체중을 유지하는 사람을 보지 못했습니다. 효능이 좋다고 알려졌던 일부 제품들도 알고 보니 성분표에 없는 마약이나 금지약물이 들어 있었던 것으로 밝혀지면서 시장에서 뒤늦게 퇴출된 경우가 많습니다. 부스터와 마찬가지로 성분표를 곧이곧대로 믿기는 어렵기 때문에 특히 운동선수는 함부로 섭취하지 않는 게 좋습니다.

한때 인기를 끌었던 미국산 'O' 제품은 성분표에는 없었던 요힘빈동물용 발정제로 사용과 전문의약품인 시부트라민식욕을 떨어뜨리는 약물, 발암물질인 페놀프탈레인이 검출된 적이 있습니다.[38]

다이어트 보조제는 일반인을 가장 혹하게 하는 보조제지만, 쉬운 살빼기 방법은 절대 없다는 것을 가장 뼈저리게 알려주는 약물이기도 합니다. 정말 약이 아니면 죽어도 못 빼겠다 싶으시다면 애먼 곳에 돈 버리지 말고 차라리 병원에서 비만치료제를 처방받는 게 낫습니다.

보조제에 흔히 쓰이는 성분들

스포츠 보조제, 특히 부스터 종류에는 수십 가지 이상의 성분들이 사용되기 때문에 전문가도 성분표만 봐선 용도를 다 파악하기 어려운 경우가 많습니다. 하지만 그 중에서 보조제의 성격을 결정하는 대표적인 성분들을 추려보면 다음과 같습니다.

크레아틴

크레아틴creatine은 인체를 구성하는 유기산 중 하나로, 에너지대사에서 ATP 합성에 중요한 역할을 하는 성분입니다. 질소를 포함하고 있어 질소량을 기준으로 산출하는 조단백질crude protein에 속하지만 실제로 단백질은 아닙니다. 체내 크레아틴의 일부는 체내에서 직접 합성한 것이고, 일부는 동물성 식품을 통해 섭취하는데, 이 때문에 채식인은 체내 크레아틴 보유량이 잡식을 하는 사람에 비해 낮은 경향이 있습니다.

크레아틴은 스포츠 보조제 중 드물게 효능이 증명된 성분 중 하나입니다. 보수적인 국내 식품의약품안전처도 기능성을 인증했을 만큼 널리 쓰이는 성분모노크레아틴입니다. 하지만 크레아틴은 그 자체가 근육을 늘려주는 약도 아니고, 운동이 익숙하지 않은 초심자에게는 관절이나 인대에 무리를 주기 쉬워 도리어 부상의 위험을 높이기도 합니다. 그러니 근육의 기초를 다진 중급자 이상에서 사용하는 것이 좋습니다.

크레아틴과 에너지대사

근육이 움직일 때는 1차로 ATP가 인산기를 내놓고 ADP로 변하며 내는 에너지를 씁니다. 그 후 크레아틴-인산PC이 나서서 찌꺼기인 ADP를 ATP로 되살립니다. 여기까지가 근육이 최상의 파워를 낼 수 있는 단계입니다. 그런데 이 사이클은 짧게는 10초, 길어야 90초 정도가 한계입니다.

그 이후까지 계속 힘을 쓰려면 외부의 산소를 소모하는 유산소 대사단계로 넘어가는데, 많은 에너지를 낼 수는 있지만 순간적인 파워는 크게 떨어집니다. 이 때문에 일반적인 근력운동은 유산소 과정으로 넘어가기 전에 한 세트를 끝내는 것이 보통입니다.

세트 후 휴식시간 동안, 몸은 글리코겐을 이용해 ATP와 크레아틴 인산을 다시 생산해서 곧 정상에 가깝게 회복합니다. 보통 처음 30~60초 동안 60~70% 이상 회복하고, 그 뒤로는 회복 속도가 느려져 3분 정도에 이전 수준의 80% 이상 회복합니다. 그 뒤로는 회복 속도가 더 떨어집니다. 세트를 반복하면서 ATP-PC시스템의 이런 불완전한 회복이 누적됩니다. 그래서 모든 파워를 다 소모하는 고강도 근력운동에서는 '같은 강도로, 같은 종목의 운동'은 많아야 4~5세트 이상 수행하기가 어렵습니다. 그래서 근지구력, 근육 선명도, 심폐능력을 발달시킬 목적이 아니라면 순수한 의미의 고강도 근력운동 프로그램은 한 종목에서 5세트를 잘 넘기지 않습니다.

보조제를 통해 근육 내에 크레아틴-인산이 많아지면 에너지 1단계가 연장되는 효과가 생깁니다. 한 세트에서 좀더 오래 운동할 수 있다는 뜻인데, 이를 통해 근육을 더 강하게 자극할 수 있습니다. 이후 크레아틴 섭취를 중단한다 해도 그간의 훈련을 통해 섭취 전보다 향상된 근육과 수행능력을 갖기 위함입니다. 이론적으로만 봤을 때 크레아틴 섭취는 반복 횟수를 늘려줄 뿐 순간 파워와는 무관하지만 트레이닝으로 근육이 발달하면 결과적으로 파워 향상도 기대할 수 있습니다.[39]

근육의 저장 연료인 글리코겐은 물과 함께 저장되는데, 크레아틴은 근육 내에 물을 충분히 잡아둬 더 많은 글리코겐을 저장할 수 있게 합니다. 이 때문에 운동 후에 근육 회복을 촉진하는 효과도 있습니다.

하지만 평소에 육류를 많이 섭취하거나, 기질적인 이유로 체내에 크레아틴을 많이 보유하고 있다면 보조제로 추가 섭취해도 이런 효과를 거의 볼 수 없습니다. 통계에 따르면 30~50%의 사람들은 크레아틴을 추가 섭취해도 몸에서 반응을 보이지 않습니다. 반대로 채식만 하는 경우는 체내 크레아틴 보유량이 낮아 효과가 잘 나타나는 경향이 있습니다.

크레아틴의 종류

보조제로 섭취하는 크레아틴은 대개 크레아틴과 물 분자 한 개가 결합한 크레아틴 모노하이드레이트Creatine Monohydrate 모노크레아틴입니다. 현재까지 과학적으로 검증된 내용도 거의 모노크레아틴을 실험한 결과입니다.

과거에 생산된 크레아틴은 입자 크기가 커서 물에 잘 녹지 않고 흡수가 어려워 한 번에 섭취해야 하는 양도 많았습니다. 그런데 최근에는 입자를 작게 가공하고 용해도를 높인 마이크로나이즈 크레아틴이 주로 시판되어 전보다 적은 양으로도 같은 효과를 볼 수 있습니다. 품질이 좋은 크레아틴일수록 물에 잘 녹고 잔류물이 남지 않습니다.

한편 모노크레아틴의 여러 화학적 변형 제품들도 개발되고 있습니다. 그 대부분은 크레아틴에 물 분자 대신 특정한 염을 결합시켜 흡수 속도를 개선했다고 주장하는 제품들입니다.

- **CPh** : 크레아틴 인산염(Creatine Phosphate)으로, 에너지대사에서의 크레아틴 형태 그대로 섭취한다는 근거로 시판되었습니다. 모노크레아틴

과 크게 다르지 않습니다.[40]

• **CPy** : 크레아틴 피루브산염(Creatine Pyruvate)은 피로물질인 젖산을 제거하는 피루브산염을 결합한 제품입니다. 일반적인 모노크레아틴보다 흡수 속도가 약간 빠른 것 외에 기타의 효과는 검증되지 않았습니다.[41]

• **CEE** : 크레아틴 에틸 에스터(Creatine Ethyl Ester)는 크레아틴에 알코올을 결합해 흡수 속도를 개선했다며 등장했습니다. 하지만 실제로는 소화기 내에서 부산물인 크레아티닌으로 변해버렸고, 체내 크레아틴 보유량에선 모노크레아틴보다 못한 결과를 보였습니다.[42]

• **CC** : 크레아틴 구연산염(Creatine Citrate) 역시 피루브산염처럼 피로물질 제거에 관여한다는 근거로 만들어졌습니다. 하지만 이 역시 실험에서 차이를 보이지 않았습니다.[43]

• **C-HCl** : 크레아틴 염산염(Creatine HCl)은 용해도가 좋고 소화장애가 적다는 근거로 등장했는데, 마이크로나이즈 크레아틴과는 크게 다르지 않습니다.

• **CN** : 크레아틴 질산염(Creatine Nitrate)은 몸에 들어가면 크레아틴과 질소이온으로 나뉘는데, 질소이온이 혈중에서 산화질소(NO)를 생성해 혈류와 근육의 수화를 자극한다는 주장으로 등장했습니다. 검증된 바는 없습니다.

• **버퍼 크레아틴** : 버퍼 크레아틴(Buffered Creatine)은 크레 알칼린Kre Alkalyn 이라는 이름으로 시판됩니다. 크레아틴이 대사 부산물인 크레아티닌으로 변하는 정도를 낮춰 소화장애를 줄이고 효율성을 높였다고 주장하는 제품입니다. 하지만 연구에 따르면 크레아티닌으로 변하지 않는다는 건 사실이 아니며, 마이크로나이즈드 모노크레아틴에 비해 우월한 효과를 보이지도 않았습니다.[44]

이런 변형이 많지만 아직 기존의 마이크로나이즈 모노크레아틴보다 효과 면에서 크게 우월하다고 밝혀진 형태는 없습니다.

크레아틴 섭취 방법

크레아틴은 부스터, 운동 후 보조제, 복합단백질 등에 다양하게 첨가되는데 대개는 설명서에 나온 사용법대로 쓰면 됩니다. 부스터 용도로 따로 표시된 제품이 아니면 아무 때나 먹어도 됩니다. 하지만 가장 좋은 타이밍은 운동 직후입니다. 크레아틴을 섭취할 때는 물을 평소보다 많이 마셔야 합니다. 다량의 물에 최대한 잘 녹여 섭취해야 하며, 잘 녹지 않는다면 미지근한 물에는 녹여도 되지만 뜨거운 물은 절대 안 됩니다.

크레아틴의 흡수율을 높이려면 가능한 한 공복 상태에 액상으로 섭취하는 게 좋습니다. 당분과 함께 섭취하면 인슐린의 도움으로 세포에 잘 흡수되며 아미노산이나 단백질 보충제와 함께 섭취해도 무방합니다.[45] 다만 신맛이 강한 주스나 탄산음료처럼 산성이 강한 액체는 효과를 떨어뜨린다는 주장이 있으니 피하는 게 좋습니다.[46]

모노 크레아틴을 기준으로 할 때, 근육량에 따라 하루 2g에서 최대 5g을 섭취합니다. 과거에는 5g씩 하루 4번, 일일 20g씩으로 1주간 체내 보유량을 높이는 로딩기를 거친 후, 하루 5g으로 유지하는 방법을 행해왔습니다.[47] 그런데 로딩기가 없어도 일정 기간 후에는 혈중 농도에서 차이가 없고, 과량 섭취로 부작용을 보이기도 합니다. 이 때문에 로딩기를 두지 않고 처음부터 바로 유지 기간 분량을 섭취해도 무방합니다.[48]

크레아틴의 부작용과 휴지기

크레아틴 자체는 도핑테스트 대상이 아닙니다. 하지만 크레아틴을 함유한 보조제나 보충제 일부는 도핑테스트에서 문제가 될 성분을 포함하고 있습니다. 이 때문에 크레아틴을 섭취하려는 운동선수는 가능한 순수 단일성분 제품을 선택하는 게 좋습니다.

크레아틴의 가장 흔한 부작용으로는 다량 섭취했을 때 설사를 하는 것입니다. 그 외엔 건강한 일반인 대상으로는 아직 명확히 밝혀진 부작용이 없습니다. 하지만 간과 신장 관련하여 안전성 논란이 초기부터 줄곧 있었고, 신장질환과 당뇨병이 이미 있는 경우는 여러 차례 부작용 사례가 있습니다.[49] 고혈압 환자도 크레아틴의 수분 정체가 혈압을 추가로 높일 수 있기 때문에 피하는 것이 좋습니다. 수분과 이온 불균형으로 경련이 잘 일어나고, 목이 타는 증상이 생기기도 합니다.

이 외에 수분으로 일시적인 체중 증가가 있는데, 건강상 악영향은 거의 없기 때문에 부작용이라고 보기는 어렵습니다. 다만 일부 종목에서는 체중 증가가 순발력과 심폐지구력에 부담을 줄 수 있습니다. 이 때문에 역도, 복싱처럼 계체를 하는 종목, 마라톤 같은 지구성 종목이나 오래달리기를 하는 체력검정 등에서는 최소한 경기를 앞두고는 한동안 크레아틴을 피하는 것이 좋습니다.

이런 소소한 것들을 빼면 크레아틴에 딱히 치명적인 부작용은 없지만, 장기적인 효과에 대한 연구는 아직 그리 많지 않습니다.[50] 일부에서는 크레아틴 보조제를 장기 섭취하면 인체의 자연적인 크레아틴 합성능력을 저하시킬 수 있다는 지적이 있습니다. 이 때문에 안전하게 섭취하려면 6~8주 정도의 섭취기를 거친 후, 다시 4주 정도의 휴지기를 두어 자연적인 크레아틴 합성능력을 회복하는 게 좋습니다.

카페인

카페인caffeine은 대표적인 중추신경 흥분제로, 화학적으로는 잔틴xanthine 이라는 화합물의 일종입니다. 동물의 신경은 아세틸콜린, 도파민 등에 흥분하고 아데노신에는 안정됩니다. 양쪽이 상황에 따라 길항작용을 하는데, 카페인은 이 중에서 안정제인 아데노신만 차단해 흥분 효과를 높입니다.

운동 측면에서 카페인은 에너지대사를 활성화하고 집중력과 지구력 을 높여 운동을 오래 지속할 수 있게 해주지만 순간 파워를 높이는 효 과는 적습니다. 효과에 비해 위험성이 적기 때문에 부스터나 다이어트 보조제에 널리 쓰이죠. 굳이 기성품 보조제가 아니더라도 일상에서 마 시는 커피나 홍차, 콜라, 초콜릿, 에너지 음료, 마테 등의 허브 종류에 도 상당량의 카페인이 들어 있습니다. 사람마다 민감성이 제각각이기 때문에 운동능력 향상을 목적으로는 대개 100mg으로 시작해 용량을 가감하며 조절합니다. 국내 권장량은 200mg 이내입니다.

카페인과 같은 중추신경 흥분제는 습관성이 있어 지속적으로 많은 양을 섭취하는 건 좋지 않습니다. 카페인에 몸이 둔감한 반응을 보인 다면 카페인도 휴지기를 두는 편이 좋습니다.

그 외에 카페인은 이뇨 효과가 있고, 칼슘 흡수를 저해해 골밀도를 떨어뜨리고,[51] 수면장애를 유발할 수 있습니다. 따라서 일상에서 카페 인 섭취가 많은 분들은 칼슘과 비타민D를 보충해 주는 게 좋습니다. 카페인은 한때 국제올림픽위원회IOC의 금지약물 목록에 있었지만 이 후 제외되었고, 대신 기록을 남겨 체크하고 있습니다.[52]

카노신, 베타알라닌

카노신carnosine도 크레아틴과 마찬가지로 ATP$\rightleftarrows$ADP 사이클을 보조합니다. 에너지대사에서 카노신이 크레아틴과 서로 돕는 관계이기 때문에 최근에는 많은 부스터들이 시너지 효과를 위해 이 둘을 함께 배합하곤 합니다.[53]

카노신은 비필수 아미노산인 베타알라닌 β-alanine과 히스티딘 histidine으로 체내에서 자연적으로 만들어지는데, 히스티딘은 일상의 식사에서 흔히 접할 수 있기 때문에 베타알라닌이 제한아미노산이 됩니다. 그래서 카노신 보조제도 실제로는 베타알라닌 형태로 들어 있습니다.

보통 체중에 따라 2~5g을 섭취하며, 2주 이상 체내에 축적되면서 효과를 보이기 때문에 언제 섭취하든 무방합니다. 베타알라닌은 주로 육류에 들어 있어 채식인은 부족한 경우가 많습니다. 이 때문에 베타알라닌 보조제도 크레아틴처럼 채식인에게 효과를 보일 확률이 높습니다. 여러 연구를 통해 약한 정도의 심폐지구력, 근지구력 향상, 피로 감소 효과가 확인되었고 약간의 근 부피 향상도 보였지만, 이는 운동 수행능력 향상의 간접적인 효과로 추정됩니다.[54]

부작용으로는 피부의 작열감타는 듯한 느낌의 통증 또는 화끈거림과 따끔거림이 있지만 그 외에는 알려진 치명적인 반응이 없습니다. 부작용이 심하다면 식사와 함께 나눠서 섭취하면 문제를 덜 수 있습니다.

산화질소류

일산화질소NO는 혈관계의 신호전달물질로 혈관을 확장시켜 혈류를 개선하는 것으로 알려져 있습니다. 초기에는 의료 목적으로 연구되었지만 최근에는 '혈관확장제'라는 이름으로 단독 혹은 부스터 성분으로 이용되고 있습니다. 운동 중이나 운동 후에 혈류를 원활하게 해 운동 능력과 회복을 촉진한다는 것이 근거입니다.

이런 보조제는 대개 산화질소의 전구물질인 L-아르기닌 성분으로 이루어져 있습니다. 원료 아미노산인 아르기닌을 충분히 공급해 산화질소 생성을 촉진하고 혈관 확장을 유도해서 혈류를 개선한다는 논리죠. 그런데 최근에는 혈중 아르기닌이 일정 농도 이상으로 높아지면 도리어 혈관을 수축하는 피드백이 작동된다는 사실이 밝혀졌습니다. 그래서 아르기닌을 무조건 많이 먹기보다는 적정한 농도로 공급하는 데 주력하는 제품으로 범위가 확장되고 있습니다. 그 중 하나가 아미노산인 L-시트룰린입니다.[55]

시트룰린citrulline도 아르기닌처럼 산화질소 생성을 촉진한다고 알려져 있습니다. 근육통과 피로를 줄이는 효과도 밝혀졌으며[56] 순환계를 개선하는 용도로도 사용됩니다. 시트룰린은 몸에서 자연적으로 생성되므로 필수적인 영양소는 아닙니다. 식품 중에는 수박과 멜론에 들어있지만 주로 껍질에 있어서 섭취가 어렵고, 그나마 자연계에 존재하는 형태의 시트룰린은 흡수율도 매우 낮습니다. 운동능력 향상을 목적으로 섭취한다면 하루 6~8g의 시트룰린 말레이트를 권장하지만 해외 보조제는 통관이 불가능해 국내에서는 약국을 통해서만 구입할 수 있습니다.

중탄산나트륨

흔히 식용소다NaHCO3라 불리는 중탄산나트륨은 과거에 약국에서 속쓰림을 해소하는 값싼 제산제로 판매했던 성분이라 부모님 세대에는 익숙합니다. 하지만 스포츠 보조제라는 이름으로는 아직 국내에 시판하지 않습니다.

중탄산나트륨은 에너지대사 중 젖산 대사와 유산소 단계에서 발생하는 산성 노폐물을 중화시켜 좀더 오래 반복할 수 있게 하는 효과가 있습니다. 이를 완충제 혹은 버퍼제라고 하는데, 해외에서는 중탄산나트륨을 캡슐로 별도 판매하기도 합니다. 보통은 운동 90분 전에 체중 1kg당 0.3g을 섭취합니다.[57]

식용소다는 혈액의 산성화 정도가 큰 영향을 미치는 2~15분 사이의 고강도 운동에 효과가 있습니다. 이 영역은 인터벌 트레이닝이나 중거리 달리기, 일부 크로스핏 WOD나 격투기 등이 해당합니다. 반면 1분 이내에 세트가 끝나는 통상의 근력운동이나 장시간의 지구성 운동에는 효과가 거의 없습니다.

기타 중추신경 흥분제

카페인 외에도 많은 성분들이 부스터나 다이어트 보조제에서 흥분제로 쓰입니다. 그 중에는 비교적 안전한 성분이 있는 반면, 강력한 효과로 화려하게 주목받다가 큰 물의를 빚고 시장에서 퇴출당한 성분도 있습니다.

부스터에서 주로 문제가 되는 것이 바로 이 중추신경 흥분제CNS stimulants입니다. 성분표에 유효성분의 화학식이나 명칭을 적기도 하지만 그저 원료만 표기하는 경우도 많습니다. 예를 들어 성분표에 'Yerba Mate 마테'가 있다면 다른 표기가 없어도 카페인, 테오브로민, 테오필린이 들어 있다고 보면 됩니다. 이런 내용을 모두 꿰고 있을 만한 일반인이 흔치는 않습니다. 관련 지식이 부족한 일반인이 스포츠 보조제를 제대로 알고 섭취하기가 어려운 이유입니다.

카페인 외에도 부스터나 다이어트 보조제 등에서 흔히 볼 수 있는 흥분제나 그 유사 성분은 다음과 같습니다.

- 메틸헥사아민 : DMAA, 1,3-dimethylamylamine 등으로 표기합니다. 이 성분과 관련하여 훈련을 받던 미군 병사나 마라토너가 사망하는 사고가 발생하면서 여러 국가에서 금지약물로 규정했습니다. 대부분 성분표상에는 제라늄에서 추출한 천연성분으로 표기되어 정체를 모르고 섭취한 경우도 많았습니다. 최근에는 시장에서 거의 퇴출된 상태입니다.

- 빈포세틴vinpocetine : 뇌혈류를 개선하는 성분으로 알려져 있습니다. 국내에서는 신경정신과 분야의 전문의약품으로 지정되어 있어 일반 보조제 용도로는 사용과 반입을 할 수 없습니다.

- 에페드린ephedrine : 국내에서는 한약재인 마황의 유효성분으로도 자주 등장합니다. 한때 다이어트 보조제 시장에서 가장 널리 쓰였던 중추신경 흥분제입니다. 혈압을 높이고 심장박동을 불규칙하게 해 여러 차례 사망사고가 발생하면서 2003년 미국 FDA를 시작으로 전 세계적으로 사용이 금지되었습니다. 대표적인 도핑검사 항목이기도 합니다.

- N-Dimethyl-B-Phenylethylamine : 최근 암페타민(필로폰) 유사 물질로 논란이 있었으며, 일부 국가에서 금지약물로 규정했습니다. 몇몇 선수들이 해당 성분 부스터를 섭취하고 도핑테스트에서 암페타민 항목으로 적발된 적이 있습니다.

- 테오브로민theobromine : 테오브로민은 카페인과 같은 잔틴 계열의 흥분제로, 특히 카카오(초콜릿)에 많이 들어 있습니다. 카페인보다 순하며 인간에게는 크게 유해하지 않지만 개나 고양이에게는 치명적입니다.

- **요힘빈**yohimbin : 요힘빈은 요힘비 나무에서 추출하는 동물 최음제, 흥분제 성분입니다. 발정기가 있는 일부 동물에서는 발정을 유도하지만 발정기가 없는 인간에게는 최음 효과가 거의 없는 것으로 알려져 있습니다. 대신 혈압을 급격히 높이고, 과용하면 호흡 곤란 등의 문제를 일으킬 수 있어 대부분의 국가에서 처방용 의약품 용도로만 사용하고 있습니다.

- **가르시니아 캄보지아**HCA, hydroxy citric acid : 섭취한 식품의 체지방 전환을 차단해 비만을 해소한다는 근거로 각종 보조제의 성분으로 판매되지만 효능에 대해서는 학계에서도 논란이 많습니다.[58] 긍정적인 결과도 있는 반면 효과를 거의 보이지 않은 연구 결과도 있습니다. 효과를 보인 경우도 체중 감소를 체감하기는 극히 미약한 수준입니다. 해외의 평가기관들도 매우 낮은 평가를 내리고 있습니다.[59]

- **히게나민**higenamine : dl-디메틸 코클라우린으로 표기하기도 합니다. 연자심蓮子心, 부자附子 등에 포함된 강심제 성분으로 일부 한약, 다이어트 보조제, 부스터에 들어갑니다. 에페드린 유사물질로 최근 도핑검사 항목에 추가되어 주의가 필요합니다.

체력검정에 임할 때

각종 체력검정(공무원 시험, 군 입대 등)에 임할 때, 최고 점수를 받기 위해서는 물론 연습을 열심히 해야 합니다. 다른 시험이 그렇듯 체력검정도 시험을 잘 보는 기술이 필요하고, 시험 당일의 컨디션 관리도 중요합니다.

① 몸짱과 체력짱은 다릅니다. 헬스장에서 하는 근력운동은 경기력에 간접적인 도움이 될 뿐입니다. 근본적으로는 그 종목을 직접 훈련하는 게 최고입니다.

② 검정 당일에는 탄수화물 위주로 섭취합니다. 시험 직전에는 소화에 부담이 되는 육류를 많이 먹어선 안 됩니다.

③ 시험 성격에 맞는 신발을 갖추세요. 단거리 경주나 힘을 쓰는 운동에는 바닥이 얇고 가벼운 신발이, 오래달리기에는 발에 익은 러닝화가 좋습니다. 해당 시험에서 허용되는 신발을 미리 확인하세요.

④ 저염식 같은 헬스용 식단은 몸을 예쁘게 보이려는 목적이고 체력검정에는 맞지 않습니다. 최적의 몸 상태를 위해서는 적절한 염분도 꼭 필요합니다.

⑤ 인생이 걸린 체력검정이라면 1%의 차이를 만들기 위해 중간에 마실 꿀물이나 당분 음료 정도는 미리 준비합시다. 물론 그게 허용된다면 말이죠.

⑥ 설마 전날 술·담배 하고 나가는 분은 없겠죠?

⑦ 카페인 섭취가 문제가 되지 않는다면 시작 30분쯤 전에 커피나 초콜릿을 먹는 게 기록에 도움이 될 수도 있습니다. 단, 시험 중엔 평상시보다 무리하는 경향이 있으므로 과량 섭취는 도리어 심장에 부담을 줄 수 있으니 과용은 금물입니다. 평소에 커피를 많이 마셔서 내성이 생긴 사람이라면 시험 전 일주일 정도 커피를 끊었다가 검정 전에 마시는 것도 방법입니다. 한편 크레아틴은 심폐지구력을 떨어뜨릴 수 있으므로 오래달리기 같은 지구성 테스트가 있다면 사용해선 안 됩니다.

03

불법 보조제들

세간에는 건강을 해칠 위험을 감수하면서 더 쉬운 길을 찾는 사람들을 노리는 음지의 약물도 있습니다. 과거에는 이런 약물을 일부 운동선수나 연예인 같은 특정 계층에서만 이용했지만 최근에는 일반인들도 쉬쉬하며 사용하는 경우가 많습니다. 설상가상으로 각종 운동 커뮤니티, 스팸문자나 이메일, 악성코드를 통해서 원치 않아도 불법 약물이나 가짜 의약품, 심지어 마약 등에 노출되기도 합니다.

이런 약물들이 불법이 되고, 금지가 된 데는 각각의 이유가 있습니다. 피하는 게 상책이지만 '나는 괜찮겠지' 하는 안이함, '한 번만'이라는 호기심이 제도의 벽을 넘어서게 만들기도 합니다. 명심할 건 한 번이 두 번, 세 번이 되고, 1%의 위험이 언젠가는 100%에 수렴한다는 사실입니다. 그렇게 사람들을 혹하게 하는 약물에 대해 짚어보겠습니다.

합성 호르몬제

합성 호르몬제는 원래 호르몬 부족증, 갱년기 증상, 정신과 질환, 진통제 등에 제한적으로 사용하는 약물입니다. 호르몬을 사용하는 것 자체가 불법은 아니지만 일부에서 치료 목적과는 무관하게 인체의 자연적인 한계치를 넘어보고자 악용하면서 문제가 되고 있습니다.

호르몬은 인체를 제어하는 화학적이고 소프트웨어적인 신호체계입니다. 컴퓨터를 사용하다보면 성능을 좋게 하려고 시스템 파일이나 설정에 손을 댔다가 되돌리지 못해 낭패를 겪거나, 심지어 포맷을 했던 난감한 경험이 한두 번씩은 있을 겁니다. 호르몬이라는 신호체계에 손을 대는 건 비유하자면 컴퓨터의 시스템 파일에 손을 대거나 스마트폰을 루팅 혹은 탈옥_{일반 사용자의 접근을 제한하는 설정을 임의로 해제하는 것}하는 것과 비슷합니다. 손대는 건 쉽지만 문제가 생겼을 때 되돌리는 건 극도로 어렵습니다. 컴퓨터야 포맷을 하거나 최악의 경우엔 갈아치우기라도 할 수 있지만 몸은 포맷하거나 갈아치울 수 없으니 탈입니다.

흔히 악용하는 합성 호르몬제는 다음과 같습니다.

아나볼릭 안드로겐 스테로이드

많은 분들이 '스테로이드'라는 단어 자체에 거부감을 보이지만 실상 생명체에 필수적인 지질_{lipid}의 일종입니다. 스테로이드는 일부 호르몬의 원료가 되고, 세포막 형성 등에도 반드시 필요한 필수 생체물질입니다. '일부' 스테로이드계 호르몬 중에서 '그 일부'가 근육의 성장과 관계가 있습니다.

1부에서 다뤘던 내용을 간단히 복습하자면_{90~91쪽 참조} 흔히 남성호르몬이라 부르는 안드로겐은 스테로이드계 호르몬으로 부신피질, 남성의 고환, 여성의 난소에서 분비됩니다. 안드로겐 호르몬의 효과는 크게 성격이나 신체, 생식기 발달 등을 결정하는 안드로제닉_{androgenic} 효과와, 근육 형성을 촉진하는 아나볼릭_{anabolic} 효과로 나뉩니다. 이 중에서 아나볼릭, 단백동화 효과만 선별적으로 극대화한 합성 호르몬을 아나볼릭 스테로이드라고 합니다. 불법 약물 시장에서는 단연 스타급 주인공이죠.

그런데 이런 호르몬을 어떻게 몸 안에 넣는다는 걸까요?

합성 스테로이드의 침투 작전

합성 호르몬은 기본적으로 외부 물질입니다. 우리 몸의 소화기는 영양 공급 수단이면서 몸의 1차 방어막이기 때문에 음식 중 무해하다고 증명된 영양소만 최대한 잘게 쪼개서 받아들입니다. 성장호르몬 같은 단백질계 호르몬을 그냥 먹는다면 위장에서는 '우와, 단백질이다!'를 외치며 아미노산까지 조각조각 쪼개어 맛있게 소화해버릴 겁니다. 호르몬으로서의 정체성은 온데간데없어지죠. 이 때문에 단백질 호르몬은 주사가 원칙이며 불법 투여도 어렵습니다. 최근에는 단백질 호르몬을 먹어서 섭취하는 여러 신기술이 등장하고 있지만 그건 이 책에서 다룰 내용이 아니고요.

스테로이드계 호르몬도 먹는다고 흡수되지는 않습니다. 그래서 어떤 제품은 주사제로, 알약으로 된 경구제는 메틸기라는 가면을 써서 정체를 감추고 마치 영양소처럼 소화기에 잠입합니다. 멍청한 소화기는 속이지만 우리 몸의 화학공장이자 독극물 전문가인 간은 못 속입니다. 변장하고 잠입한 합성 호르몬을 간이 독으로 인식하고 전투를 벌이는 과정에서 간과 신장이 큰 손상을 입는데, 이를 간독성이라고 합니다.

아나볼릭 호르몬 제제의 종류

근육을 키우려는 목적으로 사용하는 약물에는 특정 화학 성분이나 단백질 계열의 약물도 있지만 압도적으로 많은 건 남성호르몬을 조작하는 스테로이드 계열입니다. 성호르몬 메커니즘의 제제들은 다음과 같습니다.

- 테스토스테론 주사제 : 테스토스테론을 직접 주사로 넣는 것을 말합니다. 테스토스테론 자체는 체내에서 금세 분해되기 때문에 에스터ester를 추가해 작용 속도를 조절합니다. 에스터에 따라 얼마나 자주 주사할지가 달라집니다. 원래의 용도는 테스토스테론 부족증 치료를 위한 남성 호르몬 보조요법(TRT)이지만 불법 약물 사용자들은 정상치보다 10배 이상의 테스토스테론을 투여하기도 합니다.

- 합성 아나볼릭 스테로이드 : 테스토스테론과 유사한 아나볼릭 효과를 내는 스테로이드 화합물로, 주사제와 알약 형태의 경구제가 있습니다. 테스토스테론 주사제와 함께 쓰기도 하고, 단독으로도 사용합니다. 흔히 '아나볼릭 스테로이드'라고 하면 이것을 말합니다. 대표적인 주사제로는 메테놀론, 난드롤론처럼 소모성 질환에서 근육량 보존, 빈혈 치료 등을 목적으로 한 치료약으로 개발되었다가 악용되는 약물도 있고, 트렌볼론처럼 도축 전에 가축의 고기량을 늘리기 위한 축산용 약품이 인체에 오용되는 사례도 있습니다. 옥시메토론, 스타노졸롤, 옥산드롤론, 메스안드로스테놀론 등의 경구제는 먹는 약물이라 덜 위험하다고 착각하는 사람들이 많습니다. 하지만 대부분은 메틸화된 테스토스테론이라 간독성이 매우 강합니다. 경구제는 주사제보다 심리적인 거부감이 낮아 최근 빠르게 확산되면서 사회적으로도 문제가 되고 있습니다.

- 기타 약물 : 20세기 말부터는 호르몬 전구체인 프로-호르몬이 인기를 끌었는데, 몸 안에서 대사를 거치면서 아나볼릭 스테로이드가 됩니다. 아나볼릭 스테로이드의 거래 단속을 피하는 편법으로 등장했지만 실제로는 그에 못지않게 부작용이 컸고, 한편으로는 합성 스테로이드와의 구분조차 모호했습니다. 결국 2004년 미국에서 불법으로 규정해 현재는 판매 유통 모두가 금지되었습니다. 최근에는 안드로겐의 수용체를

강화한다는 SARMs선택적 안드로겐 수용체 조절제라는 약물이 물의를 일으키고 있습니다. 실험용 약물이 불법 유통되는 것으로, 스테로이드보다도 검증이 안 된 금지약물입니다.

불법 호르몬 약물의 부작용

치료 목적으로 호르몬 요법을 쓰는 환자들은 정기적으로 간과 신장 기능, 혈중 지질을 검사해야 합니다. 특히 합성 스테로이드는 간독성, 신장독성이 있고, 심장근육을 변형시키고 LDL 콜레스테롤 수치를 높여 심장질환의 위험을 높입니다. 이를 무시하고 약물을 사용한 20~30대의 젊은 보디빌더나 운동선수들이 사망하는 사례도 매년 발생하고 있습니다.

생명을 위협하는 무서운 사례만 있는 건 아닙니다. 우리 몸에서는 남성호르몬과 여성호르몬이 적절한 비율을 유지하고 있습니다. 남성호르몬이 과도해지면 몸은 균형을 맞추려고 여성호르몬까지 동시에 증가시켜아로마타이즈 효과 여성형 유방 같은 여성화를 불러오고, 심지어 유선에서 젖이 분비되기도 합니다. 악성 여드름, 탈모 등의 부작용도 나타납니다.

한편 자연적인 남성호르몬의 생성능력이 떨어지고, 수용체의 민감성이 낮아져 약을 끊은 후에 문제가 더 커집니다. 성기 위축, 발기불능, 불임, 우울증 등은 잘 알려져 있습니다. 일부는 회복되지만 영구 장애가 되기도 합니다. 과거에 대회를 풍미했던 유명 보디빌더의 상당수도 노년기엔 TRT에 의존하고 있죠.

몸에 나타나는 부작용 외에 로이드 레이지roid rage, 스테로이드 과다복용에 따른 분노라는 용어도 심심찮게 볼 수 있습니다. 스테로이드 사용 후에 일반인보다 분노 조절능력이 떨어져 살인, 강간, 폭행, 가정폭력 등을 충동적으로 저지르는 것을 말합니다.

위의 사례는 주로 테스토스테론 과잉에 따른 부작용으로 대중매체에도 단골로 등장합니다. 그런데 합성 스테로이드는 여기에 개별적인 부작용이 더해집니다. 경구제는 기본적으로 간독성이 강하고, 트렌볼론처럼 호흡 곤란을 일으키고 뇌와 신경세포를 손상시키는 약물도 있습니다. 그밖에 부종이나 관절통, 피부와 안구 변색, 암을 유발하는 등 양상은 다양합니다.

또 하나의 위험은 암시장 약물이 정상적인 과정에서 만들고 유통된 게 아니라는 점입니다. 최근 해외에서는 약물 부작용 못지않게 가짜 약물이나 약물 오염도 이슈입니다. 중금속이나 세균 때문에 패혈증으로 사망한 사례도 많습니다. 대부분의 약물 부작용이 천천히 사람을 죽인다면, 이런 문제는 멀쩡한 사람을 한 방에 죽일 수도 있습니다.

실제로 독일과 미국에서 암시장 약물을 분석했더니 절반 가까이 라벨의 성분과 함량이 맞지 않았고, 중금속이나 전혀 엉뚱한 약물이 든 것도 많았습니다. 옥산드롤론 같은 약물은 가짜가 워낙 많아 감별키트까지 있을 만큼 악명이 높습니다. 암시장 약물을 쓴다면 누구나 피할 수 없는 위험입니다.

문제는 사용자의 상당수가 부작용을 알면서도 못 끊는다는 점입니다. 약물을 끊으면 눈에 띄게 줄어드는 몸을 버텨내지 못하고 다시 손을 대는 악순환을 반복하게 됩니다. '안 해본 사람은 있어도 한 번 하고 끝내는 사람은 없다'는 말이 괜히 있는 게 아닙니다.

성장호르몬, 인슐린 유사 성장인자

성장호르몬HGH, Human Growth Hormone은 청소년기 이전에 가장 활발히 분비되는 호르몬으로, 성인이 된 후에는 분비량이 낮아지는 게 정상입니다. 의약 용도의 성장호르몬은 호르몬 분비 장애로 성장이 불량한 어린이나 청소년에게 주로 사용하고, 비정상적으로 성장호르몬이 떨어진 성인에게 처방하기도 합니다.

스테로이드계 호르몬인 아나볼릭 스테로이드와는 달리, 성장호르몬은 단백질계 호르몬으로 뇌하수체에서 분비합니다. 아나볼릭 스테로이드가 근육 성장에 집중한다면, 성장호르몬은 인체의 대사 전반에 가속도를 붙입니다. 성장호르몬 자체가 직접 근육을 키우지는 않지만 신진대사를 빠르게 하고 세포 분화, 특히 인대나 건, 뼈의 말단부 등 결합조직 성장을 촉진합니다. 이 때문에 살을 빼거나 부상을 입었을 때 남용하는 사례가 많습니다.

성인기 성장호르몬 투여의 부작용에 대해서는 아직 학계에서 이론이 분분한데, 의학적으로는 이전부터 암을 유발한다는 우려가 있었습니다. 운동을 목적으로 한 불법 투여로 좁혀서 보면, 인슐린 저항성을 높이고 손발, 머리나 코 등 몸의 말단부가 커지는 문제가 있습니다. 또 뼈의 말단부만 커지면서 관절을 지나는 신경을 압박하는 터널증후군 등으로 통증을 유발하기도 합니다.

상당수의 현대 보디빌더들에게서 볼 수 있는, 임산부처럼 배가 툭 튀어나오는 '팔룸보이즘palumboism' 현상도 성장호르몬과 인슐린 부작용으로 내장이 비대해진 게 아니냐는 추측이 있습니다. 이 때문에 튀어나온 배를 GH-Gut성장호르몬 장기라고 부르기도 하는데, 아직 추측에 불과하며 인과관계가 증명된 건 아닙니다.

한편 인슐린 유사 성장인자 IGF-1, Insulin-like Growth Factor는 호르몬은 아니지만 성장호르몬의 자극을 받아 간에서 분비되는 단백질입니다. 그래서 2차 호르몬이라고도 하는데, 세포의 단백질 동화에 중요한 역할을 하고 혈당 변화에도 관여합니다. 최근에는 근력운동이나 영양 섭취에 따라 근육 자체 내에서도 분비한다고 알려져 있습니다. IGF-1도 근부피 성장을 위해 불법적으로 사용되곤 하는데, 과도하게 수치가 높아졌을 때 가장 크게 우려되는 점은 암 발생 가능성입니다.

인슐린

인슐린insulin은 췌장에서 분비합니다. 혈중 당분을 세포 안으로 끌어들여 에너지로 쓸 수 있게 하는 호르몬이죠. 정상인의 경우 당분을 먹었을 때 혈당을 떨어뜨립니다. 인슐린이 많이 분비되었다는 건 몸에게 '당분이 충분히 있으니 근육과 체지방을 만들라'는 신호입니다. 이런 원리를 악용해 일부에서 근 부피를 늘리려는 의도로 악용하기도 합니다.

섭취한 당분의 양에 맞춰 분비되어야 하는 인슐린을 강제로 투여한다는 건 있지도 않은 당분이 있는 것처럼 몸을 속이는 것입니다. 정상인이 인슐린을 과도하게 사용하면 혈당이 급격히 떨어져 실신하는 등 치명적인 결과를 불러올 수도 있습니다.

한편 근 부피를 늘리기 위해 인슐린을 투여했다가 도리어 체지방 관리에 실패해 몸을 망가뜨리기도 합니다. 인슐린 수치가 과하게 높으면 장기적으로 인슐린 저항성을 높일 가능성도 높습니다.

에리스로포이에틴

지금까지 다룬 건 주로 근육을 만드는 호르몬이었지만 이번에는 좀 다릅니다. 에리스로포이에틴 EPO, Erythropoietin 은 신장에서 생성하는 단백질계 호르몬으로 적혈구 생성을 자극하는 조혈 호르몬입니다. 신장질환이나 심각한 빈혈 환자에게 처방하죠. 그런데 사이클, 마라톤, 철인3종 경기 같은 지구성 종목에서 일부 선수들이 불법으로 사용해 문제가 되고 있습니다.

혈액에 적혈구가 많아지면 산소 공급이 원활해져 지구성 종목에서는 유리하지만 한편으로는 혈액의 점성이 높아져 심혈관계에 치명적인 결과를 불러올 수 있습니다. 실제 합성 에리스로포이에틴이 개발된 1980년대 이후, 젊고 건강하던 사이클 선수들이 심장질환으로 돌연사하는 사례가 수십 건 이상 발생했습니다. 한때 사이클계의 신화로 명성을 날렸던 미국의 랜스 암스트롱 선수도 현역 시절 EPO 사용이 문제가 되어 그간의 메달을 모두 박탈당했습니다.

EPO는 비슷한 목적의 '혈액 도핑'과 함께 집중적인 감시를 받고 있는 약물이지만 자연적인 호르몬이어서 적발에 기술적인 어려움이 있습니다.

불법 다이어트 약물

근육을 만드는 약물 외에 살을 빼기 위해 남용되는 약물도 있습니다. 대표적인 약물이 클렌부테롤입니다. 원래는 천식 환자를 위한 기관지 확장제로 쓰였는데, 가축의 고기 양을 늘리기 위한 목적이나 신진대사 촉진용으로 악용되기도 합니다. 상시 도핑검사 항목입니다. 클렌부테롤과 관련해서 특히 주의할 점은 정상적인 약 처방으로도 적발될 수 있고, 일부 국가의 육류에서 오염 사례가 잦아 예기치 않게 낭패를 볼 수도 있기 때문입니다.

한편 해외에서는 살을 뺀다며 염색약을 비롯한 화공약품을 먹었다가 내장기관 손상으로 사망하는 어처구니없는 사례도 빈번합니다. 최근에는 SNS가 이런 엉터리 정보의 통로가 되고 있는 게 현실입니다.

마약류, 기타 약물

마약이 왠지 운동과는 안 어울릴 것 같지만 엘리트 스포츠에서는 아나볼릭 스테로이드 못지않은 심각한 문젯거리입니다. 일부에서는 집중력을 높이거나 살을 빼기 위해 암페타민 같은 흥분제 마약을 의도적으로 이용합니다. 메이저리그, NFL^{미국 미식축구 리그} 등 프로 스포츠는 물론 올림픽에서도 심심찮게 마약으로 메달이나 기록을 박탈당하곤 합니다.[60] 이 중에는 의도적인 섭취도 있지만 마약 유사물질을 포함한 일부 스포츠 보조제로 억울한 누명을 쓴 일도 있습니다.

스포츠계에서는 흥분제인 암페타민^{필로폰}, 코카인이 순발력과 반응속도를 중시하는 단거리 육상이나 구기 종목에서 많이 쓰입니다. 부상선수나 일부 격투기 종목 선수들은 시합 중 통증을 줄이기 위해 모르핀, 코데인, 헤로인 등 마약성 진통제를 사용하기도 합니다.

한편 마약류는 아니지만 체중을 줄이기 위해 이뇨제를 쓰기도 하고, 양궁, 사격 등에서는 심박수를 낮추고 긴장을 완화하기 위해 안정제인 베타 차단제를 사용하기도 합니다. 사이클 등 일부 종목에서는 자신의 혈액을 미리 뽑아뒀다가 경기 직전에 주입해 시합 중 혈류를 늘리는 혈액 도핑을 실시해 물의를 빚기도 했습니다.

냉전과 아나볼릭 스테로이드, 아이소메트릭스

냉전, 아나볼릭 스테로이드, 아이소메트릭스! 전혀 관계가 없을 것 같은 이 셋은 기막힌 우연으로 연결돼 있습니다. 아나볼릭 스테로이드인 테스토스테론이 알려진 건 19세기 후반~20세기 초인데 초기에는 거의 연구 목적이었습니다. 나치 독일군이 사용했다는 설도 있지만 확인된 건 아닙니다.

테스토스테론을 경기 스포츠에서 본격적으로 이용한 것은 제2차 세계대전 이후인 냉전시기였습니다. 당시 미국과 소련은 우주개발, 신무기뿐만 아니라 스포츠 무대에서도 실제 전쟁의 대리전을 치렀습니다. 당시 운동선수나 스태프들의 부담감도 어마어마했죠.

냉전의 전성기로 매카시즘이 미국을 휩쓸던 1950년대 초, 소련은 역도와 레슬링을 주름잡고 있었습니다. 그 일로 윗분들에게 엄청난 쪼임을 당하던 미국의 팀 닥터 존 지글러 박사는 국제대회에서 만난 소련 팀 코치를 술에 취하게 해 소련 역도선수들이 테스토스테론을 사용하고 있다는 사실을 확인했습니다. 호르몬의 효과는 당시에도 딱히 새로울 게 없었지만 문제는 미국 측에선 합성 호르몬을 쉽고 효율적으로 투여하는 법을 찾지 못해 몇 년째 죽을 쑤고 있었다는 사실이죠. 그런데 그 기술을 공산권에서 먼저 개발했다고 하니 미국으로서는 자존심에 치명타를 입은 셈이었습니다.

다행인지 불행인지, 얼마 후 미국에서도 상업적으로 성공한 최초의 합성 스테로이드인 메스안드로스테놀론(제품명 디아나볼)을 개발했습니다. 메스안드로스테놀론은 공식적으로 상용화되기 이전인 50년대 중반부터 미국 역도 팀에서 쉬쉬하며 사용했는데, 안전성을 염려해(?) 하위레벨 선수들에게 우선 사용했습니다. 지금 생각하면 그야말로 치사하고 비인간적인 처사였지만 사실 당시엔 합성 스테로이드의 위험성이 잘 알려져 있지 않았던 터라 어떤 생각으로 그런 건지는 정확히 알 수가 없습니다.

안전성은 일단 접어두고, 뜬금없이 기록이 향상되면 분명 의심을 받을 테니 '약물을 썼다'는 치사한 발표 대신 내보일 무언가가 필요했습니다. 그래서 지글러 박사는 기자들을 불러 '고정된 물체를 미는 등척성 훈련(아이소메트릭스)을 도입했다'고 발표했고, 60년대 소련 키에프에서 열린 역도대회에 참가한 미국 선수들은 호텔 벽을 밀어 부수는 퍼포먼스까지 벌이며 007을 방불케 했습니다. 하지만 당시에도 역도 훈련은 전신의 폭발적인 힘을 쓰는 등장성 훈련이 상식이었습니다. 그런데도 생뚱맞게 등척성 훈련을 내세운 지글러 박사의 당초 속셈은 경쟁 국가 선수들에게 헛발질을 시키는 것이었죠.
이런 언론 플레이가 효과가 있었는지, 50년대 말에서 60년대에 아이소메트릭스 훈련이 유행하기 시작했습니다. 그런데 거의 같은 시기 놀라운 연구가 발표되었는데, 아이소메트릭스 훈련을 한 실험군에서 정말로(!!!) 근력 향상이 확인되었습니다. 단, 선수가 아닌 운동 경험이 없는 사람, 부상자, 고령자들이 처음 한두 달 정도 효과를 볼 수 있다는 것이죠. 역도선수에게는 보조훈련이라면 모를까 주 훈련은 절대로 될 수가 없습니다.

지글러 박사가 이 실험 결과를 알고 언론플레이를 벌였는지는 분명치 않지만 어쨌든 그가 고맙게도 멍석을 깔아 준 덕분에 아이소메트릭스는 급 유행을 탈 수 있었습니다. 이후 지글러 박사는 당시 소속 회사(디아나볼의 제조사)를 위한 인체실험을 한 게 아니었냐는 비난에 휘말려 물의를 빚었고, 미국 팀의 등척성 훈련이 대외 기만용 언론플레이였다는 사실도 밝혀졌습니다. 그럴지만 아이소메트릭스 관련 자료들에선 그 뒤에도 한동안 '미국 역도팀도 하는 훈련'이라는 꼬리표가 홍보용으로 계속 사용되었습니다.

04

보충제를 선택할 때 주의할 점

보충제, 보조제는 잘 쓰면 약이 되지만 잘못 쓰면 독이 될 수 있는 양날의 칼입니다. 불법 보조제를 안 쓰는 정도는 기본입니다. 그런 당연한 것 말고, 일반인이 보충제를 사기로 마음먹었을 때 맞닥뜨리는 가장 현실적인 문제는 온라인 검색만 하면 쏟아지는 숱한 과장 광고, 흑색선전, 미디어의 엉터리 보도 등등 잘못된 지식의 홍수입니다. 이 속에서 '무얼 살 것이냐' 또는 '어떻게 쓸 것이냐'를 어떻게 알 수 있을까요?

국산 보충제

쇠질 좀 했다는 사람들 사이에서 국내산 보충제의 이미지는 그리 좋지 않습니다. 이해를 돕기 위해 제가 운동을 시작한 1990년대를 되짚어 보면, 당시에는 보충제가 주로 트레이너를 통해 다단계로 판매되면서 거품이 끼어 유청단백질도 한 통에 수십만 원에 육박했습니다. 당시에는 직구도 일반화되지 않아 그런 터무니없는 가격을 주고 사먹거나, 값싼 대두단백질이나 혼합 제품을 먹는 수밖에 없었습니다. 지금은 시장이 많이 바뀌었지만 당시의 영향이 다소간 남아 있어서, 여전히 해외보다 비싼 제품이 많고, 대두단백질도 여전히 많이 쓰입니다.

'포대유청'이라는 개념도 국내외의 어마어마한 가격 격차를 이용해 일부 업자들이 원료 유청을 들여와 소분해서 암암리에 팔면서 등장했습니다. 저 역시 젊은 시절에 알음알음으로 포대유청을 구매했는데, 알고 보니 값싼 대두단백을 속아서 산 것이라 낙담했던 기억이 있습니다.

최근으로 눈을 돌려 보면 온라인 등 각종 매체를 통해 정보가 공유되면서 전 같은 '호구' 고객은 줄었습니다. 많은 소비자들이 해외 직구로 눈을 돌렸고, 일부 해외 유명 브랜드가 아예 국내에 진출했기 때문이죠. 제품 자체만 보면 프로틴이나 게이너는 국내와 해외 제품이 크게 다르지 않습니다. 어차피 수입 원료를 혼합해 소분하는 것이고, 제조에 첨단 기술이 필요한 것도 아니기 때문입니다. 국내산 보충제를 구입하고자 할 때 따져 봐야 할 사항은 다음과 같습니다.

- 프로틴인가, 게이너인가? : 국내 제품의 상당수는 이름만 봐서는 프로틴과 게이너를 구분하기 어렵습니다. 1회 섭취 분량의 최소 70~80% 이상이 단백질이어야 엄밀한 의미의 프로틴 보충제라고 볼 수 있습니다.

- 원료 단백질이 무엇인가? : WPI, WPC, MPI, MPC, 카제인, 난단백 등 동물성 원료를 쓴 단백질은 가격이 비쌉니다. 국내 제품 중에는 대두단백질 혼합제품들이 많은데, 이 경우 가격대가 낮아야 정상입니다.

- 허가 관련 사항 : 보충제는 시군구청에서 관할하는 '가공식품'이나 식품의약품안전처(이후 식약처로 표기)에서 관할하는 '건강기능식품'으로 등록할 수 있습니다. 성분이 동일하다면 제품 자체는 같습니다. 다만 식약처의 건강기능식품 등록과 관리 기준이 더 엄격합니다. 선택은 소비자의 몫입니다. 절차를 거쳐 정식 수입한 해외 보충제도 수입 단계에서 가공식품이나 건강기능식품으로 동일하게 관리됩니다.

- 유사 해외 제품과의 가격 비교 : 최근에는 해외 유명 보충제보다 더 좋

은 조건에 판매하는 국내 업체도 있습니다. 하지만 여전히 일부에서는 익숙한 국내 기업임을 앞세워 비싸게 파는 사례도 많습니다.

- **부성분에 현혹되지 말 것** : 국내산 보충제도 해외 보충제의 고질병인 '라벨 부풀리기'를 따라해 잡다한 부성분이 수십 가지씩 든 경우가 많습니다. 대개는 몸에 좋다는 각종 허브류인데, 함량도 미미해 큰 의미가 없으니 무시해도 됩니다.

해외 보충제

국내 보충제가 선택의 폭이 좁고 신뢰를 못 얻고 있다 보니 많은 분들이 해외, 특히 미국에서 보충제를 개별적으로 구매하기도 합니다. 미국의 보충제 시장은 종류도 많고 이름 있는 대기업도 많이 참여합니다. 하지만 해외에서 보충제, 보조제를 구입할 때도 몇 가지 유념할 것들이 있습니다.

미국의 보충제 시장

연방국가인 미국에서 행정적인 사항은 주州와 카운티에서 주로 관할합니다. 미국 식품의약국FDA은 연방기관이라 정책이나 표준을 세우는 것이 주 업무이고, 우리나라 식약처처럼 직접 허가나 등록 같은 행정 업무는 거의 하지 않습니다.

FDA의 분류는 우리나라보다 세부적인데 보충제, 보조제에 해당하는 식이보충제dietary supplements로, 해당 생산시설은 미국의 의약품 생산시설 기준인 cGMP 규정을 지켜야 합니다. 상당한 규모의 생산시설을 갖추지 않으면 보충제를 만들 수가 없는 것이죠. 한편 성분표시, 판매와 마케팅에서도 연방통상위원회FTC 규정을 따라야 합니다. 한마디로 식이보충제 생산과 판매 규정에서는 엄격한 편입니다.

그런데 보충제, 보조제에 사용하는 원료에 대한 제약은 느슨한 편입니다. 우리나라에서는 의사 처방이 필요하거나 약국에서만 판매하는 의약품 중 상당수가 미국에서는 건강보조제로 마트나 온라인에서 버젓이 판매되고 있거든요. 보조제로 쓰일 수 있는 성분이 많다는 건 장점도 될 수 있지만 안전성이나 신뢰성 면에서는 문제가 될 수 있습니다.

미국은 보충제 시장의 규모가 큰 만큼 수많은 보충제, 보조제가 이런저런 효능을 꼬리표로 달고 판매됩니다. 하지만 막상 근거를 알아보면 보충제 업체의 자체 실험이거나 실험의 기본 요건도 갖추지 못한 허술한 경우가 많습니다. 어마어마한 양을 섭취해야 눈곱만큼의 효과를 얻는 경우도 있습니다. 그러니 보충제의 광고 문구를 곧이곧대로 믿는 건 현명하지 못합니다.

아무래도 경력자보다는 초보자나 귀가 얇은 분들이 과장 광고에 휩쓸려 별 효과도 없는 보충제, 보조제를 구입하는 데 큰돈을 쓰는 일이 더 많습니다.

라벨 부풀리기

어떤 제품은 영양성분표 nutrition facts를 다 읽을 수도 없을 만큼 어마어마하게 깁니다. '라벨 플러프 label fluff'라고 하는데, 좋다고 알려진 성분은 조금씩 다 넣어 성분표만 엄청나게 긴 것을 비꼬는 말이죠. 과거에는 비타민제, 부스터 등에 이런 경향이 있었는데, 최근에는 프로틴 같은 기초 보충제까지도 라벨을 잔뜩 부풀려 가격을 올리는 구실로 삼습니다.

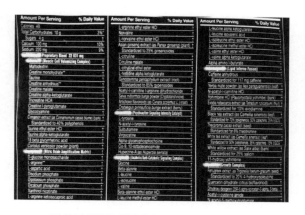

3개 제품의 성분표를 나열한 게 아닌 부스터 하나의 성분표입니다.

일반인은 라벨에 표시된 것만 보고 효능을 기대하며 일단 성분표가 긴 제품을 선택하기 쉽습니다. 그렇지만 어느 성분이건 제 기능을 하려면 일정량 이상 섭취해야 합니다. 결국 성분표가 길다는 건 그 대부분이 있으나마나라는 뜻입니다. 의미 없이 긴 성분표에 혹하기보다는 필요한 성분이 확실한 분량으로 들어 있는 제품을 택하는 것이 현명합니다.

또 하나 혼동하기 쉬운 것이 성분별 함량입니다. 원료 ingredients 표기는 원칙적으로 함량 순서입니다. 그래서 A, B, C 순서로 표기되어 있다면 A가 B보다, B가 C보다 많이 들었다는 의미입니다. 과거에는 순서만 보면 주원료와 아주 조금만 든 원료를 쉽게 구분할 수 있었는데 최근 원료 목록에서는 이를 감추려는 편법이 자주 등장합니다. 복합물 complex, blend, matrix 등의 표현으로 비슷한 원료를 묶어 표기하는 것입니다. 이렇게 해서 단가가 비싼 원료를 아주 조금만 넣고도 목록 앞부분에 올려 마치 많이 넣은 것처럼 혼란을 야기하는 것이죠.

위 사진도 생각 없이 보면 MPC가 두 번째로 많이 든 것 같지만 실제로는 WPC보다는 적게 들었다는 것만 알 수 있을 뿐 얼마나 들었는지는 만든 사람 말고는 짐작도 할 수 없습니다. 심하면 이중, 삼중의 괄호까지 등장해 실체를 파악하려는 소비자의 머릿속을 과부하 상태로 몰아넣습니다. 이쯤 되면 원료 비율은 경험 많은 전문가가 다른 원료를 고려해 추론하거나, 괄호 쳐놓은 원료에서 두 번째 이후는 그냥 깡그리 무시하는 수밖에요.

혜성처럼 등장한 보충제는 별똥별처럼 떨어진다

스포츠의 역사가 오래된 만큼, 운동생리와 영양의 관계는 이미 90% 이상 밝혀져 상식의 범주라고 봐야 합니다. 많은 사람들이 힘든 운동보다는 무언가를 먹어서 손쉽게 몸이 변하기를 원하지만 정말로 그런 게 있다면 거리에는 몸짱들뿐이겠죠. 단언하지만 빡세게 운동하고 골고루 잘 먹는 것 외의 방법은 없습니다. 그저 힘들고 귀찮아서 안 할 뿐입니다.

현대의 운동생리학이나 운동영양학은 아직 상식의 범주 밖에 있는 나머지 10% 작은 부스러기를 놓고 벌이는 싸움입니다. 당연히 눈에 확 들어오는 비법 같은 것이 등장할 여지도 없습니다. 그런데도 불구하고 가끔씩 혜성처럼 등장하는 보충제가 있습니다. 대개는 신생업체에서 내놓는 제품으로, 입소문을 타고 빠르게 유행을 탑니다.

그런데 이런 제품이 오래가는 경우는 거의 없습니다. 어느 나라나 악덕업자는 다 있습니다. 어떤 제품은 치명적인 부작용이 뒤늦게 알려져 판매금지 당하기도 하고, 마약 성분이 뒤늦게 밝혀지기도 합니다. 일부는 온라인을 통해 후기 등 여론을 조작한 것이 밝혀져 망신을 당하기도 하고요.

이런 위험에서 벗어나는 방법은 간단합니다. 해외 제품도 역사가 길고 신뢰성 있는 업체 제품을 선택하고, 오랜 기간 사용되어 문제가 없는 성분만 쓰면 됩니다. 새롭고 강력한 성분이라고 언급하는 것들은 안전이 검증될 때까지 한동안 지켜보는 것이 현명합니다. 세계기록을 세워야 하는 것도 아닌데 일반인이 그런 것을 쓸데없이 앞서갈 이유는 전혀 없습니다.

프로틴이 게이너보다 비싼 이유

처음 보충제를 구입하는 경우 흔히 저지르는 실수가 프로틴과 게이너를 혼동하는 것입니다. 특히 국내산 제품들은 게이너라는 단어를 쓰지 않고 양쪽 모두에 '단백질' 혹은 '프로틴'이라는 제품명을 붙여 판매하는 일이 많아 성분표를 확인하지 않으면 둘을 혼동하기 쉽습니다. 굳이 게이너가 아니어도 유독 가격이 싼 프로틴 보충제는 단백질 함량이 적은 경우가 많습니다.

대부분 보충제를 고를 때 무게와 가격을 제일 먼저 봅니다. 프로틴 보충제 원료인 유청, 난단백 등은 비교적 고가의 원료인 반면 게이너에 흔히 쓰이는 탄수화물 성분인 말토덱스트린은 가격이 그 5분의 1도 안 됩니다. 그러니 순수 프로틴 보충제와 프로틴에 말토덱스트린을 다량 혼합한 게이너를 같은 무게로 놓고 보면 어느 쪽이 쌀지는 말하나 마나입니다. 게이너는 1회당 섭취량이 대단히 많아 한 통을 사도 몇 번 먹지 못하니 결과적으로는 굉장히 비싼 보충제입니다.

한편 순수 프로틴 보충제처럼 팔리는 것 중에서도 실제는 말토덱스트린이 상당량 섞여 실 단백질 함량은 얼마 되지 않는 제품도 있습니다. 국내 일부 제품은 실 단백질 함량이 절반에 불과한 대두단백DSP을 넣어 분량만 키운 것도 있습니다. 이런 사실을 미리 알고 감안해서 산다면 상관없겠지만 무게와 가격만 보고 잘못 선택하기도 쉬우니 주의가 필요합니다.

아미노산 스파이크를 조심하자

몇 년 전부터 단백질 보충제의 아미노산 스파이크amino acid spike가 문제시 되었습니다. 아미노산 스파크를 간단히 설명하면 원료 단백질에 저가의 아미노산을 섞어 영양성분표상의 단백질의 총량을 과장하는 것입니다. 이런 편법은 '원가절감' 때문에 일어납니다.

단백질 보충제에 가장 널리 쓰이는 원료인 유청단백질은 20여 종의 아미노산이 완벽하게 균형을 이루고 있습니다. 오직 우유에서만 뽑을 수 있어 가격은 다소 비쌉니다. 다른 원료인 쇠고기 단백질, 대두단백질도 마찬가지입니다. 반면 단백질을 구성하는 자유 아미노산은 굳이 식품에서 추출하지 않아도 됩니다. 동물의 털이나 결합조직, 곡물 찌꺼기 등 그 자체로 못 먹는 부산물도 화학적으로 정제해 값싸게 얻을 수 있는 것이죠. 아미노산 스파이크에는 L-글리신, L-타우린, L-아르기닌, BCAAL-류신, L-이소류신, L-발린 등이 흔히 쓰이는데 양을 늘린다는 의미로 속칭 '필러'라고 합니다.

쇠고기나 닭고기 등의 육류 단백질 보충제에서는 손질 과정에서 나오는 부산물인 인대나 건, 연골, 껍데기 등에서 뽑은 콜라겐을 필러로 넣어 단백질의 양을 높이기도 합니다. 이 중 BCAA에 속하는 아미노산이나 L-글루타민 등을 보충제의 성능을 개선하기 위해 1~5g쯤 첨가하는 경우도 있지만, 문제는 이런 아미노산을 단백질 구성의 균형이 무너질 만큼 터무니없이 많이 넣는다는 것입니다. 예를 들어 미국에서 소송까지 갔던 D단백질 보충제는 1회분 단백질량을 27g으로 표기했지만 분석 결과 유청단백질은 절반도 못 미치는 12g이었고 나머지는 글리신과 베타인, 타우린, BCAA 등으로 채워져 있었죠. 이렇게 되면 나머지 아미노산들이 모조리 제한 아미노산이 되므로 몸에서 쓸 수 있는 단백질은 유청에서 온 12g에 불과합니다.

스파이크를 가려내려면 단백질 원료의 비율부터 살펴봐야 합니다. 순수 단백질 보충제에서는 대개 원료 성분이 85~100%입니다. 원료는 유청단백질일 수도 있고, 대두분리단백이나 육류 단백질 등 식용이 가능한 식품에서 뽑아낸 정상적인 단백질입니다. 예컨대 '분리유청단백 93%' 또는 '농축유청단백 46%과 분리대두단백 46%' 이런 식의 구성이면 정상적인 단백질이 대부분을 차지하는 양호한 제품입니다. 그런데 단백질 보충제이긴 하지만 원료 단백질이 50%이고 나머지가 정체불명의 아미노산이라면 확인이 필요합니다. 비율을 알 수 없다면 성분표Ingredients에서 L-글리신 등 필러로 흔히 쓰이는 아미노산이 들어 있는지, 들어 있다면 어느 정도인지를 봅니다.

그래도 결론을 내기가 어렵다면 완제품의 아미노산 비율을 살펴봐야 합니다. 유청, 대두, 살코기 등 정상적인 원료의 단백질 중 글리신 함량은 2~3% 남짓이고, 류신은 10%, BCAA에 속하는 3가지 아미노산의 총합은 20~25% 정도로 이 정도가 몸에 필요한 비율입니다. 그런데 완제품의 아미노산 구성이 크게 어긋난다면 주의해야 합니다. 쇠고기나 닭고기 등 육류 단백질은 콜라겐이 문제가 되는데, 콜라겐의 주성분은 글리신과 프롤린입니다. 살코기에서의 프롤린 + 하이드록시 프롤린 함량은 5~6%인데, 미국산 모 쇠고기 단백질 제품에선 류신이 고작 4%에 불과했고 프롤린+하이드록시 프롤린이 20%가 넘었습니다.

일부 제품은 아예 성분 비율이나 아미노산과 관련한 표기가 없거나, 완제품 대신 단백질 원료의 아미노산 비율만 나와 있습니다. 이렇게 되면 소비자로서는 완제품의 품질을 확인할 수 없으므로 완제품의 표기가 충실한 제품을 고르는 편이 좋습니다.

여러 보충제를 동시에 쓸 때 주의할 점

최근 보충제가 복합화되면서 프로틴, 부스터, 리커버리 보조제 등에도 비타민이나 미네랄은 물론 크레아틴과 각종 유용 성분 수십 가지를 혼합한 제품이 많습니다. 상당수는 지용성 비타민인 비타민 A와 E가 들어가고, 비타민 B_6도 단백질 대사에 영향을 준다는 이유로 많은 양이 들어갑니다.

그런데 이런 보충제, 보조제를 한 가지가 아닌 여러 제품을 동시에 쓰는 분들도 많습니다. 게다가 운동을 하는 분들은 고단위 종합비타민도 함께 섭취하거든요. 이 모두가 개별적으로는 문제가 없지만 다 합치면 심각한 과잉 섭취가 될 수 있습니다. 여러 보충제를 쓴다면 사용하는 제품 성분을 미리 확인하고, 필요하다면 비타민이나 미네랄이 적게 들었거나 아예 포함되지 않은 제품을 고르는 게 좋습니다.

최근에는 크레아틴을 함유한 복합프로틴이 많이 등장하면서 부스터나 리커버리 보조제에 든 크레아틴과 충돌할 우려가 커졌습니다. 이때도 총량 차원에서 크레아틴을 과잉 섭취하지 않도록 조심하는 게 좋습니다.

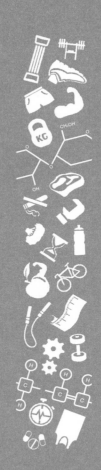

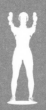

주석

1   Tudor O. Bompa, 《Periodisation Training for sports》, 2nd edition, Human Kinetics

2   William J. Kraemer, Nicholas A. Ratamess. *Hormonal Responses and Adaptations to Resistance Exercise and Training*, Sports Medicine, April 2005

3   〈Physical activity Guideline for Americans〉, Office of Disease Prevention and Health Promotion, 2018

4   정일규·윤진환, 《휴먼퍼포먼스와 운동생리학》, 대경북스, 2011

5   Tanaka H, Monahan KD. *Age-predicted maximal heart rate revisited*, Journal of American College of Cardiology, 2001

6   G. P. Whyte, K. George. *Training Induced Changes in Maximum Heart Rate*, International Journal of Sports Medicine, January 2008

7   Sally Edwards, 《The Heart Rate Monitor Book for Cyclists》, 2002

8   Engels HJ, Currie JS. *Bench/step training with and without extremity loading. Effects on muscular fitness, body composition profile, and psychological affect*, The Journal of Sports Medicine and Physical Fitness, 2002

9   Nicholas A Ratamess, Avery D Faigenbaum. *Self-Selected Resistance Training Intensity in Healthy Women: The Influence of a Personal Trainer*, Journal of Strength & Conditioning Research, January 2008

10 Matt Brzycki, 《A Practical Approach To Strength Training》, 1998

11 Jackson A S, Pollock, M. *Practical assessment of body composition*, Physician and Sports Medicine, 1985

12 1. 〈가정의학회지 2002〉 Nov; 23(11): 692~692 '복부비만의 지표로서 체성분분석기 Inbody3.0으로 측정한 복부지방률의 유용성', 인하대

     2. 〈가정의학회지 2006〉 Nov; 27(11): 904~910 '체성분분석기 Inbody4.0과 허리둘레에 의한 내장형비만 평가의 정확도', 건양대 가정의학과

3. 〈가정의학회지 2010〉 Mar; 31(3): 190~197 '체성분분석기 Inbody720으로 측정한 내
   장지방면적과 다양한 복부비만 측정법 간의 연관성', 인제대

13 뉴질랜드 단호박 협회 (http://www.freshdanhobak.co.kr) 참고

14 식품의약품안전처 식품영양정보DB 기준

15 Derek H. Owen, David F. Katz. *A Review of the Physical and Chemical Properties of
   Human Semen and the Formulation of a Semen Simulant*, Journal of Andrology, July-
   August 2005

16 Martin Grootveld. *Health Effects of Oxidized Heated Oils*, Foodservice Research
   International, June 2006

17 Sallinen JJ, Pakarinen AA. *Relationship between diet and serum anabolic hormone
   responses to heavy-resistance exercise in men*, International journal of sports medicine,
   2004

18 혈중 총 콜레스테롤의 관리치는 220mg/dL 미만, LDL은 140mg/dL 미만, HDL 40mg/
   dL 이상입니다.(질병관리본부)

19 정일규·윤진환,《휴먼퍼포먼스와 운동생리학》, 대경북스, 2011

20 Yates AA, Schlicker SA, Suitor CW. *Dietary reference intakes. The new basis for
   recommendations for calcium and related nutrients, B vitamins, and choline*, Journal of
   the American Dietetic Assoc, 1998

21 비슷한 예로 금연도 보조제에 의존하거나 조금씩 흡연량을 줄여서 끊으려는 사람들은 실패
   확률이 높습니다. 차라리 단번에 끊는 사람들이 같은 흡연 기간에도 성공률이 훨씬 높다고
   합니다.

22 Alan Albert Aragon. *National Center for Biotechnology Information: Nutrient timing
   revisited: is there a post-exercise anabolic window?*, Journal of the International Society
   of Sports Nutrition, 2013

23 Cribb PJ, Hayes A. *Effects of supplement timing and resistance exercise on skeletal muscle
   hypertrophy, Exercise Metabolism Unit, Center for Ageing, Rehabilitation, Exercise and
   Sport(CARES) and the School of Biomedical Sciences*, Victoria University, Australia, 2006

24 Hoffman JR, Ratamess NA. *Effect of protein-supplement timing on strength, power,
   and body-composition changes in resistance-trained men*, International journal of sport
   nutrition and exercise metabolism, 2009

25 Susan I. Barr. *Nutritional Consideration for Vegeterian Athlete*s, Nutrition Volume 20,
   1996

26 National Soybean Research Laboratory

27 〈한국식품과학회지〉, 1998년

28 1. Martinez J, *An unusual case of gynecomastia associated with soy product consumption*, Endocrine Practice 2008

2. Siepmann T, *Hypogonadism and erectile dysfunction associated with soy product consumption*, Nutrition, 2011

29 Wolfgang Herrmann, Heike Schorr. *Vitamin B-12 status, particularly holotranscobalamin II and methylmalonic acid concentrations, and hyperhomocysteinemia in vegetarians1,2,3*, American Journal of Clinical Nutrition, July 2003

30 미 FDA, 국립보건원(NIH : National Institute of Health), 캐나다, 호주 등

31 유청 원료 공급사인 힐마社 공식 자료 참조 (http://www.hilmaringredients.com)

32 말토덱스트린 중에 화학적 구조가 다른 난소화성 말토덱스트린이 있습니다. 난소화성 말토덱스트린은 일반 말토덱스트린과는 달리 소화기에서 잘 흡수되지 않아 거의 열량을 내지 않습니다. 혼동이 없기를 바랍니다.

33 Anthony JC, Lang CH. *Contribution of insulin to the translational control of protein synthesis in skeletal muscle by leucine*, American Journal of Physiology - Endocrinology and MetabolismPublished 1, May 2002

34 Blomstrand E, Ek S, Newsholme EA. *Influence of ingesting a solution of branched-chain amino acids on plasma and muscle concentrations of amino acids during prolonged submaximal exercise*, Nutrition Volume 12, 1996

35 Robert R. Wolfe, Branched-chain amino acids and muscle protein synthesis in humans: myth or reality?, Journal of the International Society of Sports Nutrition, 2017

36 Food and Nutrition Board, Institute of Medicine. Dietary Reference Intakes for Energy, Carbohydrate, Fiber, Fat, Fatty Acids, Cholesterol, Protein, and Amino Acids(Macronutrients).

37 Haub MD, Potteiger JA. *Acute L-glutamine ingestion does not improve maximal effort exercise*, The Journal of Sports Medicine and Physical Fitness [1998, 38(3):240-244] Castell LM, Newsholme EA. *The effects of oral glutamine supplementation on athletes after prolonged, exhaustive exercise*, Nutrition Volume 13, Issues 7-8, Pages 738–742, July–August 1997

38 식품의약품안전처 공고, 2013년 6월

39 Jeff S. Volek, Noel D. Duncan. *Performance and muscle fiber adaptations to creatine supplementation and heavy resistance training*, Medicine and Science in Sports and Exercise, 1999

40 Ralf Jäger, Roger C. Harris. *Comparison of new forms of creatine in raising plasma creatine levels*, Journal of the International Society of Sports Nutrition, November 2007

41 Ralf Jäger, Jan Metzger. *The effects of creatine pyruvate and creatine citrate on performance during high intensity exercise*, Journal of the International Society of Sports Nutrition, February 2008

42 Mike Spillane, Ryan Schoch. *The effects of creatine ethyl ester supplementation combined with heavy resistance training on body composition, muscle performance, and serum and muscle creatine levels*, Journal of the International Society of Sports Nutrition, 2009

43 Ralf Jäger, Martin Purpura. *Analysis of the efficacy, safety, and regulatory status of novel forms of creatine*, Amino Acids, May 2011

44 Andrew R Jagim, *A buffered form of creatine does not promote greater changes in muscle creatine content, body composition, or training adaptations than creatine monohydrate*, Journal of the International Society of Sports Nutrition, 2012

45 Rosaria Haugland, Chang, D. *Insulin Effect on Creatine Transport in Skeletal Muscle. Biology and Medicine*, Experimental Biology and Medicine vol. 148, January 1975

46 Daniel Gastelu (M.S., MFS and Director of Nutritional Sciences for the International Sports Sciences Association.), 'Creatine Use Guide'

47 Hultman, E., Soderlund, K. *Muscle creatine loading in men*, Journal of Applied Physiology, July 1996

48 Vandenberghe, K., Van Hecke, P. *Phosphocreatine resynthesis is not affected by creatine loading*, Medicine and Science in Sports and Exercise, 1999

49 Jeff W. Edmunds, Shobana Jayapalan. *Creatine Supplemention Increases Renal Disease Progression in Han: SPRD-cy Rats*, American Journal of Kidney Diseases, Jan 2001

50 Groeneveld GJ, Beijer C. *Few adverse effects of long-term creatine supplementation in a placebo-controlled trial*, International Journal of Sports Medicine, 2005

51 대한골대사학회 치료 지침, 2018년

52 〈2019년 금지목록 국제표준〉, 한국 도핑방지위원회

53 Iain P. Kendrick, Roger C. Harris. *The effects of 10 weeks of resistance training combined with beta-alanine supplementation on whole body strength, force production, muscular endurance and body composition*, Amino Acids, 2008

54 Hobson RM, *Effects of β-alanine supplementation on exercise performance: a meta-analysis*, Amino Acids, 2012

55 Edzard Schwedhelm, Renke Maas. *Pharmacokinetic and pharmacodynamic properties of oral L-citrulline and L-arginine: impact on nitric oxide metabolism*, British Journal of Clinical Pharmacology, 2008

56 Pérez-Guisado, *Citrulline malate enhances athletic anaerobic performance and relieves*

muscle soreness, Journal of Strength and Conditioning Research, 2010

57 Mike Price, Paul Moss. *Effects of Sodium Bicarbonate Ingestion on Prolonged Intermittent Exercise*, Medicine and Science in Sports and Exercise, 2003

58 *Letters : Garcinia cambogia for Weight Loss*, JAMA(Journal of American Medical Association), 1999

59 NIH : there aren't a lot of recent, reliable studies on its effectiveness.(미 국립보건원 : 유효성에 관한 믿을만한 연구가 많지 않다)

Natural Medicines Comprehensive Database : Possibly Ineffective(효과가 없을 것으로 추정)

60 88올림픽에서 벤 존슨의 약물 파동으로 어부지리 금메달을 받은 칼 루이스 역시 올림픽 직전에 암페타민 양성 반응으로 물의를 빚은 적이 있습니다.

헬스의 정석

이론편

초 판 1쇄 발행 2014년 12월 10일
개정판 1쇄 발행 2019년 10월 1일
개정판 5쇄 발행 2024년 8월 20일

지은이 | 수피
펴낸이 | 심남숙
펴낸곳 | ㈜한문화멀티미디어
등 록 | 1990. 11. 28. 제21-209호
주 소 | 서울시 광진구 능동로 43길 3-5 동인빌딩 3층 (04915)
전 화 | 영업부 2016-3500 편집부 2016-3507
http://www.hanmunhwa.com

운영이사 | 이미향 **편집 |** 강정화 최연실
기획 홍보 | 진정근 **디자인 제작 |** 이정희
경영 | 강윤정 조동희 **회계 |** 김옥희 **영업 |** 이광우

만든 사람들
책임 편집 | 최연실 **디자인 |** 오필민 디자인
인쇄 | 천일문화사